新形态教材

高等职业教育医药类系列教材

药学微生物技术

YAOXUE WEISHENGWU JISHU

第三版

李榆梅　康伟　主编

梁田　主审

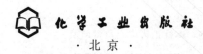

·北京·

内容简介

全书共分两大项目集：基本技能训练项目集，含4个项目，内容包括清洗与包扎、消毒与灭菌、镜检、染色技术等基本技能；专项技能训练项目集，包含10个项目，内容包括接种、分离培养及诱变技术，分布测定，体外抗菌试验技术，卫生学检查技术，中药霉变检查与防治，细菌生化检验，抗生素效价测定，菌种保藏，血清学试验技术等专项技能以及常用仪器的使用技术。每一项目开始前设计了知识、能力、素质三级目标，以及情景导入、重难点分析、思政小课堂模块，每一项目后附有知识拓展、学习总结、复习思考题、实践练习题、实操试题及评分标准。并附有所用染色液、培养基等的配方以及"药学微生物技术"考核要求（含标准试题）及课程标准。

本书可作为高职高专院校生物制药技术、药品质量检测技术、药学、药物制剂技术等专业使用的教材，也可以作为医药院校有关专业成人教育、继续教育的教材和其他医药人员的参考资料。

图书在版编目（CIP）数据

药学微生物技术 / 李榆梅，康伟主编. — 3 版. — 北京：化学工业出版社，2024.7
高等职业教育医药类系列教材
ISBN 978-7-122-45205-4

Ⅰ.①药… Ⅱ.①李… ②康… Ⅲ.①药物学-微生物学-高等职业教育-教材 Ⅳ.①R915

中国国家版本馆 CIP 数据核字（2024）第 050718 号

责任编辑：陈燕杰　　　　文字编辑：张晓锦
责任校对：王鹏飞　　　　装帧设计：王晓宇

出版发行：化学工业出版社
　　　　　（北京市东城区青年湖南街13号　邮政编码100011）
印　　装：中煤（北京）印务有限公司
787mm×1092mm　1/16　印张 20　字数 441 千字
2024 年 9 月北京第 3 版第 1 次印刷

购书咨询：010-64518888　　售后服务：010-64518899
网　　址：http://www.cip.com.cn

凡购买本书，如有缺损质量问题，本社销售中心负责调换。

定　　价：49.80元　　　　　　　　　　　版权所有　违者必究

本书编审人员

主　　编　李榆梅（天津生物工程职业技术学院）

　　　　　　康　伟（天津生物工程职业技术学院）

副 主 编　李　平（山西药科职业学院）

　　　　　　李　丹（山东医药技师学院）

　　　　　　康　曼（桂林医学院）

　　　　　　杨卫兵（河南应用技术职业学院）

　　　　　　王菲菲（天津生物工程职业技术学院）

　　　　　　王　颖（河南医药技师学院）

参编人员　郎　超（山西药科职业学院）

　　　　　　陈琳琳（山东医药技师学院）

　　　　　　王　尧（天津生物工程职业技术学院）

　　　　　　宋新焕（杭州第一技师学院）

　　　　　　张　丽（山东药品食品职业学院）

　　　　　　李文艳（天津达仁堂京万红药业有限公司）

　　　　　　高云颖（天津达仁堂京万红药业有限公司）

　　　　　　陈晓然［德恒（天津）医药有限公司］

主　　审　梁　田（天津药物研究院药业有限责任公司）

第三版前言

党的二十大报告指出:"统筹职业教育、高等教育、继续教育协同创新,推进职普融通、产教融合、科教融汇,优化职业教育类型定位。"再次明确了职业教育的发展方向。从 20 世纪 80 年代开始,职业教育产教融合积累了许多弥足珍贵的理论成果与实践成果,形成了许多可复制、可推广的基本经验和融合模式,中国特色职业教育产教融合正在逐步定型与完善,这是我们推进职业教育产教融合的基础。但同时也应看到,产教融合仍存在融而不合、合而不作、对接不紧密、合作不持续等问题。本教材自 2004 年以来陆续修订了两版,经高等职业教育以及继续教育领域的各类院校广泛使用,已累积了较为丰富的经验,使得我们对于职业教育的认识大大加深,对教学模式和教材改革又有了新认识,研究也有了新成果,因而推动教材的修订。概括来说,这几年来我们取得的新共识主要有以下几点。

1. 明确了我们创建中国特色医药职教体系的目标。党的二十大报告明确提出,教育、科技、人才是全面建设社会主义现代化国家的基础性、战略性的支撑,科技是第一生产力,人才是第一资源,创新是第一动力。我们身在医药职教战线,有责任为了更好更快地发展我国的职业教育,创建中国特色医药职教体系而奋斗。

2. 积极持续地开展国际交流。当今世界国际经济社会融为一体,彼此交流相互影响,教育也不例外。为了更快更好地发展我国的职业教育,创建中国特色医药职教体系,我们有必要学习国外已有的经验,规避国外已出现的种种教训、失误,从而少走弯路,更科学地发展壮大我们自己。

3. 对准相应的职业资格要求。我们从事的职业技术教育既是为了满足医药经济发展之需,也是为了使学生具备相应职业准入要求,具有全面发展的综合素质,既能顺利就业,也能一展才华。作为个体,每个学校具有的教育资质有限,能提供的教育内容和年限也有限。为此,应首先对准相应的国家职业资格要求,按照最新版药典的内容,对学生实施准确明晰而实用的教育,在有余力有可能的情况下才能谈及品牌、特色等更高的要求。

4. 教学模式要切实地转变为实践项目导向而非学科导向。职场的实际过程是学生毕业后就业所必须进入的过程,因此以职场实际过程的要求和过程来组织教学活动就能紧扣实际需要,便于学生掌握。

5. 贯彻和渗透全面素质教育思想与措施。多年来，各校都重视学生思政教育，重视学生全面素质的发展和提高，除了开设专门的思政课程、职业生涯课程和大量的课外教育活动之外，大家一致认为还必须采取切实措施，在一切业务教学过程中，点点滴滴地渗透思政内容，促使学生通过实际过程中的言谈举止，多次重复，逐渐养成良好规范的行为和思想道德品质。学生在校期间最长的时间及最大量的活动是参加各种业务学习、基础知识学习、技能学习、岗位实习等。因此对这部分最大量的时间，不能只教业务技术。在学校工作的每个人都要以立德树人为己任。教师在每个教学环节中都要研究如何既传授知识技能又影响学生品德，使学生全面发展成为健全的有用之才。

6. 要深入研究当代学生情况和特点，努力开发适合学生特点的教学方式方法，激发学生学习积极性，以提高学习效率。操作领路、案例入门、师生互动、现场教学等都是有效的方式。教材编写上，也要尽快改变多年来黑字印刷，学科篇章，理论说教的老面孔，力求开发生动活泼，简明易懂，图文并茂，激发志向的活页式信息化双元教材。根据上述共识，本次修订教材，按以下原则进行。

① 按实践项目导向型模式，以职场实际过程划分模块安排教材内容。

② 教学内容必须满足国家相应职业资格要求，产教融合，贴近实际岗位。

③ 所有教学活动中都应该融入全面素质教育内容。

④ 教材内容和写法必须适应青少年学生的特点，融入信息化资源，图文并茂。

鉴于此，本版教材的内容显示出鲜明的特色，已从技术型教材提高到技能型教材的水平。虽然目前仍有许多问题需要进一步探讨改革，但是希望本教材的出版使用，不仅有助于各校提高教学质量，也能引发各校更深入的教学改革热潮。

天津生物工程职业技术学院

院长　李榆梅

编写说明

本书是针对高等职业教育和高职学生的特点，以强化素质教育和技能训练为主编写的，供高职院校生物制药技术、药品质量检测技术、药学、药物制剂技术等专业使用的教材，也可供继续教育、相关企业职工培训使用及有关技术人员参考。

本书为第三版，在内容的选取上力求体现职业教育的特色，在体例编排上充分考虑易于高职学生掌握实践技能的特点，采用创新的体例格式，按照项目形式进行编排，项目化教材内容依据现行 2020 年版《中华人民共和国药典》，以基本技能训练项目和专项技能训练项目两篇为载体，利于采用"教、学、做"一体化教学模式授课。基本技能训练项目集内容包括清洗与包扎、消毒与灭菌、镜检、染色技术等基本技能；专项技能训练项目集内容包括接种、分离培养及诱变技术、分布测定、体外抗菌、卫生学检查、中药霉变检查与防治、细菌生化检验、抗生素效价测定、菌种保藏、血清学试验技术等专项技能以及常用仪器的使用技术。每一个项目都有明确的工作任务，适用于工学交替、项目导向、任务驱动等教学模式；并以实践导向模式组织教材内容，打破学科模式的束缚，从学科型转到实践导向型，保证了人才培养与岗位需求的"零对接"。本书不仅注重学生专业技能的培养，同样注重学生综合素质的培养，将职业素养教育渗透到每一个工作任务中，充分体现了全面育人、全阶段育人的思想。本书在每一个项目下设置了"思政小课堂"，通过精心设计课程思政内容，使学生树立把好药品质量关的职业道德，弘扬社会主义核心价值观，培养学生严谨细致、一丝不苟的工作态度，强化质量意识，追求极致的工匠精神。

本书按活页式设计内容，编排上贯彻以项目为引领、以任务为驱动、以技能训练为中心，突出实践动手能力的培养，每一项目后附有知识拓展、学习总结、复习思考题、实践练习题、实操试题及评分标准，方便学习和实践过程中拆卸相关工作页。本书在重点、难点部分配套了包括 PPT、视频在内的数字化资源，方便学生学习和掌握相关内容。

本书由专业教师和企业专家共同编写，通过实地调研多家制药企业的主要岗位，明确岗位代表性工作，归纳典型工作任务，综合分析药学微生物技术的发展趋势，由此确定教材内容。

由于编者水平有限，书中疏漏和不妥之处恳请广大师生批评指正。

编者

目录

上篇　基本技能训练项目集

项目一　常用清洗、包扎技术　002

任务一　必备知识	004	五、配制洗涤剂的常用试剂	008
一、微生物的概念	004	任务三　玻璃器皿的洗涤、干燥和包扎	008
二、微生物的种类	004	一、玻璃器皿的洗涤	008
三、微生物的命名	006	二、玻璃器皿的干燥	009
四、微生物的作用	006	三、玻璃器皿的包扎	009
任务二　技术安全常识	007	任务四　常用洗涤液配制使用技术	010
一、清洗	007	一、铬酸洗涤液的配制与使用	010
二、包扎	007	二、酸和碱的使用	010
三、注意事项	007	三、肥皂和其他洗涤剂的使用	010
四、常用玻璃仪器、用具的品种及规格	008		

项目二　消毒与灭菌技术　017

任务一　必备知识——消毒与灭菌	019	任务三　干热灭菌技术	028
一、控制有害微生物的重要性	019	一、焚烧与灼烧	028
二、灭菌与消毒的基本概念	020	二、干热灭菌法	028
三、灭菌与消毒方法简介	020	任务四　其他灭菌技术	029
任务二　湿热灭菌技术	024	一、干燥与低温抑菌法	029
一、流通蒸汽法	025	二、辐射法	030
二、间歇灭菌法	025	三、渗透压法	031
三、高压蒸汽灭菌法	025	四、滤过除菌法	031
四、巴氏消毒法	027	五、臭氧杀菌法	032
五、煮沸法	027	任务五　相关设备标准与操作规程	033

一、机动门纯蒸汽灭菌器标准		二、立式自动蒸汽消毒器标准	
操作规程	033	操作规程	033

项目三　镜检技术　　　　　　　　　　　042

任务一　必备知识——认识微生物	043	二、工作原理	061
一、真菌	043	三、操作方法	062
二、细菌	050	四、注意事项	063
三、放线菌	052	五、维护方法	063
四、螺旋体	055	任务三　光学显微镜镜检技术	064
五、支原体	056	一、霉菌观察技术	064
六、衣原体	057	二、酵母菌观察技术	065
七、立克次体	057	三、放线菌观察技术	066
八、病毒	058	四、油镜使用技术	
任务二　光学显微镜	059	（细菌观察技术）	068
一、构造	059		

项目四　染色技术　　　　　　　　　　　074

任务一　必备知识——细菌及染色	075	一、概念	081
一、染色目的	075	二、无菌操作法	082
二、染色原理	076	三、染色标本的制备	083
三、细菌的结构	076	四、注意事项	085
四、细菌的生长曲线	081	任务三　染色技术	085
任务二　无菌操作及染色标本的		一、单染色法	085
制备技术	081	二、复染色法（革兰染色）	086

总　结　基本技能训练项目集　　　　　　092

一、必备知识	092	三、考核要点	093
二、技术要点	093	四、思政教育	094

下篇　专项技能训练项目集

项目五　接种、分离培养及诱变技术　　096

- 任务一　必备知识　　098
  - 一、微生物的遗传和变异　　098
  - 二、微生物的菌种选育　　099
  - 三、微生物的人工培养　　101
- 任务二　培养基的配制　　105
  - 一、操作目的　　105
  - 二、操作原理　　105
  - 三、所用器材及试剂　　105
  - 四、操作方法　　106
  - 五、注意事项　　109
- 任务三　接种技术　　109
  - 一、操作目的　　109
  - 二、操作原理　　110
  - 三、所用器材及试剂　　110
  - 四、操作前准备　　111
  - 五、操作方法　　111
  - 六、注意事项　　112
- 任务四　分离培养技术　　112
  - 一、操作目的　　112
  - 二、操作原理　　112
  - 三、所用器材及试剂　　113
  - 四、操作前准备　　113
  - 五、操作方法　　113
  - 六、注意事项　　116
- 任务五　诱变技术　　116
  - 一、操作目的　　116
  - 二、操作原理　　117
  - 三、所用器材及试剂　　117
  - 四、操作前准备　　117
  - 五、操作方法　　118
  - 六、注意事项　　118

项目六　微生物分布测定技术　　125

- 任务一　必备知识——微生物分布知识　　126
  - 一、微生物在自然界中的分布　　126
  - 二、微生物在正常人体中的分布　　128
  - 三、制药设备、原料、操作人员、包装、厂房建筑的要求　　129
- 任务二　空气中微生物分布测定技术　　134
  - 一、操作目的　　134
  - 二、操作原理　　134
  - 三、所用器材及试剂　　134
  - 四、操作前准备　　134
  - 五、操作方法　　135
  - 六、注意事项　　135
- 任务三　水中细菌总数和大肠菌群数的检测技术　　135
  - 一、操作目的　　135
  - 二、操作原理　　136
  - 三、所用器材及试剂　　136
  - 四、操作前准备　　136
  - 五、操作方法　　137
  - 六、注意事项　　139

任务四 皮肤、口腔中微生物分布
          测定技术   139
    一、操作目的   139
    二、操作原理   139
    三、所用器材及试剂   139
    四、操作前准备   140
    五、操作方法   140
    六、注意事项   141
  任务五 从土壤中分离和纯化放线菌
          技术   141
    一、操作目的   141
    二、操作原理   141
    三、所用器材及试剂   142
    四、操作前准备   142

    五、操作方法   142
    六、注意事项   143
  任务六 微生物数目直接测定技术   143
    一、操作目的   143
    二、操作原理   143
    三、所用器材及试剂   144
    四、操作方法   144
    五、注意事项   145
  任务七 微生物大小测定技术   145
    一、操作目的   145
    二、操作原理   145
    三、所用器材及试剂   146
    四、操作方法   146
    五、注意事项   147

项目七　药物体外抗菌试验技术　　　　　　　　　　155

  任务一 必备知识   156
    一、概述   156
    二、影响抗菌试验的因素   157
  任务二 体外抑菌技术   157
    一、稀释法   157
    二、琼脂扩散法   159
  任务三 杀菌试验技术   160

    一、最小致死浓度的测定   160
    二、活菌计数法   161
    三、化学消毒剂效力的测定   161
  任务四 联合抗菌试验技术   162
    一、纸条试验   162
    二、梯度平板纸条试验   163
    三、棋盘格法   163

项目八　药物卫生学检查技术　　　　　　　　　　　170

  任务一 必备知识   171
    一、药品卫生学检验的质量保证   171
    二、药物中的微生物污染的来源   171
    三、微生物引起的药物变质   173
    四、防止微生物污染的措施   174
    五、热原与细菌内毒素   174
  任务二 无菌室要求   175

    一、无菌室   175
    二、无菌室的准备工作   176
  任务三 注射液无菌检查技术   176
    一、基本原则   176
    二、基本方法   176
    三、结果判断   177
    四、注意事项   177

任务四　口服液中细菌总数测定
　　　　技术　178
　　一、基本原则　178
　　二、基本方法　178
　　三、结果判断　178
　　四、注意事项　179
　任务五　口服液中霉菌、酵母菌
　　　　总数测定技术　179
　　一、基本原则　179
　　二、基本方法　179
　　三、结果判断　179
　　四、注意事项　180
　任务六　口服液中大肠埃希菌的
　　　　检查技术　180
　　一、基本原则　180
　　二、基本方法　180
　　三、结果判断　181
　　四、注意事项　181

项目九　中药霉变检查与防治技术　187

　任务一　必备知识——中药霉变
　　　　及其危害　188
　　一、引起中药霉变的微生物　188
　　二、中药霉变及其危害性　190
　任务二　入库验收检查方法　192
　　一、入库验收　192
　　二、在库检验　192
　任务三　分类检查方法　193
　　一、根及根茎类中药的检查　193
　　二、果实和种子类中药的检查　193
　　三、花类药材的检查　194
　　四、全草及叶类药材的检查　194
　　五、茎、皮、藤木类药材的检查　194
　　六、动物类药材的检查　194
　任务四　防止药材霉变的方法　195
　　一、干燥防霉法　195
　　二、冷藏防霉法　196
　　三、蒸治防霉法　196
　　四、药物防霉法　197

项目十　细菌生化检验技术　201

　任务一　必备知识——细菌生化
　　　　检验　202
　　一、概述　202
　　二、类型　203
　任务二　常用的生化试验方法　203
　　一、糖代谢试验　203
　　二、氨基酸和蛋白质试验　205
　　三、碳源和氮源利用试验　207
　　四、酶类试验　208

项目十一 抗生素效价测定技术 214

任务一 必备知识——抗生素	215	三、发酵的一般工艺	221
一、抗生素	215	四、常见发酵医药产品	222
二、抗生素的效价和单位	217	任务三 抗生素效价测定	223
三、抗生素分类	218	一、管碟法	223
任务二 发酵技术要点	218	二、浊度法	225
一、发酵的概念	218	三、注意事项	227
二、发酵的类型	219		

项目十二 菌种保藏技术 233

任务一 必备知识	235	一、保藏原理	240
一、微生物的营养	235	二、保藏方法	240
二、微生物的生长	236	三、注意事项	240
三、菌种保藏的目的和任务	236	任务五 冷冻真空干燥保藏技术	241
四、菌种保藏的管理程序	237	一、保藏原理	241
五、菌种保藏机构	237	二、保藏方法	241
任务二 斜面低温保藏技术	238	三、注意事项	242
一、保藏原理	238	任务六 液氮低温保藏技术	242
二、保藏方法	239	一、保藏原理	242
三、注意事项	239	二、保藏方法	242
任务三 液体石蜡保藏技术	239	三、注意事项	243
一、保藏原理	239	任务七 菌种退化与复壮	243
二、保藏方法	239	一、菌种退化的概念	243
三、注意事项	239	二、菌种退化的原因	243
任务四 砂土保藏技术	240	三、退化菌种的复壮	244

项目十三 常用血清学试验技术 248

任务一 必备知识	249	三、血清学试验	259
一、免疫学基本概念	249	任务二 常用血清学试验技术	264
二、超敏反应	258	一、凝集试验	264

二、荧光抗体检查法　266　　　三、酶免疫测定　267

项目十四　微生物实验室常用仪器使用技术　274

任务一　必备知识——常用仪器及
　　　　　注意事项　275
　一、常用仪器　275
　二、注意事项　276
任务二　常用仪器的使用　276
　一、培养箱　276
　二、电热恒温水浴箱　278
　三、电热恒温干燥箱　279
　四、电冰箱　280
　五、高压蒸汽灭菌器　281
　六、净化工作台（超净工作台）　282

　七、暗视野显微镜　283
　八、荧光显微镜　284
　九、显微摄影装置　286
　十、普通离心机　288
　十一、电动匀浆仪　289
　十二、薄膜过滤装置　290
　十三、Microfil 无菌检验系统
　　　　（微检过滤系统）　291
　十四、生物安全柜　292
　十五、RXH 系列百级净化热风
　　　　循环烘箱　292

总　结　专项技能训练项目集　298

　一、必备知识　298
　二、技术要点　299
　三、考核要点　300
　四、思政教育　301

附　录　302

　一、常用染色液的配制　302
　二、常用培养基制备　303

参考文献　306

本书数字资源

视频数字资源

数字资源 1-1　玻璃器皿的清洗与干燥视频
数字资源 1-2　微生物常用器皿的包扎视频
数字资源 2-1　高压蒸汽灭菌法视频
数字资源 2-2　干热空气灭菌法视频
数字资源 3　　光学显微镜的使用视频
数字资源 4　　革兰染色法视频
数字资源 5-1　培养基制备视频
数字资源 5-2　接种技术视频
数字资源 5-3　分离纯化技术视频
数字资源 6　　血细胞计数板视频
数字资源 7　　体外抑菌技术视频
数字资源 8-1　热原视频
数字资源 8-2　无菌检查视频
数字资源 8-3　大肠埃希菌检查视频
数字资源 9　　分类检查法视频
数字资源 10　 糖发酵试验视频
数字资源 11-1　发酵技术要点视频
数字资源 11-2　抗生素效价测定方法——管碟法视频
数字资源 12-1　菌种保藏技术视频
数字资源 12-2　菌种保藏与传代视频
数字资源 13　 常用血清学试验视频
数字资源 14　 电热恒温干燥箱使用技术视频

电子课件教学 PPT 　　"药学微生物技术"考核要求（含标准试题）

课后实践答案解析 　　"药学微生物技术"课程标准（教学大纲）

上篇

基本技能训练项目集

基本技能训练项目集包括药学微生物技术中最基本的技术，包括微生物实验、药品卫生学检验中所用到的器皿的清洗、包扎技术；进行消毒与灭菌所用到的灭菌技术；观察、鉴定微生物所用到的镜检技术及染色技术。同时，为了培养高素质、技能型医药人才，在基本技能训练项目集中，除了基本技能必备知识外，还融入了职业素养、思政教育等内容。

以上技术内容分属项目一、项目二、项目三、项目四。

学习内容：
项目一　常用清洗、包扎技术
项目二　消毒与灭菌技术
项目三　镜检技术
项目四　染色技术

项目一
常用清洗、包扎技术

学习目标

知识目标 1. 学会微生物实验常用玻璃器皿的正确清洗方法
2. 学会包扎各种玻璃器皿

能力目标 1. 会配制常用洗涤剂
2. 会对常用玻璃器皿进行清洗、干燥
3. 会对常用玻璃器皿进行包扎

素质目标 1. 增强实验室安全意识，正确、规范地使用仪器设备
2. 培养认真细致的敬业精神

扫一扫

教学PPT

情景导入

1998年4月至5月，某市妇儿医院发生了严重的医院感染暴发事件，给患者带来痛苦和损害，造成重大经济损失，引起社会各界和国内外的强烈反响。有关情况如下：

该院1998年4月3日至5月27日，共计手术292例，至8月20日止，发生感染166例，切口感染率为56.85%。事件发生后，某市妇儿医院未及时向上级卫生行政部门报告，在自行控制措施未果、感染人数有30余人的情况下，才于5月25日报告某市卫生局。某市卫生局指示停止手术，查找原因。经市卫生局、省卫生厅组织国内外有关专家的积极治疗，1999年1月大部分患者伤口闭合，对其余患者的治疗和对全部手术患者的追踪观察仍在进行中。市卫生局对有关责任人进行了严肃处理。此次感染是以龟分枝杆菌为主的混合感染，感染原因是浸泡刀片和剪刀的戊二醛因配制错误未达到灭菌效果。该院长期以来，在医院感染管理和控制方面存在的严重缺陷，是这次感染人数多、后果严重的医院感染暴发事件发生的根本

原因。

导学讨论：1. 分析案例中感染事件发生的原因。
2. 如何防止类似事件再发生？

情景解析

重难点分析

学习重点　1. 常用玻璃器皿的清洗和干燥技术
2. 常用玻璃器皿的包扎技术

学习难点　1. 清洗的注意事项
2. 常用洗涤剂的配制使用技术

思政小课堂

在本项目中将学习常用的清洗、包扎技术，主要介绍常用洗涤液的配制技术，以及玻璃器皿的洗涤、干燥和包扎技术。希望同学们在学习以上专业知识的同时，能逐步养成良好的道德素养，这些道德素养就是从我们身边的小事做起，牢记"勿以善小而不为"的古训。例如在进入微生物实训室之前，应当规范着装；实训中爱护实验仪器；养成良好的劳动习惯；认真填写实训报告等。通过微小但是优秀的习惯养成，为日后的成功打好基础。

地球上的生物，除了常见的动物、植物外，还有各种各样微小的、广泛存在的微生物。这些微生物多数是无害的，它们能为人类提供各种药物、食物，在治理环境污染、金属冶炼中也有其功绩。但是少数微生物可以造成人类、动物、植物的疾病，引发食物变质、药物变质。正是由于微生物广泛存在，在制药工业中，为保证药品质量和实验数据的真实、准确，就必须对各种器皿进行正确的清洗和包扎。

任务一　必备知识

一、微生物的概念

微生物是自然界中一类体形微小、结构简单的微小生物。必须借助于光学显微镜或电子显微镜才能看清楚其形态。其结构主要是单细胞、简单多细胞，甚至没有细胞结构。

微生物同其他生物一样，都能从外界环境吸取养分，除此之外，微生物具有数量多、分布广、繁殖快、易变异、与人类关系密切等特点。

二、微生物的种类

1. 根据其生物学特性分类

（1）细菌　如大肠埃希菌、结核杆菌、金黄色葡萄球菌等。

（2）立克次体　如普氏立克次体、莫氏立克次体等。

（3）支原体　如肺炎支原体、解脲支原体等。

（4）螺旋体　如梅毒螺旋体、回归热螺旋体等。

（5）衣原体　如沙眼衣原体、肺炎衣原体等。

（6）放线菌　如灰色链霉菌、细黄链霉菌等。

（7）真菌（酵母菌和霉菌）　如黑根霉、青霉及曲霉等。

（8）病毒　如乙肝病毒、SARS病毒、禽流感病毒、HIV等。

各类微生物形态见图1-1。

2. 根据微生物有无细胞结构及有无细胞核分类

（1）非细胞型微生物　个体结构微小，需用电子显微镜观察，不具细胞结构，只含有一类核酸（DNA或RNA），只能在活细胞中增殖，如病毒（图1-2）。

（2）原核细胞型微生物　仅有原始核，称为核质，无核膜、核仁等结构，缺乏细胞器，同时含有两类核酸（DNA和RNA），如细菌、立克次体、支原体、螺旋体、衣原体和放线菌（图1-3）。

（3）真核细胞型微生物　有分化程度较高的细胞结构，有细胞核，具核膜、核仁等结构，有染色体、线粒体等完整的细胞器，同时含有两类核酸（DNA和RNA），如真菌（图1-4）。

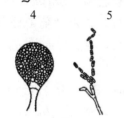

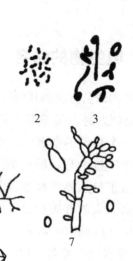

图 1-1 各类微生物形态示意图

1—细菌；2—立克次体；3—支原体；4—螺旋体；5—衣原体；6—放线菌；7—酵母菌；8—霉菌；9—病毒

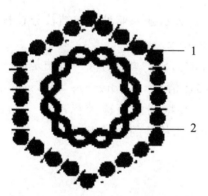

图 1-2 非细胞型微生物示意图

1—蛋白质（衣壳）；2—核酸（芯髓）

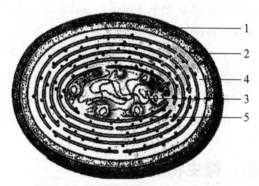

图 1-3 原核细胞型微生物示意图

1—细胞壁；2—细胞膜；3—核质；4—细胞质；5—核糖体

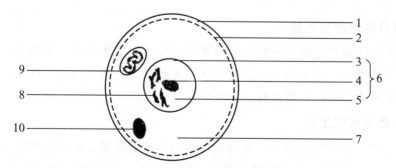

图 1-4 真核细胞型微生物示意图

1—细胞壁；2—细胞膜；3—核膜；4—核仁；5—核质；6—细胞核；
7—细胞质；8—染色体；9—线粒体；10—核糖体

三、微生物的命名

微生物的命名方法和其他高等生物命名方法一样，采用"双名法"。"双名法"是瑞典植物学家林奈创立的，"双名法"是指用两个拉丁词给一个生物命名的方法。"双名法"规定：

(1) 一个物种的学名由两个拉丁词构成，常用斜体表示，前一个词是名词，表示属名，第一个字母大写；后一个词是形容词，表示种名，第一个字母小写。

(2) 由于自然界物种繁多，容易出现同种异名或同名异种现象，为避免混乱，在种名后加上命名人的姓氏加以区别。如金黄色葡萄球菌的学名为：*Staphylococcus aureus* Rosenbach。*Staphylococcus* 是名词为属名，第一字母大写，表示"葡萄球菌"的意思；*aureus* 是形容词为种名，第一个字母小写，表示金黄色的意思；Rosenbach 是金黄色葡萄球菌的命名人。

(3) 只泛指某一属的微生物而不特指某一具体种时，则在属名后加 sp. 或 spp. (sp. 表示单数，spp. 表示复数，都是 species 的缩写)，如：*Staphylococcus* sp. 表示葡萄球菌属的某一种细菌，*Staphylococcus* spp. 表示葡萄球菌属的细菌。

(4) 在种名后加上 var. (variety 的缩写) 表示某一变种，如结核分枝杆菌皮肤变种 *Mycobacterium tuberculosis* var. *cutis* Hauduroy。

(5) 在种名后加上 subsp. (subspecies 的缩写) 表示某一亚种，如结核分枝杆菌牛亚种 *Mycobacterium tuberculosis* subsp. *bovis* Hauduroy。

除以上表示外，微生物的分类中还存在型与株的名称：型 (type) 指的是同一种菌但在某些性质上有所区别，如根据抗原组成不同的血清型 (serotype)；株 (strain) 是指从不同来源的标本中得到的相同菌种，具有典型特征的菌称为标准株 (standard strain)。在细菌检验的质量控制中，均需用标准株作为检验的质量指标。

四、微生物的作用

微生物在自然界广泛存在，与人类关系密切。大部分微生物对人和动物无害，有些甚至是有益的。

1. 参与自然界的物质循环

微生物在自然界物质循环中起着十分重要的作用，如碳循环、氮循环，只有微生物能分解和利用环境中的有机物，并将其转化为无机物供植物进行光合作用，如果没有微生物，植物将不能生存，人和动物也不能生存。

2. 微生物与医药工业

微生物可用于生产生物药剂，如利用青霉菌生产青霉素，利用大肠埃希菌、酵母菌生产胰岛素、人类血红蛋白、基因工程疫苗、干扰素、白细胞介素-2 等细胞因子，微生物也可以生产预防传染病的菌苗、疫苗、类毒素和抗毒素。许多种微生物本身是很好的药材，如灵芝、猴头菇、马勃等。

随着基因工程技术的发展和完善，许多新型药物和菌苗、疫苗不断开发成功，微生物在今后的药品生产上将越来越受到人们的重视。

3. 微生物与农业

微生物可用来制造发酵饲料、菌肥，还可利用微生物进行生物防治，如利用白僵菌、苏云金芽孢杆菌消灭植物害虫。

此外，微生物在食品酿制、皮革、石油化工冶金、"三废"处理及环保等众多方面也起着十分重要的作用。

但是，也有一部分微生物能引起人类或动植物病害，称为病原微生物，如能引起人类疾病的志贺菌属（痢疾杆菌）、伤寒杆菌、肝炎病毒、人类免疫缺陷病毒（HIV）以及近年来肆虐全球的新型冠状病毒。

任务二　技术安全常识

一、清洗

微生物学所说的"清洗"是指在微生物实验、科研、药品检验等操作过程中，对所用的玻璃器皿等用具采用洗涤剂去除内外污物的过程。

清洗的方法和所用的洗涤剂因目的不同，清洁程度也不相同。一般来说，水只能洗去可溶于水的污染物，不溶解于水中的污染物，必须用其他方法处理后再用水洗。

所有微生物实验、科研、药品检验所用的器皿，无论是用过的，或新购置的，在使用前都要进行清洁，达到要求后才能进行灭菌，否则将影响质量，必须加以重视。

玻璃器皿清洁之后，有些要灭菌，有些则需晾干、烘干后备用。

二、包扎

对于需要灭菌的器皿，在灭菌前，必须正确包扎，灭菌之后取出才不会因包扎不规范产生染菌风险，只有在使用之前才能按要求拆开包扎物。

三、注意事项

（1）玻璃器皿一旦沾染了微生物，均要先用高压灭菌锅进行灭菌，或在消毒液如5％苯酚（石炭酸）溶液中浸10min以后才能清洗。

（2）新购置的玻璃器皿因含有游离碱，使用前也必须清洗。

（3）玻璃器皿用过后，最好在未干燥前进行清洗，尤其是滴管、移液管等，若不立即清洗，也应浸在水中或消毒液中。

四、常用玻璃仪器、用具的品种及规格

微生物实验中最常用的玻璃仪器有：试管［18mm×180mm，（13～15）mm×150mm，（10～12）mm×100mm］、烧杯（50ml，100ml，150ml，200ml，250ml，500ml，800ml，1000ml）、锥形瓶（50ml，100ml，200ml，250ml，300ml，500ml）、移液管（吸管）（0.5ml，1ml，2ml，5ml，10ml，25ml，50ml）、培养皿（皿底直径有75mm、90mm，一般用玻璃皿盖，必要时用陶瓷皿盖）、载玻片（75mm×25mm）、盖玻片（18mm×18mm）、滴定管（50ml，100ml）、滴管（0.1ml，0.5ml）、广口玻璃瓶（25ml，50ml，100ml，250ml，500ml，1000ml）、细口玻璃瓶（25ml，50ml，100ml，250ml，500ml，1000ml）、滴瓶（含棕色）（30ml，50ml）、活塞吸管（微量加样器）（5μm，10μm，20μm，25μm，50μm，100μm，200μm，500μm，1000μm）、吸嘴。

五、配制洗涤剂的常用试剂

微生物实验中最常用作洗涤剂的试剂有：重铬酸钾（工业用）、浓硫酸、氢氧化钠溶液（0.1mol/L）、苏打水、氨水、乙醇（酒精）（95％）、石炭酸溶液（0.5％，5％）、浓硝酸、漂白粉液、蒸馏水、肥皂、氢氧化钾溶液（0.1mol/L）、盐酸溶液（10％，0.1mol/L）。

任务三 玻璃器皿的洗涤、干燥和包扎

一、玻璃器皿的洗涤

1. 新购置的器皿

新购置的玻璃器皿最好用10％的盐酸溶液浸泡一夜，再用清水洗净；也可在肥皂水中浸泡1h，再用清水洗净。

数字资源 1-1
玻璃器皿的清洗与干燥视频

2. 一般仪器

（1）一般器皿如试管、烧杯、培养皿等，若沾有有害微生物，先用高压灭菌锅灭菌或用漂白粉溶液消毒后，再用水洗。

（2）用肥皂水洗时，可以加热煮沸，洗过之后用清水冲洗几次，最后用少量蒸馏水洗一次，器皿干燥后就会更加洁净、光亮。

（3）若需更洁净的仪器，可用浓铬酸洗液处理。试管、烧杯、培养皿等在铬酸洗液中浸泡10min，滴定管、吸管和移液管则要在铬酸洗液中浸泡1～2h。洗涤液处理后的玻璃器皿，要用水充分冲洗，将洗液完全洗去，最后用少量蒸馏水再洗一次。

3. 载玻片与盖玻片

已用过的带有活菌的载玻片与盖玻片，可先浸在5％的苯酚溶液中消毒，然后用水

冲洗干净，水洗后在铬酸洗涤液中浸数小时后再用水洗几次。

若载玻片和盖玻片上沾有油脂等物质，可先用肥皂水煮过后再洗。

洗净的载玻片与盖玻片，可贮在95％的乙醇（滴入少量浓盐酸）中，用时可用柔软洁净的布擦干或将乙醇烧去。

4. 滴定管、吸管和移液管

带菌的滴定管、吸管和移液管等，应立即投入5％苯酚溶液中过夜，先进行灭菌，然后用自来水冲洗，再用蒸馏水冲净。不带菌的可直接清洗。

5. 特殊清洁法

精密的实验，只将玻璃表面附着物洗去还不够，玻璃中的可溶性杂质也影响实验结果。这些玻璃器皿，可先在0.1mol/L的氢氧化钾溶液或0.1mol/L的氢氧化钠溶液中煮1h，洗过后再在0.1mol/L的硫酸或0.1mol/L的盐酸溶液中煮1h。然后用蒸馏水洗几次，再在蒸馏水中浸几小时后干燥。

二、玻璃器皿的干燥

洗净后的玻璃器皿，一般是放在木架上或其他合适的地方，在室温下干燥。若需要高温干燥，温度一般在80~100℃为宜。压缩空气吹干比较快，但压缩空气不太洁净，需要很干净的器皿时不宜用。若需快速干燥，可将洗净的玻璃器皿先用少许无水乙醇湿润，倒去后再加少许乙醚，任其干燥。

三、玻璃器皿的包扎

洗净的玻璃器皿，有些还需在电烤箱中进行干燥，灭菌前需要包扎。

数字资源1-2
微生物常用器皿的包扎视频

1. 培养皿

培养皿可单独用纸包装，也可几套培养皿一起用纸包装。

2. 试管、烧杯、锥形瓶

试管、锥形瓶先加棉塞，烧杯口加6~8层纱布，最后用纸包扎后在电烤箱中进行干热灭菌。

3. 移液管

为防止细菌进入口中，并避免将口中细菌吹入移液管内，距移液管管口1~2mm处用铁丝塞入棉花少许（4~5cm长）。棉花要塞得松紧适宜，吹时能通气但棉花不滑下去。将塞好棉花的移液管尖端，放在4~5cm宽的纸条一端约成45°角，折叠纸条包住尖端，用左手捏住移液管，右手将移液管压紧，在桌面上向前搓转，每支移液管分别以螺旋式包扎起来。上端剩余纸条折叠打结，放在电烤箱中准备灭菌（图1-5）。

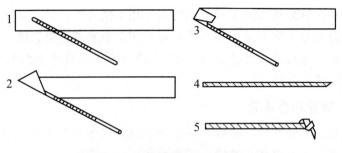

图 1-5 移液管的包扎方法

任务四　常用洗涤液配制使用技术

一、铬酸洗涤液的配制与使用

1. 配方

浓配方：重铬酸钾（工业用）　　　40g
　　　　浓硫酸（粗）　　　　　　　500ml
　　　　自来水　　　　　　　　　　160ml
稀配方：重铬酸钾（工业用）　　　50g
　　　　浓硫酸（粗）　　　　　　　100ml
　　　　自来水　　　　　　　　　　850ml

2. 方法

将重铬酸钾溶解在蒸馏水中，慢慢加入浓硫酸，边加边搅拌，配好后，贮存于广口的玻璃瓶内，盖紧塞子备用。应用此液时，器皿必须干燥，同时切忌把大量还原物质带入，这样就可应用多次，直到溶液呈青褐色为止。在使用时，为增加去污作用，稀的铬酸洗涤液可以煮沸使用。

二、酸和碱的使用

若器皿上沾有焦油和树脂等物质，可用浓硫酸或40％的氢氧化钠溶液使它们溶解后洗去，一般只需5~10min，有时需数小时。

三、肥皂和其他洗涤剂的使用

肥皂水是很好的去污剂，加热后去污力更强。油脂太多的器皿，先用吸水纸将油擦去后，再用肥皂水洗。此外还有其他洗涤剂，如10％的磷酸钠溶液去污、去油脂能力更强，比用肥皂水洗更加洁净。

知识拓展

微生物学的开山祖——列文虎克

微生物在地球上存在了 30 多亿年，人类在数百万年前出现之后就一直和微生物发生着千丝万缕的联系，只是人类并不知道自己一直在和微生物生死共处。他们不知道许多疾病是由微生物引起的，也不知道发面、果酒和啤酒酿造、牛奶和奶制品的发酵等都是那些看不见的小生命做出的贡献。不过，从现有的古代著作中我们看到，还是有些人曾经觉察到是某种有生命的物质在起作用。例如在我国 17 世纪初的清代，有位叫吴有性的医师曾在他的著作《瘟疫论》中认为传染病是"乃天地间别有一种异气所感"。并且指出"气即是物，物即是气"。这在没有发现微生物之前，能够肯定地预见有某种实体是传染病的病原体，不能不认为是一种科学的预见。

1673 年，有个名叫列文虎克（Antoni Philips van Leeuwenhoek）的荷兰人用自己制造的显微镜观察到了被他称为"小动物"的微生物世界。他给英国皇家学会写了许多信，介绍他的观察结果，他发现了杆菌、球菌和原生动物，表明他实实在在看到并记录了一类从前没有人看到过的微小生命。因为这个伟大的发现，他当上了英国皇家学会的会员。所以今天我们把列文虎克看成是微生物学的开山祖。不过，在列文虎克发现微生物后差不多过了 200 年，人们对微生物的认识还仅仅停留在对它们的形态描述上，并不知道原来是这些微小生命的生理活动对人类健康和生产实践有那样的重要关系。

列文虎克出生在荷兰东部一个名叫德尔福特的小城市，16 岁便在一家布店里当学徒，后来自己在当地开了家小布店。当时人们经常用放大镜检查纺织品的质量，列文虎克从小就迷上了用玻璃磨放大镜。正好他得到一个兼做德尔福特市政府管理员的差事，这是一个很清闲的工作，所以他有很多时间用来磨放大镜，而且放大倍数越来越高。因为放大倍数越高，透镜就越小，为了用起来方便，他用两个金属片夹住透镜，再在透镜前面安上一根带尖的金属棒，把要观察的东西放在尖上观察，并且用一个螺旋钮调节焦距，制成了一架显微镜。连续好多年，列文虎克先后制作了 400 多架显微镜，最高的放大倍数达到 200～300 倍。用这些显微镜，列文虎克观察过雨水、污水、血液、辣椒水、腐败了的物质、酒、黄油、头发、精液、肌肉和牙垢等许多物质。从列文虎克写给英国皇家学会的 200 多封附有图画的信里，人们可以断定他是全世界第一个观察到球形、杆状和螺旋形的细菌和原生动物的人，还是第一个描绘细菌的运动的人。

列文虎克活到 91 岁。直到逝世，他除了用自己制作的显微镜观察和描绘观察结果外，别无其他爱好。虽然他活着的时候就看到人们承认了他的发现，但要等到 100 多年以后，当人们在用效率更高的显微镜重新观察列文虎克描述的形形色色的"小动物"，并知道它们会引起人类严重疾病和产生许多有用物质时，才真正认识到列文虎克对人类认识世界所做出的伟大贡献。

学习总结

知识点导图

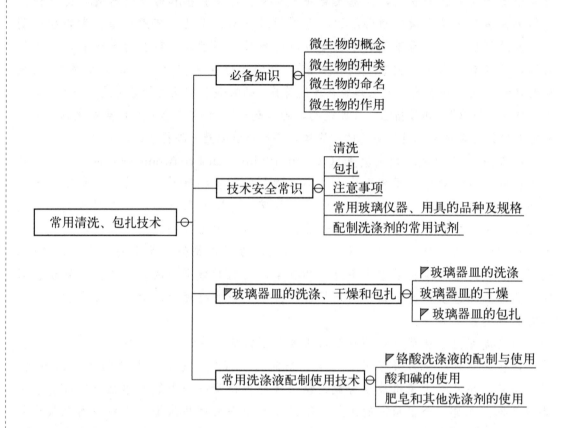

自学引导

重难点释疑	
课后巩固指导	

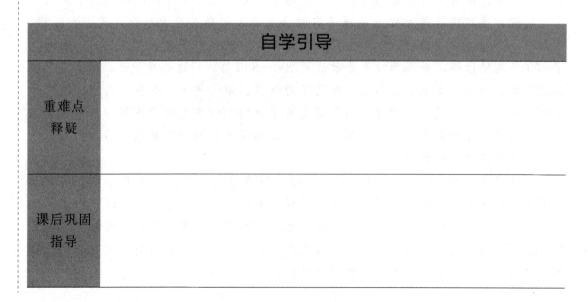

自学梳理

课后实践

一、复习思考题
1. 什么是微生物？
2. 简述微生物的种类及主要特征。
3. 简述微生物的作用及命名方法。

二、实践练习题
1. 微生物实验室常用的洗涤剂如何配制？
2. 如何清洗带致病菌的载玻片和盖玻片？
3. 移液管在进行干热灭菌前应如何包扎？
4. 带菌的吸管应如何处理？

扫一扫

答案解析

三、实操试题及评分标准
1. 现有几支无菌移液管，准备稀释大肠埃希菌，请问这些沾有菌液的移液管该如何处理？

技能一　移液管的清洗、包扎技术

序号	操作项目	操作内容	分值	分项分值	评分要点	得分
1	准备	1. 实验着装	10	5	1. 着工作服顺序正确，仪容整洁	
		2. 整理实验台面		5	2. 各种实验器材、试剂摆放有序合理	
2	配消毒液	1. 称取5.63g苯酚	20	5	1. 准确称取，方法正确	
		2. 溶解、定容至1000ml		15	2. 将称量的苯酚溶解于蒸馏水中，移入1000ml容量瓶，定容，备用	
3	灭菌	1. 将消毒液装入洗缸	20	10	1. 在洗缸底部铺一层棉花，将消毒液轻轻倒入	
		2. 浸泡带菌移液管24h		10	2. 将带菌移液管轻轻投入消毒缸中浸泡24h	
4	清洗	1. 用自来水冲洗	20	10	1. 用自来水冲洗移液管外壁，用小流自来水或装有自来水的洗瓶冲洗移液管内壁，直至冲洗干净	
		2. 用蒸馏水冲洗		10	2. 用装有蒸馏水的洗瓶冲洗移液管内壁，晾干	

续表

序号	操作项目	操作内容	分值	分项分值	评分要点	得分
5	包扎	1. 在移液管管口塞入少量棉花	20	5	1. 距移液管管口1~2mm处用铁丝塞入棉花少许，要塞得松紧适宜，吹时能通气但棉花不滑下去	
		2. 包扎移液管		15	2. 将塞好棉花的移液管尖端，放在4~5cm宽的纸条一端约成45°角，折叠纸条包住尖端，用左手捏住移液管，右手将移液管压紧，在桌面上向前搓转，每支移液管分别以螺旋式包扎起来。上端剩余纸条折叠打结，以备灭菌	
6	文明操作	1. 有无器皿的破损	10	5	1. 无损坏	
		2. 操作结束后整理现场		5	2. 清理操作台面	
	总分		100			

注：苯酚有毒，浓溶液对皮肤有强腐蚀性，如在配制的过程中不慎沾到皮肤上应用酒精洗涤；溶解时可在溶液中加入少量酒精，以便溶解。

2. 现有一批长满杂菌的平板，请问应如何处理？

技能二 培养皿的清洗包扎

序号	操作项目	操作内容	分值	分项分值	评分要点	得分
1	准备	1. 实验着装	10	5	1. 着工作服顺序正确，仪容整洁	
		2. 整理实验台面		5	2. 各种实验器材摆放有序合理	
2	灭菌	高压蒸汽灭菌	20	5	1. 将平板正确放入锅内	
				10	2. 高压蒸汽灭菌	
				5	3. 灭菌完毕，趁热倒掉培养基	
3	清洗	用自来水冲洗	20	10	1. 用自来水将培养皿冲洗洁净	
				10	2. 晾干培养皿	

续表

序号	操作项目	操作内容	分值	分项分值	评分要点	得分
4	包扎	包扎培养皿	20	10	1. 将晾干的培养皿配套收好	
				10	2. 用牛皮纸将培养皿5或10套包扎	
5	灭菌	高压蒸汽灭菌	20	10	1. 将包好的培养皿灭菌	
				10	2. 灭菌完毕后，烘干培养皿，妥善收好	
6	文明操作	1. 有无器皿的破损	10	5	1. 无损坏	
		2. 操作结束后整理现场		5	2. 清理操作台面	
	总分		100			

项目二
消毒与灭菌技术

学习目标

知识目标
1. 学会消毒、灭菌的相关理论知识
2. 学会湿热灭菌、干热灭菌技术以及相关设备的操作规程

能力目标
1. 会配制常用消毒剂
2. 会使用高压灭菌锅、恒温干燥箱等设备进行灭菌操作

素质目标
1. 增强质量意识,在工作中爱岗敬业,规范操作
2. 培养严谨认真的工作态度
3. 养成良好的生活习惯,合理饮食,规律作息,积极锻炼

扫一扫

教学PPT

情景导入

防控新冠疫情｜家庭环境消毒指南

四步家庭消毒

新型冠状病毒感染,曾用名为新型冠状病毒肺炎。主要传播途径为经呼吸道飞沫和密切接触传播,接触被病毒污染的物品也可造成感染,在相对封闭的环境中长时间暴露于高浓度气溶胶的情况下存在经气溶胶传播的可能,人群普遍易感。针对传播途径,建议广大群众居家做好以下消毒防控措施。

1. 普通家庭最重要的防控措施

开窗通风。室内每天做好通风换气,每天2~3次,每次至少30min。

勤洗手。外出回家、饭前便后、接触污染物和动物粪便等时要及时洗手,建议采用"七步洗手法",用流水及肥皂或洗手液洗手。

不集聚。外出时戴口罩,并做到人与人保持1m线安全距离。

常消毒。

2. 几种有效的家庭消毒方法

杯盘碗碟。首选物理消毒，用水煮沸15～30min，每日至少1次，或者按说明书使用高温消毒碗柜。

物体表面。对台面、门把手、开关、热水壶把手、洗手盆、坐便器等经常接触的物体表面，可使用含氯消毒剂（有效氯浓度250～500mg/L）擦拭，作用30min，再用清水擦净，也可用75%的乙醇擦拭消毒，每天至少1次。

地面。可使用含氯消毒剂（有效氯浓度250～500mg/L）用拖布湿式拖拭，作用30min，再用清水洗净，每天至少1次。

普通织物。对毛巾、衣物、被罩等可使用含氯消毒剂（有效氯浓度250～500mg/L）浸泡30min，再用清水漂洗干净，每周至少1次（注意：含氯消毒剂、酒精等对呼吸道有刺激，危害健康，家里消毒后要及时开窗通风！）。普通织物在太阳下曝晒30min以上也能有效消毒。

邮政快递包裹及冷链食品。物体表面消毒时：使用浓度500mg/L；有明显污染物时，使用浓度10000mg/L。低温冷藏物体表面消毒：使用浓度1000mg/L；有明显污染物时，使用浓度20000mg/L。冷冻物体表面消毒：应采用降低冰点的方法，确保消毒剂不结冰，且须进行消毒效果确认。

3. 居家常用的消毒剂配制方法

84消毒液（有效氯5%）：常规按消毒液比水为1∶100稀释后即为有效氯500mg/L。

含氯消毒粉（有效氯32%±3.2%）：常规按消毒粉1包（10g）加水5600ml稀释后即为有效氯500mg/L。

含氯消毒泡腾片（1g/片）：用于污染物体表面消毒，取1片加水600ml配制成有效氯含量为600mg/L的稀释液；一般环境表面消毒，1片加水1000ml，制成有效氯含量为400mg/L的稀释液，用该稀释液作用10min。

75%乙醇消毒液：直接使用（酒精消毒不宜大面积使用，需要远离火源）。

当家庭中出现发热患者时要及时到就近定点医疗机构就诊。家庭成员中有中、高风险旅居史或者同疑似病例接触时应及时向当地疾控部门进行咨询。

导学讨论：1. 在新冠疫情期间，如何做好个人防护？
2. 常用的家庭消毒方法有哪些？
3. 居家常用的消毒剂如何配制？

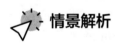

重难点分析

学习重点　1. 消毒、灭菌的相关理论知识
　　　　　2. 湿热灭菌、干热灭菌技术以及相关设备的操作规程
学习难点　1. 高压灭菌锅、恒温干燥箱等设备的操作规程
　　　　　2. 常用消毒剂的配制及使用

微生物包括细菌、真菌、病毒等，凡有生命的地方都有微生物存在，它们在自然界的物质转化过程中起着不可代替的作用。多数微生物对农业生产、药物生产及环境保护都有利，但是许多病原微生物可引起生物疾病，部分霉菌、放线菌可引起粮食、药材霉变，给国民经济带来重大损失。因此，要掌握正确的消毒、灭菌方法，以控制有害微生物的传播与扩散。

任务一　必备知识——消毒与灭菌

一、控制有害微生物的重要性

1. 控制病原微生物，阻断病原传播

病原微生物可引起人类及动物、植物的病变，严重者可导致瘟疫流行。鼠疫、霍乱、狂犬病、严重急性呼吸综合征（SARS）、新型冠状病毒感染等传染性疾病曾严重威胁人类生命健康，只有有效阻断微生物的传播，才能控制疫情蔓延。

2. 有效控制微生物，有利于国民经济发展

微生物引起的粮食、药材等的霉变曾给国民经济带来重大损失，因此，要防止放线菌、霉菌等易引起霉变的微生物传播。

3. 有效控制微生物，防止药源性疾病的发生

人类使用了变质药物后，药物中的微生物及其代谢产物可引起人体严重的疾病甚至导致死亡。为防止微生物污染药物而造成经济损失，防止引起药源性疾病发生，要控制有害微生物传播。

4. 控制微生物传播，可避免杂菌污染及有害菌传播

微生物制药过程中污染杂菌，会导致整个过程失败，带来重大经济损失。在研究微生物过程中如果被杂菌污染，会造成假结果或培养基霉变导致试验失败。因此在微生物制药和研究微生物的过程中，要严格灭菌、消毒，避免杂菌污染及有害菌传播。

二、灭菌与消毒的基本概念

1. 灭菌

利用物理或化学方法，使物体上或介质中的所有微生物（包括细菌和芽孢）死亡的方法称"灭菌"。微生物的"死亡"指微生物不可逆地失去生长、分裂、繁殖的能力。

2. 消毒

杀灭物体上或介质中的病原微生物，但是不一定杀死芽孢和部分非病原微生物的方法，称"消毒"，其目的是防止病原菌的传播。

3. 防腐

抑制或防止微生物的生长、繁殖以防物品腐败的方法，称"防腐"。常用于保存药品、食品、生物制品等。

4. 无菌

在一定范围内，没有活的微生物存在，称"无菌"。灭菌后的物品或介质为"无菌状态"。

三、灭菌与消毒方法简介

1. 化学方法

化学方法主要用于杀灭病原微生物和抑制微生物生长繁殖，因此，化学方法常针对消毒而言。用于消毒的化学药品称为消毒剂。低浓度的消毒剂在一定范围内能抑制有机体表面微生物的生长、繁殖，称为"防腐"，此时该化学药剂称为"防腐剂"。消毒剂的种类很多，性质不一，应根据具体情况选择既安全又有效的消毒剂。

消毒剂在合适酸碱度范围内，合适的浓度下，随着温度的升高杀菌速度加快。使用消毒剂时还要考虑微生物的种类、数量及环境中有机物质的保护效应。常用消毒剂见表 2-1。

采用化学试剂进行消毒的方法主要有浸泡法、熏蒸法、喷雾法、擦拭法等，如用甲醛熏蒸法对消毒接种室、培养室的空气进行消毒的方法有加热熏蒸和氧化熏蒸。

表 2-1 常用消毒剂名称、浓度、用途及使用注意事项

消毒剂名称	浓度	用途	使用注意事项
乙醇	70%～75%	常用于皮肤消毒	
苯氧乙醇	2%水溶液	用于治疗铜绿假单胞菌感染的伤口及烧伤感染	

续表

消毒剂名称	浓度	用途	使用注意事项
洗必泰（氯己定）	0.2%~0.5%	消毒器械	常制成葡萄糖酸盐、盐酸盐、醋酸盐使用，在中性或弱碱性溶液中活性较高。对芽孢、结核杆菌和病毒的消毒效果较差。0.5%的洗必泰与70%的乙醇混合使用，杀菌效果更好。不能与肥皂、洗衣粉、其他阴离子物质、升汞合用
	0.05%	消毒皮肤、黏膜，冲洗伤口	
过氧乙酸	0.5%	皮肤消毒	市售的20%过氧乙酸水溶液性质不稳定，易分解，可用冰箱保存，为强氧化剂，对皮肤、金属有较强腐蚀性，使用浓度不要过高
	0.2%~0.5%	用于塑料、织物、水果、蔬菜、鸡蛋、药材等消毒	
碘伏	0.75%，10%，7.5%，5%，1%	广谱杀菌	作用较慢。持续效果约1h，有机物存在时，消毒效果下降；对金属腐蚀性较小，但对银、铝、铜、碳、钢制品有一定影响；浓度过高，易使皮肤干燥
甲醛	3%~5%	杀灭细菌菌体和芽孢、真菌和病毒	甲醛易挥发，对眼睛、皮肤有刺激性，不宜做皮肤消毒用，不适宜用于存放药品、食品的地方消毒 室内消毒：①室温20℃，湿度达到70%以上，用过量甲醛，紧闭门窗16h；②甲醛和$KMnO_4$产生大量甲醛气体，使室内消毒
	4%甲醛加5%硼酸	浸泡医疗器械12h达到灭菌效果	
	8%水溶液与70%乙醇混合	浸泡器械或消毒排泄物	
	30%~40%（福尔马林）	常用于保存动植物标本；用于气体熏蒸和液体消毒，可用于灭活制备菌苗和类毒素	
碘酒（碘酊）	2.5%	常用于皮肤消毒。广谱杀菌，对分枝杆菌、真菌、病毒和一些芽孢有效	碘对皮肤有刺激性，易使皮肤、衣物着色，可用70%乙醇擦去。对碘过敏者可引起发热和全身性皮疹反应。忌与升汞、红汞溶液混用

续表

消毒剂名称	浓度	用途	使用注意事项
戊二醛	2%水溶液	用于精密仪器及不耐热物品消毒	①用0.3%固体碳酸氢钠或枸橼酸调pH为7.8~8.5,杀灭芽孢作用最强;②对皮肤、黏膜、眼有刺激,应避免与皮肤直接接触;③浓的水溶液在4℃稳定,温度低于10℃消毒效果最弱,pH9以上发生聚合反应;④使用10h达到灭菌效果,30min达到消毒效果,欲对肝炎病毒起作用,需1h
苯酚（石炭酸）	3%~5%水溶液	能杀灭细菌营养体,不能杀灭芽孢、真菌和病毒,常用于浸泡玻片、器械和室内空间喷雾消毒	①酸性条件下,活性最强;②对金属有腐蚀作用,对皮肤组织有刺激作用,对人的神经细胞有毒性
	苯酚：乳酸（1：1,体积比）	用于熏蒸无菌操作室	
来苏尔（甲酚皂）	2%	皮肤消毒	①不能消毒与食品、药品有关的容器、工具及生产场所;②有毒性,消毒后手有麻木感
	3%	能杀灭多数病菌繁殖体,对芽孢作用弱	
	5%	消毒玻片、器械、衣物	
苯扎溴铵	0.05%~0.1%	对G⁺菌作用较强,0.1%的水溶液对皮肤、黏膜、创伤、器械、棉织物有清洗、消毒的双重作用	①在中性或弱碱性溶液中效果佳;②与肥皂、其他合成洗衣剂、有机物接触时,降低活性
乳酸	0.33~1mol/L	空气消毒	熏蒸房间做空气消毒时可与等量苯酚合用熏蒸,密闭12h以上

续表

消毒剂名称	浓度	用途	使用注意事项
高锰酸钾	1%水溶液	消毒皮肤、尿道、蔬菜、水果、碗筷等	用高锰酸钾消毒物品时，表面要清洁干净
过氧化氢	3%	消毒皮肤、创伤、溃疡、口腔黏膜、化脓性炎症、厌氧菌感染等	不稳定、易失效
含氯消毒剂（氯和次氯酸盐）	0.2~0.5mg/ml	消毒、清洗伤口、溃疡、坏疽和体腔等，对细菌、真菌、病毒均有作用	①对分枝杆菌、芽孢，需较高浓度、较长时间才有效；②氯有刺激性和毒性；③次氯酸盐对金属有腐蚀性；④有机物可降低次氯酸盐的活性；⑤pH<5 或 pH>9 时抗菌效能降低
	10%~20%（漂白粉）	消毒无渗透设备的表面，如脸盆等	
甲紫	2%~4%	对 G^+ 菌，特别是对葡萄球菌作用强，常用于消毒伤口、烧伤、溃疡、真菌感染等	
环氧乙烷	1%~5%	对病毒、真菌、细胞及芽孢有较强杀灭作用，适用于塑料、橡胶、纸板等包装的固体药品及纸张、木材、皮革、金属、塑料、化学纤维（简称化纤）、橡胶等制品的灭菌	①灭菌时，环氧乙烷应充满被消毒物品所在的真空容器或耐压容器中，连续作用4h以上；②环氧乙烷的沸点为10.8℃，易爆，使用时严禁接触明火；③环氧乙烷对人体有害，使用时防止直接接触；④搬运环氧乙烷贮存罐时，应轻拿轻放，避免撞击；⑤环氧乙烷滴在皮肤上，用水冲洗，浸入眼内，用硼酸水冲洗

（1）加热熏蒸 按熏蒸空间计算，量取40%甲醛溶液，盛在小烧杯或白瓷坩埚内，用铁架支好，在酒精灯内注入适量酒精（估计能蒸干甲醛溶液所需的量）。将室内各种物品准备妥当后，点燃酒精灯，关闭室门，任甲醛溶液煮沸挥发。酒精灯最好能在甲醛蒸完后即自行熄灭。

(2) 氧化熏蒸　称取高锰酸钾（相当于甲醛用量的一半）于一白瓷坩埚或玻璃烧杯内，再量取定量的甲醛溶液，室内准备妥当后，把甲醛溶液倒在盛有高锰酸钾的器皿内，立即关门。几秒钟后，甲醛溶液即沸腾挥发。氧化作用产生的热可使其余的甲醛溶液挥发为气体。甲醛溶液熏蒸后关门密闭保持12h以上。

甲醛熏蒸对人的眼、鼻有强烈刺激作用，在相当时间内不能入室工作。为减弱甲醛对人的刺激作用，甲醛熏蒸后12h，再量取与甲醛等量的氨水中和，迅速放于室内，同时敞开门窗，放出有刺激性气体。

🌐 思政小课堂

2020年初，全球暴发了新型冠状病毒感染疫情。是由一种新型冠状病毒感染所引起的一种急性传染性疾病，由于新型冠状病毒可以通过呼吸道飞沫途径以及特殊环境下气溶胶途径传染，所以空气消毒是疾病防控的重要环节。新型冠状病毒对于各种消毒剂，比如医用酒精、乙醚、过氧乙酸等比较敏感，可以有效地灭活病毒，所以空气消毒可以选择以上敏感的消毒剂来进行，包括居家、工作、生活环境的消毒处理，或者是一些大面积的消毒处理，都可以采用以上消毒剂来进行，如核酸检测医护人员使用的免洗外科手消毒液就是以乙醇和过氧化氢为主要有效成分的消毒液，适用于外科手消毒和卫生手消毒。面对突发的"非典"及新型冠状病毒感染疫情，让大众明白在特效药研发之前，真正能发挥作用的就是人体自身的免疫力。由此引发倡导同学们要合理饮食，规律作息，积极锻炼，调整心态，注意公共卫生，勤洗手，不聚集，室内勤通风，养成良好的生活习惯，以饱满的状态投身于国家的社会主义建设中。广大青年要坚定不移听党话、跟党走，怀抱梦想又脚踏实地，敢想敢为又善作善成，立志做有理想、敢担当、能吃苦、肯奋斗的新时代好青年，让青春在全面建设社会主义现代化国家的火热实践中绽放绚丽之花。

2. 物理方法

物理因素影响着微生物的化学组成和新陈代谢，因此可用改变环境中物理因素的方法进行灭菌、消毒和防腐。常用的物理方法有：干燥与低温抑菌法、热力灭菌法（湿热灭菌、干热灭菌）、辐射法、渗透压法、滤过除菌法及臭氧杀菌法等。除热力灭菌法之外的方法统称为其他方法，在本项目任务四中有详细介绍。

任务二　湿热灭菌技术

湿热灭菌是指利用湿热蒸汽比干热空气穿透力大，易使菌体蛋白变性而使微生物死亡的方法。

一、流通蒸汽法

把待灭菌物品置于蒸锅或蒸笼的蒸屉上，盖好盖，待气体均匀冒出后，持续15～30min，此法可杀死细菌的营养体，但不能杀灭芽孢。

二、间歇灭菌法

先用100℃蒸汽加热15～30min后，取出灭菌物，置常温下或培养箱中过夜，芽孢萌发成营养体，再用蒸汽灭菌。如此反复三次，可达完全灭菌的目的。此方法适用于不耐高温的物品，如含血清培养基的灭菌。

三、高压蒸汽灭菌法

高压蒸汽灭菌法是彻底而迅速的灭菌法。现在已经被广泛使用。适用范围如下：
（1）耐高温和潮湿的物品，如培养基、衣物、敷料、玻璃器材、传染性污染物等。
（2）接种及培养后的培养基，经高压蒸汽灭菌后，再弃去，然后洗涤相应容器。
高压蒸汽灭菌法需要的设备为高压蒸汽灭菌器。

高压蒸汽灭菌器的工作原理：常压下，水的沸点是100℃，随着容器里的压力升高，水的沸点也将升高，因此可以提高蒸汽的温度，人为使容器内的压力持续一定的时间，可达到彻底灭菌的目的。

使用高压蒸汽灭菌器要按要求操作，特别要注意安全事项。

一般微生物实验室使用小型手提式、立式或卧式高压蒸汽灭菌器（图2-1），手提式多为人工控制型，而立式或卧式高压蒸汽灭菌器现多为全自动或半自动型，根据需要调整灭菌温度与时间，具体操作见数字资源2-1高压蒸汽灭菌法。

1. 使用高压蒸汽灭菌锅注意事项

（1）加水　使用高压蒸汽灭菌器注意仪器内水量充足，加水达到标识线。

扫一扫

数字资源2-1
高压蒸汽灭菌法
视频

（2）加料　把灭菌物品疏松排列在高压蒸汽灭菌器内，保证空气畅通。被灭菌的容器表面必须洁净且不得污染有机物质，并用一定方法包扎，防止脱落。盛装液体制剂的容器要耐高温、高压，并且保证器皿盖上有通气孔，使容器内外相通。如灭菌生理盐水时，在瓶盖上插一注射器针头可达容器内外气体相通的目的，保证容器不会因高压而损坏。

（3）加盖　盖好灭菌器盖，拧紧加压装置，检查放气阀和安全阀，全自动仪器要设置好压力、温度、时间。

（4）排放冷空气　加压之前先排除仪器内的冷空气，待灭菌器内有白色蒸汽持续冒出时，关上放气阀（全自动装置可忽略此环节）。

（5）灭菌　实验室中常用的方法是 121.3℃，持续 20min，可达到较好的灭菌效果。不能耐受 121℃的含糖培养基或注射液可用 115℃，持续 30min 或更长的时间以达灭菌目的。也可用 126.5℃，持续 15min 达到灭菌目的。

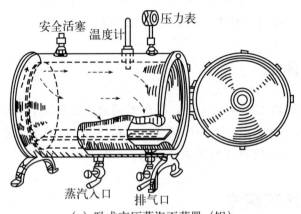

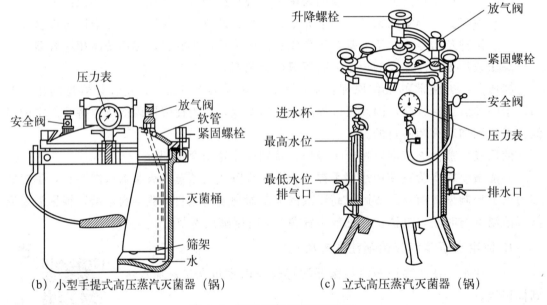

图 2-1　高压蒸汽灭菌器结构

（6）开盖取物　高压蒸汽灭菌结束时不要急于打开锅的压力阀，要等仪器内外压力平衡后（压力表指针降为零时）再打开压力阀，以免锅内液体喷溅伤人及灭菌器皿破裂。

（7）严密监控　灭菌时不能离开工作现场，控制好灭菌压力，以防压力过高破坏培养基成分，防止高压锅超过耐压范围时爆炸伤人。

2. 操作练习：手提式高压灭菌锅的使用方法

（1）加水　打开灭菌锅盖，向锅内加水至最高水位的标示高度。

（2）加料　将待灭菌物品放入灭菌桶内，物品不要堆放太紧或紧靠锅壁。

（3）盖好锅盖　将盖上的软管插入灭菌桶的槽内，加盖，对齐上、下栓口，以对角方式均匀旋紧螺栓，使锅盖紧闭。

（4）排放锅内冷空气及升温灭菌器　打开放气阀，加热。自锅内开始产生持续的高温蒸汽 3min 后再关紧放气阀。待压力逐渐上升至所需温度时，控制热源，维持所需温度和压力达所需时间（115℃ 30min；121.5℃ 20min；126.5℃ 15min）后，关闭热源，停止加热。

（5）灭菌后开盖取物及后处理　待压力降至"0"时，慢慢打开放气阀（排气口），开盖，立即取出灭菌物品。斜面培养基自锅内取出后，要趁热摆成斜面；灭菌后的空培养皿、试管、移液管等需烘干或晾干。如果需要连续使用灭菌锅，每次需补充水。灭菌完毕，除去锅内剩余水分，保持灭菌锅干燥。

（6）灭菌情况检查　抽取少数灭过菌的培养基置 37℃ 恒温箱中培养 24h，无菌生长，则为灭菌彻底。

思政小课堂

2006 年的欣弗事件：某企业在实际生产过程中，未按批准的工艺参数进行灭菌操作，有的降低灭菌温度，有的缩短灭菌时间，或者擅自增加灭菌柜装载量，导致药品灭菌不彻底，无菌检查和热源检查均不符合规定要求。药品是治病救人的特殊商品，药品的质量与人民生命健康息息相关，扬子江药业徐总经理常说："一瓶药两条命：一条是消费者的生命，一条是企业的生命。我们企业每个人身上都背负着这两条命，丝毫马虎不得。"青年强，则国家强。当代中国青年生逢其时，施展才干的舞台无比广阔，实现梦想的前景无比光明。以此案例警醒学生：作为医药行业的从业者，首先要有质量意识，认识到药品质量人命关天，在工作中爱岗敬业，一定要严格遵守操作规程，以高度的责任心完成自己的工作，不能有一丝一毫的疏忽。

四、巴氏消毒法

生活中，有些食品（如牛奶等）食用前需要消毒，但这些食品受高温影响其营养成分会被破坏。为杀死病原菌，又能保持食物营养价值不变，则采用巴斯德提出的低温消毒法，此方法常用于处理牛奶、酒类等饮品，一般方法为：63℃ 30min；74℃ 30s。

五、煮沸法

此法如果以杀死细菌营养体为目的，需煮沸 15～30min；如果以杀死芽孢为目的，需煮沸 1～2h，水中加入盐（2% $NaHCO_3$）可加速芽孢死亡。此法适用于金属器械及患者食具的消毒。

任务三　干热灭菌技术

一、焚烧与灼烧

焚烧与灼烧，是通过火焰进行灭菌，又称火焰灭菌法。焚烧是一种彻底的灭菌方法，其作用范围：污染纸张、垃圾等废弃物及动物尸体等。灼烧一般用于可直接加热的仪器、器皿的灭菌，例如，接种环、手术刀、镊子等金属器械及试管、三角瓶、小烧杯等。

注意事项：

（1）灼烧时要用酒精灯外焰加热。

（2）灼烧接种环时，要不停捻动接种环的棒部，以便受热均匀，先烧环部，烧红、烧透，再烧柄部。

（3）灼烧试管、三角瓶、小烧杯等玻璃器皿时，要用灼烧过的镊子夹住仪器口壁，然后使器皿口朝上倾斜 45°，用酒精灯外焰从底部依次向上均匀加热（注意仪器内不能有水存留），最后烧灼管口、瓶口。

（4）纸片等易燃物品用灼烧法灭菌时，用无菌镊子夹住纸片，迅速在酒精灯外焰移动，以杀死微生物（注意纸的两侧应均匀灼烤），切忌烤煳。

二、干热灭菌法

此法是利用热辐射及干热空气进行灭菌，常用仪器是恒温干燥箱（图 2-2），具体操作见数字资源 2-2 干热空气灭菌法视频。

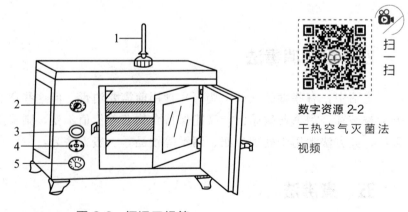

数字资源 2-2
干热空气灭菌法
视频

图 2-2　恒温干燥箱

1—温度与排气孔；2—温度调节旋钮；3—指示灯；4—温度调节器；5—鼓风钮

1. 使用恒温干燥箱的注意事项

（1）对玻璃器皿、瓷器、金属等耐热物品灭菌时，首先要洗干净，控干水，不能沾有油脂等有机物。按要求包扎好后，放入恒温干燥箱内，排列不可过密，不可紧靠干燥箱壁，切忌用油纸包扎，以防着火。然后调节温度到160~170℃持续2h以上，温度不要超过170℃。

（2）对注射器、安瓿等灭菌时，180℃ 45min即可。用180℃ 2h或250℃ 45min可除去致热原。

（3）对纸张、棉花等物品及凡士林、部分粉剂等药品灭菌可用140℃持续3h。

（4）灭菌时，干燥箱内物品不能堆放过多、过密，以防空气不易流通。用纸包扎的待灭菌物，不可紧靠干燥箱壁，以防着火。

（5）灭菌开始前要调节好温度、时间，关好箱门，待温度慢慢升高。灭菌结束时，关闭电源，温度慢慢降至60℃左右再开启箱门，以免高温玻璃因骤冷而破碎。

（6）干燥箱内有焦糊味应立即关闭电源，报告教师。

（7）取出灭菌物品时，小心不要碰破干燥箱顶部放置的温度计。水银温度计打破后，立即报告老师，一定要及时处理，防止水银蒸发引起中毒。可先用硫黄铺撒在污染的地面和仪器上，然后用吸管清除水银。

2. 干热灭菌箱的使用方法

（1）把待灭菌物品包好，放置干燥箱内，不要堆放过挤。

（2）接通电源，按下开关，黄灯亮，旋转干燥箱顶部调气阀，打开通气孔，排出箱内冷空气；旋转恒温调节器至红灯亮，逐渐升温，待干燥箱内温度上升至100~105℃时，旋转调气阀，关闭通气孔。

（3）继续加热，调节干燥箱温度至所需温度（箱内有纸、棉花时不能超过170℃）。恒温所需时间一般为：160~170℃ 2h以上；170~180℃ 1h以上；250℃ 45min以上。

（4）灭菌完毕，切断电源，待箱内温度降到60℃，再打开干燥箱门，取出灭菌物品。有包扎物的器皿在使用前去除包扎物。

任务四　其他灭菌技术

一、干燥与低温抑菌法

干燥可引起生物体内脱水，盐类物质浓度升高而导致微生物死亡。粮食、药材、食品等通常用自然干燥或烤干、晾干等方法保存，可保持较长时间不坏。细菌芽孢和真菌孢子较耐受干燥，有机物的保护可加强微生物对干燥的耐受性，如：金黄色葡萄球菌在干燥脓汁中、结核杆菌在干燥的痰中可保持生命达几个月。

家用冰箱可延长食物的保鲜期，冷冻冰箱可较长时间保存肉、蛋等食品，这是因为多数微生物在低温条件下，代谢活动逐渐减慢，几近停滞状态，细菌不能繁殖，但仍能维持生命。因此，低温只能抑制微生物的生长。一般微生物在 4~10℃ 冰箱内可存活几个月。

二、辐射法

1. 紫外线杀菌

波长为 200~300nm 的紫外线有杀菌能力。256~266nm 的紫外线杀菌力最强，紫外线杀菌机制主要是抑制微生物 DNA 正常复制。

（1）注意事项

① 紫外灯要保持清洁，若表面有尘土，灭菌效果低。

② 紫外线的穿透力较弱，主要用于无菌室、某些工作区空气灭菌及物体表面灭菌。

③ 新的紫外灯杀菌力较强，随着使用时间的延长，应适当延长灭菌时间，一般使用超过 100h 应更换。

④ 使用紫外线杀菌的适宜温度为 20~40℃，相对湿度为 40%~60%。

⑤ 紫外线对人体有害，其照射空气产生的臭氧对人体有刺激作用，因此对无菌室及超净工作台进行紫外线照射杀菌时，应先停止照射，待臭氧消散后再开始进行实验。

（2）操作练习　紫外线杀菌实验

① 材料：大肠埃希菌肉汤培养物、普通琼脂平板培养基、接种环、紫外光灯、无菌镊子、灭菌黑纸片（中央剪一圆孔）。

② 方法：取普通琼脂平板培养基，用接种环取大肠埃希菌肉汤培养物，均匀涂布于整个琼脂平板培养基表面。用无菌镊子夹取黑纸片盖住或贴于平板培养基表面。将上述平板置于紫外光灯下 20cm 处照射 30min 后，关闭紫外光灯。用镊子取出纸片焚烧，盖好平板，于 37℃ 恒温箱培养 24h，观察并分析琼脂平板上细菌生长情况。

③ 结果：上述照射过的平板经培养后，紫外线照射部分，细菌被杀死；黑纸遮挡的部位，紫外线不易透过，细菌未被杀死，故有细菌生长。

2. 微波消毒

微波是波长短、频率高的电磁波，对微生物有灭杀作用。因其加热快、均匀、设备简单，常用于消毒、保鲜包装好的物品，如牛奶、某些药品、面包等；也可用于对玻璃器械、敷料包灭菌，但是因其遇金属反射，所以不能用于金属器械的消毒。

使用微波消毒应注意以下几点：

① 微波穿透力不是很强，需要处理好物料的放置。

② 水丸及盛装液体制剂的安瓿用微波灭菌会破裂，不适宜用此法消毒。

③ 微波对人体有害，要防止微波泄漏。

3. 电离辐射

主要包括 β 射线和 γ 射线等，γ 射线多用 ^{60}Co 为放射源进行灭菌。^{60}Co 照射灭菌，被灭菌的物质一般仅约升温 5℃，因此又称"冷灭菌"。其灭菌的主要物品有医疗器械、医用塑料制品、外科敷料、污染物、生物组织、生物制品、抗生素、乳糖、动物饲料等。

^{60}Co 的使用需要有专门的辐射源和相应的防护安全设备，要按有关规定建造使用基地并有专门技术人员操作，本书不做详细介绍。

三、渗透压法

渗透压突然大幅度地改变可引起微生物死亡。大多数微生物突然进入高渗透压环境时，细胞脱水，发生质壁分离，微生物生长受抑制甚至死亡。日常生活中常用较高浓度的盐液（10%~50%）或糖液（50%~70%）保存食物以延长保存时间。某些细菌受环境影响可发生变异，逐渐适应高渗透液，如：海水、盐湖水、果汁等高渗透液中也有微生物存在。

四、滤过除菌法

人们常用肥皂等洗涤剂擦拭的方法保持环境和自身卫生，这是具有机械擦拭和化学消毒剂双重作用的消毒方法，以去除附着于表面的微生物。工厂、科研单位常需要无菌的空间或大量液体，因此常将空气或液体中的微生物及杂质用薄膜滤器过滤而得到无菌的空气或液体。此滤过除菌法常用于加热易被破坏，也不能用化学方法处理的液体或气体（如：抗生素、维生素、血清、酶等以及含这类物质的培养基）的消毒。常用的过滤材料有玻璃棉、陶瓷、石棉等，目前常用直径为 $0.2\sim0.45\mu m$ 的醋酸纤维素滤膜。

细菌过滤器有很多种（图2-3），过滤少量液体常用一次性过滤器，除一次性过滤器外，其他的过滤器使用方法几近相同。现以蔡氏滤菌器为主介绍过滤器的使用方法。

1. 清洗过滤器与灭菌

（1）拆洗过滤器　拆开过滤器，用水洗净各部件，洗好后用蒸馏水浸泡数小时。

（2）组装　石棉滤板装在有支持作用的金属网上，拧紧螺旋（但不宜太紧），然后插入瓶口有软木塞的抽滤瓶内（抽滤瓶底垫有棉花，放有一支收集滤液用的试管）。

（3）包装与灭菌　抽滤瓶口上的部分全部用纱布包好，抽气瓶的抽气口内塞有棉花，然后各自用牛皮纸包好。最后用高压蒸汽灭菌法灭菌。

2. 自来水（或含菌水）的除菌

（1）安装过滤器　在装有抽气装置的水龙头上，先接上一个安全瓶。解开抽气口的牛皮纸，让该处橡皮管与安全瓶相接。拆去抽滤瓶口以上包裹蔡氏滤菌器的牛皮纸和纱布，立即拧紧三只螺旋，使石棉板紧紧夹在上、下两节滤器之间。

（2）过滤　向滤器筒内倒入样品。打开水龙头，抽滤。抽滤完毕，先使安全瓶与抽气瓶相脱离，然后再关水龙头，以防水倒流。取下抽气瓶口的软木塞，取出试管，通过无菌操作塞上无菌的棉塞。

（3）拆卸过滤装置　拆开过滤装置，弃去石棉滤板，换上新的石棉滤板，组装、备用。

(4) 培养与结果观察　用无菌操作的方法分别取 0.1ml 滤过除菌水和自来水（或含菌水）接种于 2 支肉汤培养基中，置 37℃ 培养箱中培养 24h 后，观察结果：有菌生长，肉汤混浊；无菌生长，肉汤澄清。

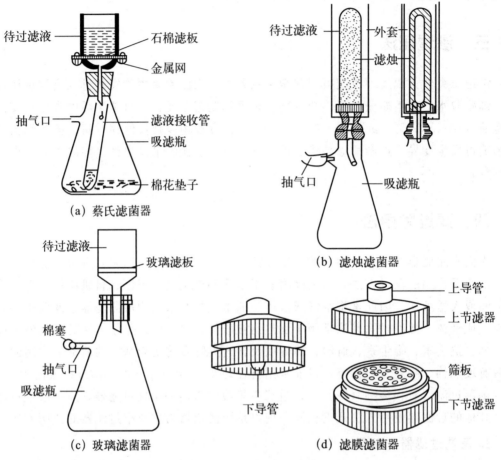

图 2-3　各种细菌过滤器

五、臭氧杀菌法

臭氧是一种广谱、高效、绿色、杀菌彻底的杀菌剂，目前广泛应用于空气、水以及物体表面的消毒。臭氧除了可以高效、快速杀灭真菌、细菌、细菌芽孢和病毒外，还可破坏一些细菌产生的毒素，如肉毒杆菌毒素。

臭氧灭活微生物的机制在分子水平上可解释为：臭氧进攻微生物组成物质中的不饱和键，进而形成醛、酮或羧基类化合物，并使得氨基酸、蛋白质、核酸等物质变性，从而致使微生物失活。臭氧还可以与部分敏感氨基酸残基发生反应，直接破坏蛋白质，使微生物死亡。臭氧对细胞的破坏作用与过氧乙酸的原理相似。一方面，臭氧与细胞壁、细胞膜发生反应，使其细胞畸变，溶解死亡；另一方面，臭氧还能氧化分解细胞内的酶，破坏酶促代谢系统和核酸，使得 DNA、RNA 无法正常工作，最终使得细胞无法新陈代谢,从而死亡,是一种高效、强劲的物理破坏。

臭氧可以有效去除杂质并具有杀菌能力,而且经它处理后在水中不产生二次污染,多余的臭氧会较快分解为氧气而不似氯剂在水中形成氯胺、三氯甲烷(氯仿)等致癌物质,因而被世界公认为最安全的消毒剂。

任务五 相关设备标准与操作规程

一、机动门纯蒸汽灭菌器标准操作规程

1. 操作规程

(1) 加水 每次灭菌前加水,水位以刚刚浸到灭菌器内的筛板底部为准。

(2) 堆放 将被灭菌物品包扎好后,有序地放在灭菌器内的筛板上。

(3) 密封 灭菌器盖盖好后,旋紧上盖,使盖与桶体密合,不宜旋得太紧,以免损坏橡胶密封垫圈。

(4) 加热、排放冷空气 打开电源,电源指示灯亮,电热管工作。开始加热时应将放气阀旋至放气位置,使灭菌器内冷空气排放,待有较急的蒸汽喷出时,即将放气阀旋至关闭位,压力上升。

(5) 灭菌 当灭菌器内蒸汽压力(温度)升至所需灭菌压力(温度)值时,开始计时。此时可关闭一组电热管,小心旋开放气阀,释放适量的蒸汽,使得压力(温度)稳定在灭菌压力(温度)值,待灭菌时间到达后,关闭电源,待压力降至 5psi❶ 左右时打开放气阀缓慢放气至气压为"0",或待容器内压力因冷却而下降至接近"0"。

(6) 结束 待容器内压力下降至接近"0"时,打开器盖取出样品。

2. 注意事项

(1) 灭菌前一定注意检查水位。

(2) 注意灭菌前排气充分。

(3) 为节省时间,可提前 20~30min 预热灭菌锅。

(4) 取放物品时注意不要被蒸汽烫伤(可戴上线手套)。

(5) 灭菌锅定期排污。

二、立式自动蒸汽消毒器标准操作规程

1. 以 BXM-50V 立式压力蒸汽灭菌器为例介绍立式自动蒸汽消毒器的使用方法

(1) 准备工作

① 检查电源线、排水管是否连接完好。

---

❶ 1psi=6894.76Pa。

② 取下设备左侧的集汽瓶，注入适量冷水，供设备排气冷却用。将集汽瓶放回原位（排气管插入集汽瓶内，浸没）。

③ 检查手动放汽阀是否已关闭。若未关闭，请顺时针旋转关闭之。

④ 检查压力表显示是否为"0MPa"。

(2) 手动加水

① 逆时针方向旋转手轮，打开容器盖，取出灭菌网篮、挡水板。

② 在容器筒内加入适量清水。

③ 手动加水时，容器筒内水位应加至超过灭菌电加热器上表面 20～30mm 即可（挡水板下）。

(3) 装载

① 完成手动加水后，平稳地放回挡水板。

② 将需要灭菌的物品予以妥善包扎。

③ 将包扎好的待灭菌物品，有序地放入灭菌网篮内。

④ 小心地把灭菌网篮依次慢慢地放入容器筒内。

(4) 密封

① 请仔细检查密封圈安装状态。

② 推进容器盖，对准筒口位置。

③ 顺时针旋紧手轮至不能旋动为止，使容器完全密封（操作界面"关门"图标亮）。

(5) 开启电源

开启电源开关，接通电源。

(6) 设置工作参数

① 灭菌程序设置。

a. 双击"设置"键，进入程序设置状态，选择预置程序号 1～17。

b. 单击"设置"键，设置脉动次数。（VE：0～5 次）。

c. 单击"设置"键，设置灭菌温度值（℃）。

d. 单击"设置"键，设置灭菌时间值（min）。

e. 单击"设置"键，设置排气方式。

f. 长按"设置"键，退出设置界面，完成灭菌参数设置。

② 融化保温设置。

a. 双击"设置"键，进入程序设置状态，选择预置程序号 18。

b. 单击"设置"键，设置融化温度值（℃）。

c. 单击"设置"键，设置保温温度值（℃）。

d. 单击"设置"键，设置融化时间值（min）。

e. 单击"设置"键，设置保温时间值（min）。

f. 长按"设置"键，退出设置界面，完成融化保温设置。

③ 预约程序设置。

a. 完成灭菌程序或融化保温程序设置后，长按"预约"键至界面显示"y-H"设置预约时间小时值。

  b. 单击"设置"键，界面显示"y-H"设置预约时间分钟值。

  c. 长按"预约"键至界面显示预约时间，并开始倒计时，此时程序启动。

（7）启动

点击"开始"键，启动程序，设备开始工作。

（8）自动运行

① 设备按所设定的参数自动运行，灭菌电加热器启动，开始加热。

② 灭菌室内的新生蒸汽与冷空气被排出。

③ 灭菌室内温度达到设定值，进入灭菌状态，灭菌计时开始，控制界面上显示剩余灭菌时间。

④ 所设定的灭菌温度和灭菌时间达成后，电控装置将自动关闭加热电源。

⑤ 排气电磁阀按已设定的排气方式工作。

蜂鸣声提醒，面板显示"End"，灭菌结束。

（9）工作结束

① 所有程序运行完成。

② 等待压力表显示归零。

③ 打开手动放汽阀，排尽容器筒内可能残存的余气。

（10）卸载

① 逆时针方向旋转手轮，开启容器盖。

② 取出灭菌物品，予以妥善储存。

（11）关闭电源

关闭电源开关，切断电源（关闭空气开关）。

2. 注意事项

（1）每次使用前必须检查灭菌腔内是否有足够的水。

（2）消毒完毕，必须等压力表指示压力降到"0"位后方可开盖。

（3）每次使用前必须检查手动排气旋钮是否关闭。

（4）如果长期不使用必须将灭菌腔内的水排干。

（5）要经常检查集汽瓶内的水是否在安全线内。

（6）完成灭菌或融化保温程序设置后进行预约程序。

（7）建议使用专用电源。

（8）请勿以沾湿的手触及电源开关，以免触电。

知识拓展

巴氏消毒法

  巴氏消毒法又称巴氏灭菌法，亦称低温消毒法、冷杀菌法，是一种利用较低的温度既可杀死病菌又能保持物品中营养物质风味不变的消毒法。

一、由来

巴氏灭菌法的产生来源于巴斯德解决啤酒变酸问题的努力。1865年，法国酿酒业面临着一个令人头疼的问题，那就是啤酒在酿出后会变酸，根本无法饮用。而且这种变酸现象还时常发生。巴斯德受人邀请去研究这个问题。经过长时间的观察，他发现使啤酒变酸的罪魁祸首是乳酸杆菌。营养丰富的啤酒简直就是乳酸杆菌生长的天堂。采取简单的煮沸方法是可以杀死乳酸杆菌的，但是，这样一来啤酒也就被煮坏了。巴斯德尝试使用不同的温度来杀死乳酸杆菌，而又不会破坏啤酒本身。最后，巴斯德的研究结果是：以50～60℃的温度加热啤酒0.5h，就可以杀死啤酒里的乳酸杆菌和芽孢，而不必煮沸。这一方法挽救了法国的酿酒业。这种灭菌法也就被称为"巴氏灭菌法"。

二、主要原理

在一定温度范围内，温度越低，细菌繁殖越慢；温度越高，繁殖越快。但温度太高，细菌就会死亡。不同的细菌有不同的最适生长温度和耐热、耐冷能力。巴氏消毒其实就是利用病原体不是很耐热的特点，用适当的温度和保温时间处理，将其全部杀灭。但经巴氏消毒后，仍保存小部分无害或有益、较耐热的细菌或细菌芽孢，因此巴氏消毒牛奶要在4℃左右的温度下保存，且只能保存3～10天，最多16天。

三、现行方法

当今使用的巴氏杀菌程序种类繁多。"低温长时间"（LTLT）处理是一个间歇过程，如今只被小型乳品厂用来生产一些奶酪制品。"高温短时间"（HTST）处理是一个"流动"过程，通常在板式热交换器中进行，如今被广泛应用于饮用牛奶的生产。通过该方式获得的产品不是无菌的，即仍含有微生物，且在贮存和处理的过程中需要冷藏。"快速巴氏杀菌"主要应用于生产酸奶乳制品。目前国际上通用的巴氏高温消毒法主要有两种。

第一种是将牛奶加热到62～65℃，保持30min。采用这一方法，可杀死牛奶中各种生长型致病菌，灭菌效率可达97.3%～99.9%，经消毒后残留的只是部分嗜热菌及耐热菌以及芽孢等，但这些细菌多数是乳酸菌，乳酸菌不但对人无害反而有益健康。

第二种是将牛奶加热到75～90℃，保温15～16s，其杀菌时间更短，工作效率更高。即所谓超巴氏消毒法，其基本原理是能将病原菌杀死即可，温度太高反而会损失较多的营养。

四、主要应用

巴氏灭菌法主要用于消毒牛奶，既可杀死对健康有害的病原菌，又可使乳质尽量少地发生变化。也就是根据对耐高温性极强的结核杆菌热致死曲线和乳质中最易受热影响的奶油分离性热破坏曲线的差异原理，在低温下长时间或高温下短时间进行加热处理的一种方法。其中，在60℃以下加热30min的方式，作为低温灭菌的标准，早为世界广泛采用。利用高温处理，虽对乳质多少有些影响，但可增强灭菌效果，这种方法称为高温灭菌，也就是在95℃以上加热20min。巴氏灭菌法除用于牛奶之外，也可应用于发酵产品。

通常，市场上出售的袋装牛奶就是采用巴氏灭菌法生产的。工厂采来鲜牛奶，先进行低温处理，然后用巴氏消毒法进行灭菌。用这种方法生产的袋装牛奶通常可以保存较长时间。当然，具体的处理过程和工艺要复杂得多，不过总体原则就是这样。

需要指出的是，喝新鲜牛奶（指刚刚挤出的牛奶）反而是不安全的，因为它可能包含对我们身体有害的细菌。另外，巴氏消毒法也不是万能的，经过巴氏消毒法处理的牛奶仍然要贮存在较低的温度下（一般< 4℃），否则还是有变质的可能性。

巴氏消毒牛奶是世界上消耗最多的牛奶品种，英国、澳大利亚、美国、加拿大等国家巴氏消毒奶的消耗量都占液态奶80%以上，品种有全脱脂、半脱脂或全脂的。

巴氏消毒纯鲜奶较好地保存了牛奶的营养与天然风味，在所有牛奶品种中是最好的一种。其实，只要巴氏消毒奶在4℃左右的温度下保存，细菌的繁殖就非常慢，牛奶的营养和风味就可在几天内保持不变。

五、替代方法

常温奶使用"超高温瞬时灭菌技术"（UHT），在135℃温度下保持1~2s进行杀菌。这种方法能杀灭全部微生物，所以可以贮藏相对较长的时间，能够让牛奶在常温状态下保存3~6月。我们看到的那种纸盒包装的牛奶大多是采用这种方法灭菌的。

学习总结

知识点导图

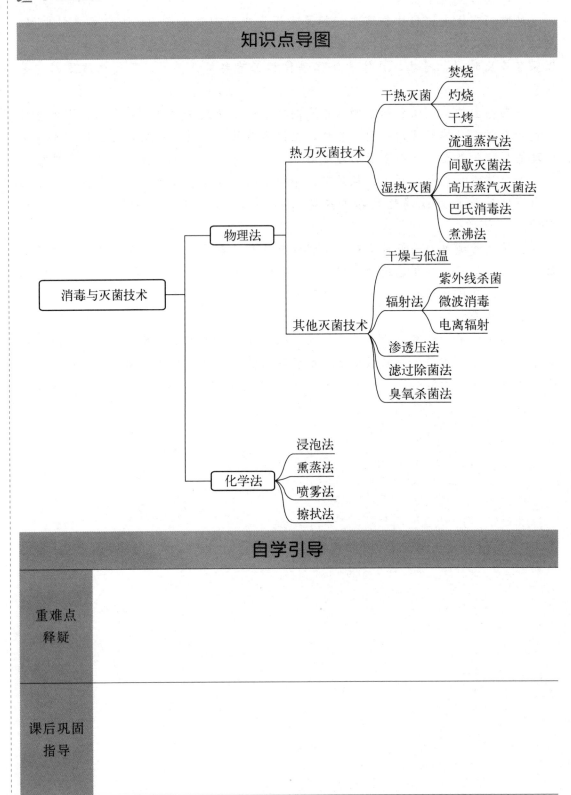

自学引导

重难点释疑	
课后巩固指导	

自学梳理

课后实践

一、复习思考题
1. 用作消毒剂的乙醇，常用浓度是多少？
2. 紫外线灭菌与 ^{60}Co 灭菌的区别是什么？
3. 注射器等塑料器皿最好用什么方法灭菌？
4. 家庭用盐水保存豆腐的依据是什么？
5. 简述灭菌与消毒的区别。

二、实践练习题
1. 使用环氧乙烷消毒剂时应注意哪些事项？
2. 使用干热灭菌器应注意哪些事项？
3. 使用高压蒸汽灭菌器应注意哪些事项？
4. 紫外线灭菌的应用范围有哪些？
5. 如何对无菌室进行灭菌？
6. 刚采集到的中草药如何处理后才能安全贮存？
7. 为什么滤过除菌抽滤完毕，不能先关水龙头？
8. 进行空气消毒可使用哪些消毒剂？
9. 使用干热灭菌器对有棉花、纸包装的物品灭菌时，对时间和温度有什么要求？
10. 使用干热灭菌器什么情况下才能打开箱门？

扫一扫

答案解析

三、实操试题及评分标准
现有几支已污染的菌种，请问该如何处理？

技能三　高压蒸汽灭菌技术（100分）

序号	操作项目	操作内容	分值	分项分值	评分要点	得分
1	准备	1. 实验着装	10	5	1. 着工作服顺序正确，仪容整洁	
		2. 整理实验台面		5	2. 各种实验器材摆放有序合理	
2	菌种包扎	1. 选取大小一致的菌种管包扎	20	5	1. 将大小一致的管包扎在一起	
		2. 取七支菌种管为一包，用细线固定		15	2. 包好的菌种管松紧合适，无滑落	
3	加水	1. 将水加热至沸腾	20	10	1. 注意加开水，以免日久形成锅垢	
		2. 打开灭菌锅，向锅内加水至标示度		10	2. 加水要适量	

续表

序号	操作项目	操作内容	分值	分项分值	评分要点	得分
4	加物	1. 将包扎好的污染菌种放入灭菌桶内	20	10	1. 灭菌物品摆放要疏松，竖直放入	
		2. 将锅盖上的软管插入灭菌桶槽内，加盖，检查排气阀、安全阀（推进容器盖，对准筒口位置—自动）		10	2. 对角方向拧紧，排气阀打开，安全阀关闭（顺时针旋紧手轮至不能旋动为止，使容器完全密封，操作界面"关门"图标亮—自动）	
5	排冷空气及升温控制	1. 打开排气阀，加热，锅内产生持续热气3min关闭（完成灭菌或融化保温程序设置—自动）	20	10	1. 排冷气要彻底（工作参数设置正确—自动）	
		2. 温度上升至所需灭菌温度，控制热源，维持所需灭菌时间（进行预约程序，程序启动，自动运行—自动）		10	2. 热源控制得当，时间合理（预约程序设置正确，设备按所设定的参数自动运行—自动）	
6	开盖取物	1. 切断电源，待锅内压力降至零，开放气阀，开盖	5	3	1. 锅内压力要降至零点，以免发生危险，切勿高压开盖	
		2. 将污染菌种趁热取出处理		2	2. 趁热取出清洗	
7	后处理	除去锅内剩余水	5	5	要保持锅内干燥	
	总分		100			

项目三
镜检技术

学习目标

知识目标
1. 掌握不同微生物的形态与结构特点
2. 学会低倍镜、高倍镜及油镜的使用原理及方法
3. 熟悉光学显微镜的构造及使用方法

能力目标
1. 会用光学显微镜观察微生物形态
2. 会用不同方法制作霉菌、酵母菌、放线菌的形态玻片
3. 会对光学显微镜进行维护

素质目标
1. 增强学生的实验动手操作能力
2. 培养学生的辩证思维能力

扫一扫

教学PPT

情景导入

冠状病毒是自然界广泛存在的一类大型病毒家族,因该病毒形态在电镜下观察类似王冠而得名。人感染了冠状病毒后常见体征有发热、咳嗽、气促和呼吸困难等。在较严重病例中,感染可导致肺炎、严重急性呼吸综合征、肾衰竭,甚至死亡。

2019年12月,某市发现27例病毒性肺炎病例,2020年1月7日,专家组将本次不明原因的病毒性肺炎病例的病原体初步判定为新型冠状病毒。2022年2月11日,世界卫生组织宣布将新型冠状病毒感染的肺炎正式命名为"COVID-19"。新型冠状病毒是以前从未在人体中发现的冠状病毒新毒株。对于新型冠状病毒所致疾病没有特异治疗方法。但许多症状是可以处理的,因此需根据患者临床情况进行治疗。此外,对感染者的辅助护理可能非常有效。做好自我保护包括:保持基本的手部和呼吸道卫生,坚持安全饮食习惯等。

导学讨论:1. 新型冠状病毒由什么而得名?

2. 我们应如何预防、控制新病毒引起的病毒性疾病？

情景解析

重难点分析

学习重点　1. 不同微生物的形态与结构特点
　　　　　2. 光学显微镜的使用方法
学习难点　1. 光学显微镜的工作原理
　　　　　2. 制作霉菌、酵母菌、放线菌的形态玻片

思政小课堂

　　在本项目中将学习光学显微镜的结构及利用光学显微镜观察各种微生物的技术和方法，另外还要掌握各类微生物的形态、结构等必备知识。光学显微镜是一种精密的仪器，同学们在使用时要注意轻拿轻放，操作得当，养成爱护公物的优良习惯。镜检技术是一项基础性技能，同学们一定要树立"不积跬步，无以至千里"的认真态度，扎实学习，刻苦训练，为将来胜任药检工作打好基础。同时要从学习中的点滴做起，养成良好的职业道德，如在进入工作场所之前，应当规范着装；实训中爱护公共财产，团结协作，主动学习，培养良好的责任意识；实训结束后，积极主动地协助同学清理现场，如实认真完成实训报告等。

　　微生物个体微小，通常必须借助显微镜才能观察到其个体的形态。在显微镜下微生物的大小与形态千差万别，是区别各类微生物的主要依据。而镜检技术是鉴别不同种类微生物的必要手段。

任务一　必备知识——认识微生物

一、真菌

（一）概述

真菌是真核细胞型微生物，有高度分化的细胞核，具完整的核膜、核仁，核物质由

DNA 和蛋白质组成。真菌没有根、茎、叶的分化,其细胞不含叶绿素,与高等植物不同。真菌多为发达的菌丝体,少数为单细胞,能进行无性繁殖和有性繁殖,靠寄生或腐生方式生活。

真菌是微生物中种类最多的一大类,有十万余种。广泛分布于自然界,其中很多对人类有益,但也有一些真菌可使人和动植物致病。近年来,由于广谱抗生素、免疫制剂的普遍应用,在器官移植和放射治疗时,一些原来对人不致病的真菌可转为致病菌。现经国际确认的致病真菌和条件致病真菌已有百余种。此外,真菌可产生毒素,引起中毒症,甚至可诱发癌症。因而,药学领域应加强对真菌的深入研究。

(二)酵母菌的形态结构

酵母菌是一个通俗名称,一般泛指能发酵糖类产生酒精的各种单细胞真核微生物。其菌体细胞即营养细胞呈圆形、卵圆形或圆柱形,菌体大小为(5~30)μm×(3~5)μm,比细菌细胞大。酵母菌细胞具细胞壁、细胞核、细胞膜、细胞质及各种细胞器。细胞壁成分主要为酵母多糖(葡聚糖与甘露聚糖),其次含少量几丁质、蛋白质、脂类等物质;细胞多为单核,具核膜、核仁和染色体;细胞质中有一或多个液泡。一般来说,酵母菌对抗生素不敏感。其无性繁殖除裂殖酵母属为裂殖外,一般以出芽方式进行,产生芽生孢子。有性繁殖产生子囊及子囊孢子。

有的酵母细胞通过出芽方式繁殖形成的酵母细胞连在一起形成类似菌丝的结构,称为假菌丝(图3-1)。在酵母菌中,不产生假菌丝且有子囊形成的为酵母属,其代表种为酿酒酵母(图3-2);此外,能形成假菌丝且无子囊形成的为假丝酵母属(念珠菌属),如白色假丝酵母(图3-3)、热带假丝酵母(图3-4)等;既无假菌丝又无子囊的为隐球菌属,如新型隐球菌(图3-5)。

1. 酿酒酵母(*Saccharomyces cereuisiae*)

酿酒酵母的菌落在麦芽汁琼脂培养基上呈乳白色,有光泽,平坦,边缘整齐。其营养细胞有圆形、卵圆形或腊肠形;细胞大小为(2.2~10.5)μm×(3.5~5)μm;无性繁殖产生芽生孢子,有性繁殖形成子囊孢子。

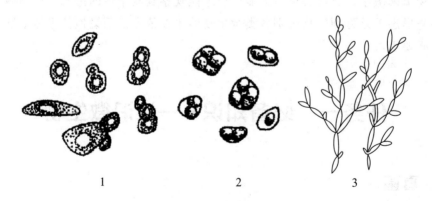

图 3-1 酵母菌形态
1—营养细胞;2—子囊及子囊孢子;3—假菌丝

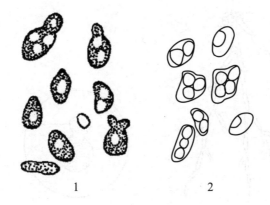

图 3-2 酿酒酵母

1—营养细胞及芽生孢子；2—子囊及子囊孢子

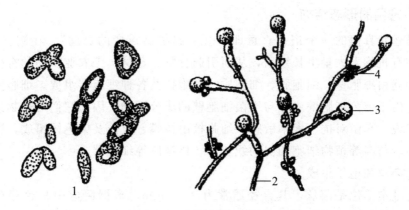

图 3-3 白色假丝酵母

1—细胞；2—假菌丝；3—厚垣孢子；4—芽生孢子

2. 白色假丝酵母（*Candida albicans*）

白色假丝酵母俗称白念珠菌，细胞卵圆形，2.5~4μm，无性繁殖产生芽生孢子，有性阶段不明。在玉米琼脂培养基上可形成假菌丝。假菌丝很少分枝，其上生有芽生孢子，其顶端和侧面生有厚垣孢子。通常存在于正常人的口腔、肠道、上呼吸道等处，能引起鹅口疮等口腔疾病或其他疾病。

3. 热带假丝酵母（*Candida tropicalis*）

热带假丝酵母菌体细胞卵圆形，(5~9)μm×(6~12)μm。在玉米琼脂培养基上可形成假菌丝及发育良好的芽生孢子。

4. 新型隐球菌（*Cryptococcus neoformans*）

新型隐球菌为病原真菌。菌体细胞具厚壁，圆球形，直径 2.5~8μm，无性繁殖产生芽生孢子，无假菌丝，也无子囊及子囊孢子。其细胞外围有一透光的厚荚膜，与细菌的荚膜类似。荚膜厚度为 5~7μm。

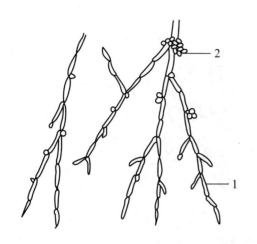

图 3-4 热带假丝酵母
1—假菌丝；2—芽生孢子

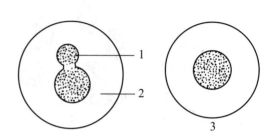

图 3-5 新型隐球菌
1—芽生孢子；2—荚膜；3—营养细胞

（三）霉菌的形态结构

霉菌是丝状真菌的一个俗称，意即"会引起物品霉变的真菌"。在潮湿的气候下，它们往往在有机物上大量生长繁殖，从而引起食物、药材、工农业产品的霉变。

霉菌细胞由细胞壁、细胞膜、细胞质、细胞核及各种细胞器组成。细胞壁成分主要为几丁质。由于霉菌细胞壁成分与细菌细胞壁的成分不同，因此它们对药物的敏感性不同，一般来说，真菌对抗生素不敏感。细胞核由核膜、核仁及染色体组成，属真核。细胞中还存在着与高等植物细胞相似的线粒体、核糖体等细胞器。

霉菌由菌丝和孢子组成。

霉菌的基本单位是菌丝，其直径通常为 3~10μm。根据菌丝中是否存在隔膜，可把菌丝分为无隔菌丝和有隔菌丝两大类，前者如毛霉属和根霉属等低等真菌，后者为曲霉属、青霉属等高等真菌所具有。在光学显微镜下，可清楚地观察到菌丝的形态和构造（图 3-6）。

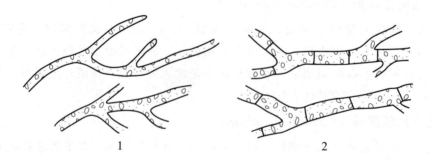

图 3-6 霉菌的菌丝
1—无隔菌丝；2—有隔菌丝

孢子是真菌的繁殖结构，一条菌丝上可长出多个孢子，在适宜的环境下，孢子又可发芽形成菌丝，并发育成菌丝体。孢子分有性孢子和无性孢子两类。有性孢子由两个细胞融合而成；无性孢子直接由菌丝上的细胞分化而成。有性孢子如接合孢子、担孢子、子囊孢子等；无性孢子如分生孢子、孢囊孢子、游动孢子等。

1. 毛霉属（*Mucor*）

毛霉属为接合菌亚门毛霉目中一个大属，其特征是菌丝为管状分枝的无隔菌丝，有性孢子为接合孢子，无性孢子为孢囊孢子。毛霉属的气生菌丝一般单生，菌丝末端膨大形成孢子囊，囊内充满着多核的原生质，发育长出许多孢囊孢子。孢子囊以下的菌丝称孢囊梗，孢囊梗伸入囊内的部分称为囊轴，孢囊梗多单生，少单轴总状分枝或假轴状分枝（图 3-7）。孢囊孢子呈黑色或褐色，成熟后破囊逸出。

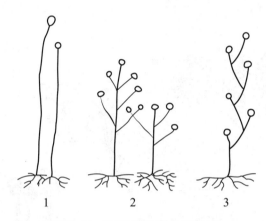

图 3-7 毛霉孢囊梗分枝状态

1—不分枝；2—总状分枝；3—假轴状分枝

毛霉的代表种如高大毛霉（*M. breviceps*）、总状毛霉（*M. racemosus*）。

高大毛霉有直立的孢囊梗，孢囊梗不分枝，宽 30~70μm；孢子囊顶生，直径 70~200μm，初黄色，后变灰褐色，孢子囊壁表面有刺；孢囊孢子椭圆形近短柱形，（3~11）μm×（6~19）μm，无色或暗黄色，表面光滑；接合孢子球形，直径 90~250μm，黑色，表面有疣。高大毛霉最大的特点是菌丝高大，可达 3~12μm，或更高（图 3-8）。

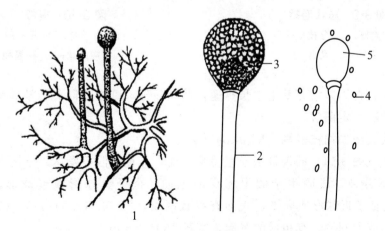

图 3-8 高大毛霉

1—菌体全图；2—孢囊梗；3—孢子囊；4—孢囊孢子；5—囊轴

总状毛霉的孢囊梗为总状分枝。孢子囊球形，直径 20～200μm，淡黄色或黄褐色。囊轴球形至卵圆形。孢囊孢子大多数为椭圆形（图3-9）。

2. 根霉属（*Rhizopus*）

根霉的形态与毛霉相似，同属于毛霉目。菌丝无隔，形成孢囊孢子，有性孢子为接合孢子。

不同的是根霉在培养基上生长时，由营养菌丝产生弧形的匍匐菌丝，向四周蔓延，匍匐菌丝是一种气生菌丝，向下能产生丛生的假根，伸入培养基中吸收营养。从假根向反方向伸出数根孢囊梗，顶端膨大形成孢子囊，其内充满孢囊孢子。孢囊孢子呈球形，成熟后多呈黑色（图3-10）。

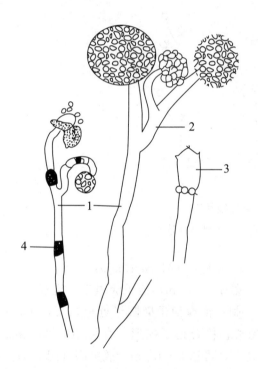
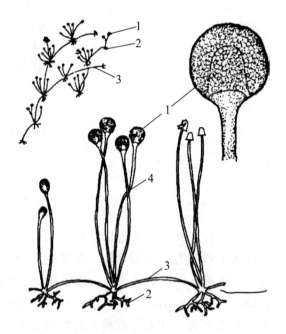

图3-9 总状毛霉
1—孢囊梗；2—分枝孢囊梗；
3—囊轴；4—厚垣孢子

图3-10 根霉
1—孢子囊；2—假根；
3—匍匐菌丝；4—孢囊梗

根霉与毛霉在固体培养基上生长迅速，菌丝蔓延，可覆盖整个培养基表面，铺满整个容器，不形成固定菌落。

根霉的代表菌如匍枝根霉（*R. stdonifer*）。

匍支根霉（图3-11）的匍匐菌丝呈弓形弯曲，无色；假根发达，分枝多，褐色；孢囊梗直立，不分枝，成簇生于假根相反的方向；孢子囊球形或近球形，直径 50～360μm；孢囊孢子近球形或卵形，表面有线状网纹，$(5.5～13.5)μm×(7.5～8)μm$；接合孢子球形或卵圆形，有粗糙的突起，直径 160～220μm。

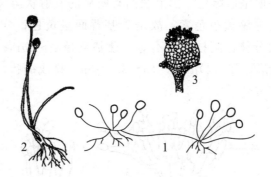

图 3-11 匍枝根霉

1—匍匐菌丝分枝生长图；2—孢囊梗及假根；3—囊轴及附着在上的孢囊孢子

3. 曲霉属（*Asperjillus*）

曲霉是发酵工业和酿造工业上的重要真菌。曲霉的营养菌丝为有隔菌丝，菌丝底部有横生的足细胞（特化的厚壁而膨大的菌丝细胞）。分生孢子梗是从足细胞长出的，其顶端膨大呈球形或椭圆形的顶囊，在顶囊表面以辐射长出一层或两层杆状小梗，小梗下面一层称为梗基，小梗顶端着生一串圆形的分生孢子。分生孢子具有黄、绿、棕、黑等不同颜色。本属未发现有性阶段。

曲霉形成圆形毛毡状菌落，菌落随孢子颜色不同有多种多样。

本属代表菌有黄曲霉（*A. flavus*）、黑曲霉（*A. nrger*）、米曲霉（*A. oryzae*）。

黄曲霉的菌落生长较快，10～14 天直径可达 3～7cm，初呈黄色，渐变黄绿色，最后变成棕绿色。菌落表面平坦或有放射状沟纹；分生孢子梗宽 10～20μm，长 400～1000μm，无色；顶囊呈烧瓶状或近球形，直径一般为 25～45μm；小梗单层或双层；分生孢子球形或近球形，表面粗糙，直径 3.5～6.0μm（图 3-12）。

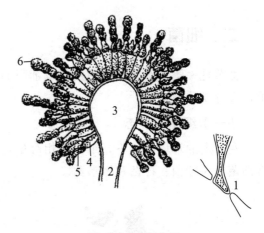

图 3-12 黄曲霉

1—足细胞；2—分生孢囊梗；3—顶囊；4—梗基；5—小梗；6—分生孢子

4. 青霉属（*Penicillium*）

青霉菌在自然界分布很广，青霉属的代表菌产黄青霉（*P. chryrsogenum*）（图 3-13）是生产青霉素的重要产生菌。

青霉的菌丝为有隔菌丝，是多细胞霉菌。分生孢子梗是由气生菌丝或营养菌丝分化而成。分生孢子梗有多次分枝，最后一次分枝上长出成串的分生孢子链，整个分枝外形如扫帚状，习称为青霉穗。从分生孢子梗往上依次称为副枝、梗基、小梗、分生孢子。青霉的分生孢子呈球形或椭圆形，生长时呈蓝绿色。

产黄青霉的菌落一般呈蓝绿色，菌落表面有明显的放射状沟纹。长时间培养菌落呈现灰色至紫褐色，因能分泌黄色色素，故培养基背面呈黄色；分生孢子梗光滑，直径 3~3.5μm，有 2~3 次分枝，副枝长短不等，梗基直径 2~3μm；小梗轮生，直径 2~2.5μm；分生孢子椭圆形，(2~4)μm×(3~3.5)μm，排成链状。

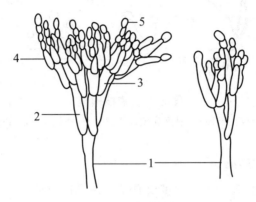

图 3-13 产黄青霉
1—分生孢子梗；2—副枝；3—梗基；4—小梗（瓶梗）；5—分生孢子

二、细菌

细菌是一类具有坚韧细胞壁的单细胞的原核细胞型微生物。细菌个体微小，结构简单，进行二分裂繁殖。

（一）细菌的形态

在一定的环境条件下，细菌有相对稳定的基本形态（图 3-14）。根据外形不同，可将细菌分为球菌、杆菌和螺形菌。

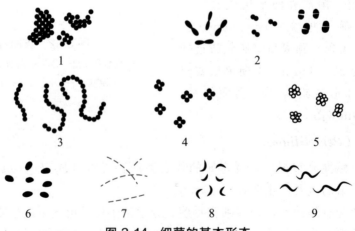

图 3-14 细菌的基本形态
1—葡萄球菌；2—各种双球菌；3—链球菌；4—四联球菌；
5—八叠球菌；6—球杆菌；7—链杆菌；8—弧菌；9—螺形菌

1. 球菌

单个球菌呈球形、类球形。按其分裂方向和分裂后排列方式又可分为：①双球菌，如脑膜炎球菌；②四联球菌，如四联微球菌；③八叠球菌，如藤黄八叠球菌；④链球菌，如溶血性链球菌；⑤葡萄球菌，如金黄色葡萄球菌。在球菌标本或培养物中，除上述排列形式外，还经常看到散在的单个菌体。

2. 杆菌

杆菌呈杆状或圆筒状，在细菌中杆菌种类最多。杆菌基本呈杆状，如大肠埃希菌；有的末端膨大呈棒状，称为棒状杆菌，如白喉棒状杆菌；菌体较短近于椭圆形者称为球杆菌，如布鲁氏菌（布鲁杆菌）。杆菌一般分散存在，也有链状排列的，称为链杆菌，如炭疽芽孢杆菌；也有呈分枝状的，称为分枝杆菌，如结核分枝杆菌。

3. 螺形菌

螺形菌菌体弯曲，又可分为弧菌和螺菌两类。

(1) 弧菌　菌体只有一个弯曲，呈弧状或逗点状，如霍乱弧菌。

(2) 螺菌　菌体较坚硬，有数个弯曲，呈螺旋形，较僵硬，如小螺菌（鼠咬热螺旋体）。

细菌的形态是细菌分类和鉴定的重要依据之一。一般在适宜的生长条件下，细菌培养 8~18h，其形态比较典型。然而，细菌的形态受环境因素影响很大，环境条件改变，细菌可出现多种不规则形态，称为多形性。

（二）细菌的大小

细菌个体微小，通常以微米（μm）为测量单位，可用测微尺在显微镜下进行测量。各种细菌大小不一，同种细菌因菌龄和环境影响也有所差异。大多数球菌的直径为 0.8~1.2μm；杆菌一般长 1~5μm，宽 0.5~1.0μm；弧菌一般长 1~5μm，宽 0.3~0.5μm；螺菌一般长 1~50μm，宽 0.3~1μm。

一个典型细菌的大小可用大肠埃希菌作代表，它的细胞平均长度约 2μm，宽度约 0.5μm，形象地说，若把 1500 个细胞的长径相连，仅等于一颗芝麻的长度（3mm）；若把 120 个细胞横向紧挨在一起，其总宽度才抵得上一根人发的粗细（60μm）。关于它的重量，则更是微乎其微，若以每个细胞湿重约 10^{-12} g 计，则大约 10^9 个大肠埃希菌细胞才达 1mg 重。

（三）大肠埃希菌（图3-15）

大肠埃希菌俗称大肠杆菌，菌体呈短杆或长杆状，长 1.0~3.0μm，宽 0.5~1.0μm。革兰染色阴性，大多数有周鞭毛，能运动，有菌毛。无芽孢，一般无荚膜。菌落呈白色至黄白色，表面光滑、闪光。

大肠埃希菌是人类肠道菌群的重要成员，在肠道内能合成 B 族维生素、维生素 K，供人体吸收利用，产生的大肠菌素，能抑制志贺菌、沙门菌等病原菌的

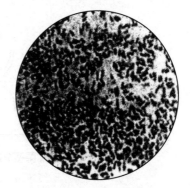

图3-15　大肠埃希菌

产生,对机体是有利的。但若离开肠道侵入其他组织器官时,可引起化脓性炎症,如腹膜炎、肾盂肾炎等。

三、放线菌

(一)概述

放线菌是一类介于细菌与真菌之间的单细胞、呈分枝状生长的原核细胞型微生物。放线菌的细胞内无完整的核(即核膜和核仁),它的核由缠绕的DNA组成。细胞壁中含有细菌等原核细胞型微生物所特有的肽聚糖,不含有真菌细胞中所具有的纤维素或几丁质。放线菌的菌丝比真菌菌丝细得多,其直径与细菌的近似,在1μm左右。因而,放线菌更接近于细菌,国际微生物学者现已将它列入广义的细菌中。

放线菌因其菌落呈放射状而得名。放线菌在自然界中分布很广,主要以孢子或菌丝状态存在于土壤、空气、水中,而以中性或偏碱性肥沃土壤中含量最多。放线菌对分解有机物质、改变土壤结构以及在自然界物质转化中起一定的作用。

放线菌是抗生素的主要产生菌,且能产生不同种类的抗生素,现在人畜和农用的抗生素大多是由放线菌产生的。放线菌还可用于制造维生素、酶制剂、甾体转化及污水处理等方面。因此,放线菌在微生物研究中受到重视。

放线菌主要的代表属有链霉菌属、诺卡菌属、小单孢菌属、游动放线菌属以及链孢囊菌属等。

(二)链霉菌属的形态

1. 菌丝体(图3-16)

链霉菌孢子在适宜环境下吸收水分萌发出芽管,芽管伸长成为菌丝,菌丝分枝相互缠绕形成菌丝体。本菌属有发育良好的基内菌丝体、气生菌丝体和孢子丝。

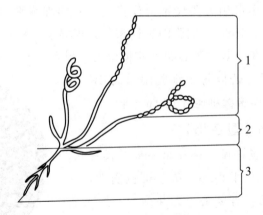

图3-16 链霉菌基内菌丝体、气生菌丝体和孢子丝着生位置示意图
1—孢子丝;2—气生菌丝体;3—基内菌丝体

(1)基内菌丝体 又称营养菌丝体,生长在培养基内,其主要功能是吸收营养物

质。基内菌丝无横隔，直径为0.5~1.2μm，有的无色，有的产生色素，呈现各种颜色，色素有脂溶性和水溶性两大类，后者向培养基扩散，使培养基也呈现一定的颜色。

(2) 气生菌丝体　基内菌丝发育到一定阶段，长出培养基外伸向空间的菌丝，叫作气生菌丝体。气生菌丝较基内菌丝粗些，直径1~1.4μm，呈直线或弯曲状分枝，有的产生色素，颜色较基内菌丝深。在显微镜下观察时，一般气生菌丝颜色较深，而基内菌丝颜色浅、发亮。

(3) 孢子丝　气生菌丝发育到一定阶段，在其顶端分化出可形成孢子链的菌丝，称为孢子丝。并通过横隔分裂方式，产生成串的分生孢子。

孢子丝的形状以及在气生菌丝上的排列方式，随菌种的不同而异。一般有直形、波曲、螺旋之分，螺旋有左旋、右旋之分，着生方式有轮生、丛生和总状之分（图3-17）。这些不同的形态特征是链霉菌菌种鉴定的重要依据。

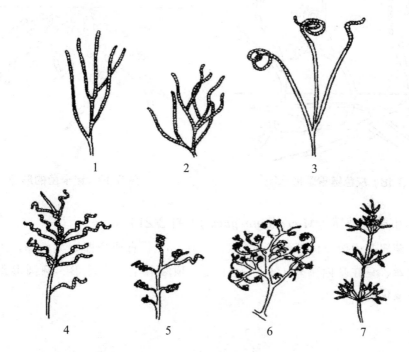

图 3-17　链霉菌不同类型的孢子丝

1—孢子丝直；2—孢子丝丛生，波曲；3—孢子丝顶端大螺旋；4—孢子丝螺旋；
5—孢子丝紧螺旋；6—孢子丝紧螺旋成团；7—孢子丝轮生

2. 孢子

孢子丝发育到一定阶段即产生孢子，为无性孢子，是放线菌的繁殖器官。

孢子呈球形或椭圆形，联结成链状。在电镜下可见孢子表面光滑，有的长有小疣、刺或毛发。孢子颜色呈白、灰、黄、橙黄、蓝色等。成熟的孢子堆颜色在一定的培养基和培养条件下比较稳定，因此，孢子堆的颜色和孢子表面结构也是链霉菌属菌种鉴定的重要依据。

3. 灰色链霉菌（*S. griseus*）（图 3-18）

灰色链霉菌为链霉菌属的代表种。此菌在葡萄糖-硝酸盐培养基上生长，菌落平而薄，起初白色，渐变为橄榄色，气生菌丝浓密、粉状，呈水绿色，发育适宜温度为 37℃，产生链霉素适宜温度为 26.5～27.5℃。

（三）诺卡菌属（*Nocardia*）（图 3-19、图 3-20）

本菌属主要形成基内菌丝体，菌丝纤细，直径 0.3～1.2μm，一般无气生菌丝，少数产生一薄层气生菌丝，称为孢子丝。基内菌丝与孢子丝均有横隔，断裂后成不同长度的杆形，这是本菌属的主要特征。

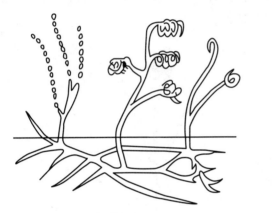

图 3-18 灰色链霉菌形态图

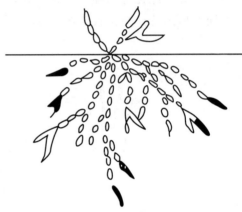

图 3-19 诺卡菌的形态

（四）小单孢菌属（*Micromonospora*）（图 3-21）

小单孢菌属基内菌丝体纤细，直径 0.3～0.6μm，直或弯曲，无横隔，不断裂，不形成气生菌丝，只在基内菌丝上长出孢子梗，顶端着生一个球形、椭圆形孢子，孢子表面多为棘或疣状。

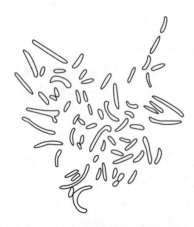

图 3-20 诺卡菌菌丝断裂后形态

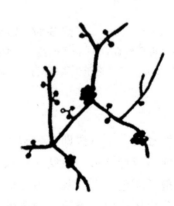

图 3-21 小单孢菌的形态

（五）游动放线菌属（*Actinoplanes*）（图 3-22、图 3-23）

本属菌的主要特征是形成各种形状的孢囊，囊内有孢囊孢子，孢子有鞭毛能运动。一般不形成气生菌丝，孢囊是在基内菌丝体上长出的孢囊梗上形成的。孢囊梗直或分枝。在顶端有一至数个孢囊。孢囊成熟后，孢子由孢囊壁上的小孔释放或壁破裂释放。

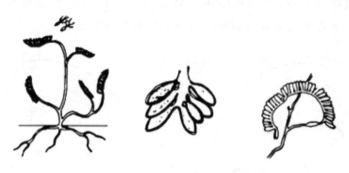

图 3-22 游动放线菌的形态

（六）链孢囊菌属（*Streptosporangium*）

基内菌丝分枝很多，横隔稀少，直径 0.5~1.2μm；气生菌丝丛生、散生或同心环状排列，白色至淡粉色；孢子囊是由气生菌丝盘卷而成的，内部产生多个孢囊孢子；孢子球形，直径 1.8~2.0μm，有一发亮小体，但无鞭毛不能运动（图 3-24）。

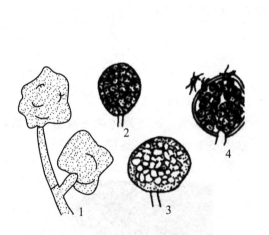

图 3-23 游动放线菌孢子的形成过程
1—年幼孢囊；2，3—孢囊孢子形成过程；4—孢囊孢子释放

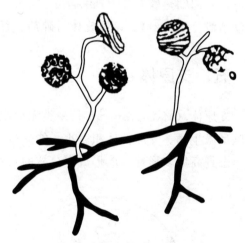

图 3-24 链孢囊菌属的形态

四、螺旋体

螺旋体是一类细长、柔软、呈螺旋状、运动活泼、介于细菌与原虫之间的单细胞原核微生物。它具有与细菌相似的细胞壁，对抗生素和溶菌酶敏感。以二分裂方式繁殖。

(1) 钩端螺旋体（Leptospira） 简称钩体（图3-25），其中寄生性的螺旋体可使人、畜等患钩端螺旋体病，简称钩体病。钩体体形纤细，宽为0.1～0.2μm，长6～20μm，螺旋细密而规则，菌体一端或两端弯曲如钩，屈曲呈C、S等字形。

(2) 梅毒螺旋体（Treponema pallidum） 是引起人类一种危害较大的性病——梅毒的病原体。其体形纤细，长5～15μm，宽0.09～0.18μm，螺旋致密而规则，两端尖直，运动活泼。梅毒螺旋体可通过暗视野显微镜观察（图3-26）。

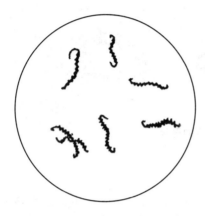

图3-25 钩端螺旋体的形态

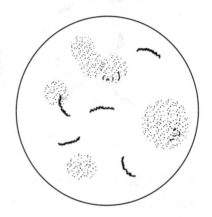

图3-26 梅毒螺旋体的形态

(3) 回归热螺旋体（Borrelia recurrentis） 螺旋稀疏，有不规则弯曲，呈波浪形，运动活泼（图3-27）。该螺旋体对砷剂、青霉素、四环素敏感。

五、支原体

支原体（Mycoplasma）是一类无细胞壁、呈多种形态、能独立生活的最小的原核细胞型微生物。支原体体积微小，能通过一般细菌过滤器。因支原体缺乏细胞壁，所以其形态具高度多形性，能形成有分枝的长丝，故称支原体（图3-28）。

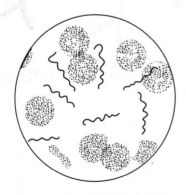

图3-27 回归热螺旋体的形态

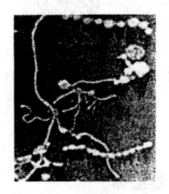

图3-28 支原体的形态

支原体的特点有：①细胞很小，直径为50～300nm，多数为250nm左右；②因无细胞壁，故呈 G⁻ 且形态易变，对抑制细胞壁合成的抗生素（如青霉素）不敏感。

六、衣原体

衣原体（*Chlamydia*）是一类能通过细菌过滤器、进行严格的细胞内寄生的原核细胞型微生物。衣原体的生活周期包括原体和始体两个阶段。

1. 原体

原体是衣原体的感染性颗粒，圆形，直径约 300nm，有坚韧的细胞壁和类核结构。原体吸附于易感细胞表面，经吞饮进入宿主细胞。原体逐渐增大，演化为始体。

2. 始体

始体比原体大，直径 500～1000nm，呈球形，染色质分散呈纤网结构，因此始体又称网状体。始体在空泡中以二分裂方式繁殖，直至空泡中充满子代衣原体的小颗粒，并形成各种形态的包含体（图 3-29），如帽形、桑椹形等。新生的小颗粒（原体）从宿主细胞释放出来，又可感染新的细胞，开始新的生活周期。始体是衣原体的繁殖型，无感染性。

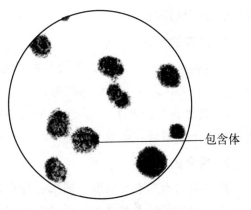

图 3-29　衣原体的包含体

七、立克次体

立克次体（*Rickettsia*）是一类介于细菌与病毒之间、由节肢动物传播、专性细胞内寄生的原核细胞型微生物。立克次体有短杆状、球状等多种形态（图 3-30），具肽聚

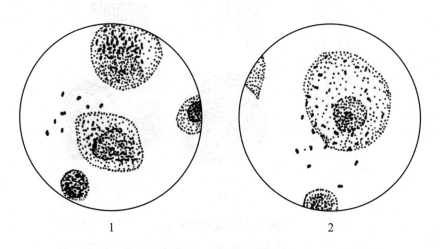

图 3-30　立克次体的形态

1—恙虫病立克次体；2—斑疹伤寒立克次体

糖构成的细胞壁。革兰染色阴性。立克次体含 DNA 和 RNA 两种核酸，以二分裂方式繁殖。不同的立克次体在被感染细胞内分布位置不同，可供初步识别。如斑疹伤寒立克次体常分散在胞浆中；恙虫病立克次体常在细胞浆近核处堆积。

八、病毒

病毒是一类个体微小、结构简单、必须在活的专性细胞内才能生长增殖的非细胞型微生物。

病毒在自然界分布广泛，可寄生于动物、植物、细菌、放线菌、支原体等的细胞内。人类的传染病，约 80% 由病毒引起，如艾滋病、脊髓灰质炎、狂犬病、SARS、病毒性肝炎、风疹等。

1. 病毒的大小

病毒的个体极小，测量其大小的单位通常用纳米（nm）。最大的病毒直径 200～300nm，如天花病毒、牛痘病毒等；最小的病毒仅有 12～30nm，如脊髓灰质炎病毒为 27nm，黄热病毒仅为 12nm，多数病毒为直径约 150nm 的中型病毒。因此，绝大多数病毒用电子显微镜才能看见。

2. 病毒的形态

病毒的基本形态有球形、砖形、杆形、长丝形和蝌蚪形（图 3-31）。疱疹病毒、脊髓灰质炎病毒等使人和动物致病的病毒多数为球形（或多面体形）；痘病毒呈砖形；植物病毒多呈杆状，如烟草花叶病毒；细菌病毒（噬菌体）呈蝌蚪形。还有少数病毒像螺丝或弹簧状，如番茄花叶病毒、狂犬病毒等。

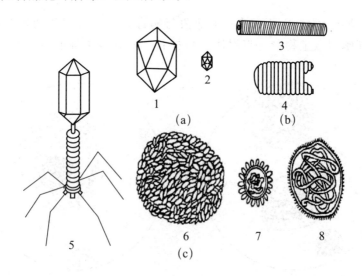

图 3-31 病毒的形态

（a）二十面体对称型；（b）螺旋对称型；（c）复合对称型

1—单纯疱疹病毒；2—脊髓灰质炎病毒；3—烟草花叶病毒；4—狂犬病毒；
5—噬菌体；6—痘病毒；7—冠状病毒；8—流感病毒

3. 代表种介绍：人类免疫缺陷病毒（HIV）

1981年，在中美洲首次发现一种新的传染病——获得性免疫缺陷综合征（AIDS），俗称艾滋病。引起艾滋病的病原体是人类免疫缺陷病毒（HIV），该病毒迅速扩散蔓延至世界各地，其发病率有逐年成倍增长的趋势。艾滋病目前已成为危害人类健康最严重的疾病之一。

HIV 呈球形，直径约 100nm，有包膜。病毒核心含两条单链 RNA 和逆转录酶，衣壳由三种核心蛋白组成，包膜表面含有病毒特异性糖蛋白形成的刺突，与病毒识别、吸附易感细胞有关（图 3-32）。

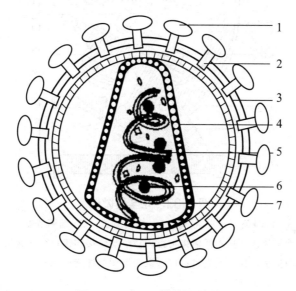

图 3-32　HIV 结构示意图
1—gp120；2—gp41；3—包膜；4—衣壳；5—RNA；6—逆转录酶；7—核蛋白

HIV 对热敏感，加热 56℃ 30min 即被灭活。一般消毒剂，如 0.5% 次氯酸钠、5% 甲醛、70% 乙醇等处理 10～30min，或高压蒸汽灭菌 20min 均可达到灭活病毒的目的。但病毒在室温下可保存 7 天，对紫外线、γ 射线有耐受性。

任务二　光学显微镜

一、构造

微生物个体微小，必须用显微镜放大成百上千倍才能看到。微生物实验室中最常用的是普通光学显微镜（以下简称显微镜），它的构造可分为两部分，即机械部分和光学部分（图 3-33）。

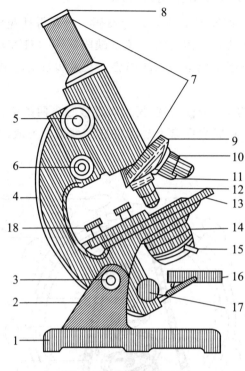

图 3-33 光学显微镜

1—镜座；2—镜柱；3—倾斜关节；4—镜臂；5—粗调节器；6—细调节器；7—镜筒；8—接目镜；9—转换器；10—油接物镜；11—低倍接物镜；12—高倍接物镜；13—载物台；14—聚光器；15—光圈把手；16—反光镜；17—聚光器调节螺旋；18—标本移动旋钮

1. 机械部分

（1）镜臂　为一弓形金属柱，为搬取显微镜时手握之处。

（2）镜筒　位于显微镜的上方，为一空心圆筒。上端连接目镜，下端与转换器相连。

（3）转换器　用来安装和转换物镜，通常有三孔，可装配不同放大倍数的物镜。使用时根据需要可自由旋转，更换放大倍数不同的物镜。

（4）调节器　分粗调节器和细调节器两种，用来调节物镜与标本之间的距离，使被观察物在正确的位置上形成清晰的图像。粗调节器可使镜筒有较大距离的升降，细调节器升降的距离很小，一般在已见到图像，但还不太清晰时使用。

（5）载物台　镜筒下的平台，用以载放被检标本。中央有孔，称为通光孔，可通过集中的光线。载物台上装有压片夹，以固定标本片；有的装有推进器，可固定或移动标本片。

（6）镜座　支持全镜的底座。

2. 光学部分

（1）目镜　又称接目镜，安放于镜筒上端，上面刻有 5×、10×、15× 等标识，各代表其放大倍数。为便于指示物像，目镜中常装有指针。

（2）物镜（图 3-34） 又称接物镜，它是决定显微镜性能的最重要部件，装在转换器的圆孔内，一般有 3 个镜头，即低倍镜、高倍镜和油镜。物镜上一般都标有表示物镜光学性能和使用条件的一些数字和符号，以图 3-34 中物镜为例：这里 100 指的是放大倍数；1.25 是物镜的数值口径，数值口径越大，分辨物体的能力越强；160 表示镜筒的机械长度（mm）；0.17 为所用盖玻片的最大厚度（mm）。物镜下缘常还刻有一圈带色的线，如油镜下方有一圈白线用以区别不同放大倍数的物镜。

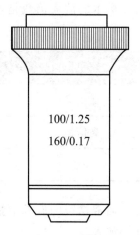

图 3-34 物镜上标明的主要参数

（3）聚光器 位于载物台下方，其位置可上下移动，上升则视野明亮，下降则光线减弱。在聚光器下方装有虹彩光圈，借此可以调节视野亮度。

（4）反光镜 位于聚光器下方，可采集外来光线并反射到聚光器中。有平面镜和凹面镜之分，一般在光源光线较强时用平面镜，光源光线较弱时用凹面镜。

二、工作原理

1. 油镜的工作原理（图 3-35）

油镜的开口很小，故进入镜中的光线较少，其视野较用低、高倍镜时暗。当油镜与标本片之间为空气时，由于空气中的折射率为 1.0，而玻璃的折射率为 1.52，故有一部分光线被折射而不能进入镜头内，以致视野很暗。为了增强光照亮度，一般用香柏油（人造）充填镜头与标本片之间的空隙。因为香柏油的折射率为 1.51，与玻璃的折射率相近，故通过的光线极少因折射而损失，使得视野充分明亮，便于清晰地观察标本。

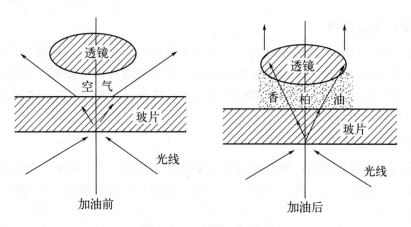

图 3-35 油镜工作原理

2. 放大倍数

标本的放大倍数是指物镜放大倍数与目镜放大倍数的乘积（表 3-1）。

表 3-1 显微镜的放大倍数

项目	物镜	目镜	放大倍数
低倍镜	10	10×	100
高倍镜	40	10×	400
油镜	100	10×	1000

通常物镜的放大倍数愈大，物镜镜头与标本片之间的距离就愈短，这时光圈就要打开得愈大。

三、操作方法

1. 取镜

取显微镜时，右手紧握镜臂，左手托住镜座，保持镜身直立，小心放置在离实验桌边缘约 10cm 的桌面上，端正坐姿，使镜臂正对左肩。放置妥当后，检查各部分是否完好。

2. 对光

转动粗调节器，使镜筒上升，再转动转换器，使低倍物镜与镜筒成一直线，打开光圈，左眼向目镜内观察，调节反光镜、聚光器和光圈，使整个视野亮度均匀适宜。

3. 装片

将标本片置于载物台上，用压片夹固定，调节标本移动旋钮，将所要观察的部分对准通光孔。

4. 低倍物镜的使用

观察标本必须首先从低倍镜开始。首先往下缓慢调节粗调节器，可在显微镜侧面观察物镜和标本之间的距离，以免损坏物镜镜头，使物镜与标本片接近，然后再往上调节粗调节器，直至初见物像，再调节细调节器使物像清晰。镜检时，两眼都要睁开，一般用左眼观察，用右眼协助绘图或记录。

5. 高倍物镜的使用

在低倍镜下找到物像后，将需要观察的部位移至视野中央，然后，小心转换高倍物镜进行观察。如果看不清物像，可用细调节器稍加调节使物像清晰。若光线较暗，可调节聚光器及光圈。

6. 油镜的使用

升高镜筒，换入油镜。在标本片的待检部位滴加一滴香柏油，从显微镜侧面观察，调节粗调节器，缓缓使油镜镜头浸入油滴内，几乎与标本片相接，但两者切不可相碰！然后调节光照，一边从目镜观察，一边徐徐往上调节粗调节器，看到模糊图像之后，再调节细调节器使物像清晰。如镜头离开油面还未看到物像，则需重新操作。

7. 清洁

观察完毕，调节粗调节器使镜筒上升，取下标本片，及时用擦镜纸将油镜和标本片擦干净，再用蘸过二甲苯的擦镜纸擦拭，随后用干净的擦镜纸再擦两次。

8. 还原

将物镜转离通光孔，以防镜头与聚光器碰撞。将镜头下降与载物台相接，降下聚光器，竖直反光镜，罩好防尘罩，或放回镜箱内。见数字资源3光学显微镜的使用视频。

数字资源3
光学显微镜的使用视频

四、注意事项

（1）显微镜为精密、贵重仪器，应注意细心爱护，不得随便拆卸。发现故障，应及时向老师提出，以便检查修理。

（2）拿显微镜要做到"一握、一托、镜身直"，取用过程中应避免碰撞。

（3）用显微镜观察的水浸标本片应盖上盖玻片。

（4）临时标本片制好后，必须用吸水纸吸净载玻片或盖玻片外面的试液，方可置载物台上观察，严防酸碱等试液腐蚀镜头和载物台。

（5）从高倍物镜和油镜下取出标本时，必须首先提升镜筒，将镜头转离通光孔，方可取出。

（6）降下镜筒时，宜慢忌快，一定要注意物镜与标本片之间的距离，谨防损坏镜头。在整个调焦过程中，动作要慢，要细心。

（7）保持清洁，一切光学部分，尤其是物镜和目镜镜头，禁止用手触摸。

（8）使用完毕，各个附件要清点齐全，归还原位，置于通风干燥处。

五、维护方法

（1）常用的显微镜，应尽可能有固定位置，不要随意东搬西移。在镜上加盖玻璃罩，内放干燥剂。用时去罩，用后罩上。这样，既可防尘，又可防潮。潮湿会使镜片上长霉、起雾，灰尘沾染镜头，影响观察效果。

（2）搬动显微镜时，动作要稳、要轻，应一手提臂一手托座，不可单独提臂，同时应避免剧烈的震动，以免损伤机械部件，使其失去原有的精度。

（3）擦拭显微镜的机械部分可以使用干净柔软的细布。如擦不掉，可蘸少量二甲苯擦拭，不宜用乙醇或乙醚，否则，会侵蚀油漆使之脱落。

光学部件沾染灰尘，可用干净毛笔清除或用吹风球吹除。物镜内的灰尘，可用摩擦带静电的塑料棒插入镜头内吸出。若镜片上有拭不掉的污迹，可用表面光滑的细木棒裹上脱脂棉或擦镜纸，并蘸一点二甲苯小心轻拭。遇有镜片长霉、起雾时，可用乙醇乙醚混合液拭擦，但蘸液不要过多，擦前一定要清除灰尘。擦拭时，勿将镜片表面一层紫蓝色透光膜视为污染物。严禁用普通纸、布或徒手擦拭。

（4）膨胀系数不同，过冷或过热以及使用过多的有机溶剂（如二甲苯等），均可使镜片脱胶。因此，要避免阳光直晒，勿使显微镜受热；用二甲苯擦拭镜头，用量要少，擦后一定要把多余的二甲苯擦干净。

（5）要爱护高倍物镜和油镜。使用高倍物镜观察液体样品时，应加盖玻片，防止样品液浸入物镜，腐蚀物镜。

（6）显微镜使用完毕，应将物镜以"八"字形降位于载物台上，避免震动时滑下与聚光镜碰撞。

任务三　光学显微镜镜检技术

一、霉菌观察技术

由于霉菌菌丝较粗大，细胞容易收缩变形，而且孢子很容易飞散，因此在制片时常用乳酸石炭酸棉蓝染色液。

乳酸石炭酸棉蓝染色液有如下优点：①可使菌丝细胞不变形；②具有杀菌防腐作用；③制成的片子不易干燥，而且能保持较长时间；④由于染色液本身为蓝色，因而有一定的染色效果。

在进行霉菌制片时常采用一般的制片方法，即用接种环或解剖针从培养基取菌制片，用这种方法，霉菌菌丝及孢子易受损而影响观察。为了更清晰地观察霉菌菌丝及孢子的完整结构，可采用小培养法或玻璃纸透析培养法进行观察。尤其小培养法不仅能观察生活状态下霉菌的形态结构，还能观察其发育过程，此法操作简便，在霉菌的分类和鉴定方法上有重要意义。

1. 一般观察法

（1）取一洁净的载玻片，滴一滴乳酸石炭酸棉蓝染色液，用解剖针从菌落边缘处取少量带有孢子的菌丝于染色液中，再仔细地将菌丝挑开，然后盖上盖玻片，注意不要产生气泡。

（2）将制好的载玻片置显微镜下观察，先用低倍镜观察，必要时将所需放大部位调到视野中央，转换高倍镜头继续观察。

2. 玻璃纸透析培养观察法

（1）向霉菌斜面试管中加入5ml无菌水，洗下孢子，制成孢子悬液。

（2）用无菌镊子将已灭菌的圆形玻璃纸（直径同培养皿）覆盖于沙保琼脂平板上。

（3）用1ml无菌吸管吸取0.2ml孢子悬液于上述玻璃纸平板上，并用无菌玻璃刮棒涂布均匀。

（4）将培养皿置于28℃的恒温箱中培养48h，取出后打开皿盖，用镊子将玻璃纸与培养基分开，再用剪刀剪取小片置于载玻片上，加盖玻片，再用显微镜观察。

3. 小培养法（图3-36）

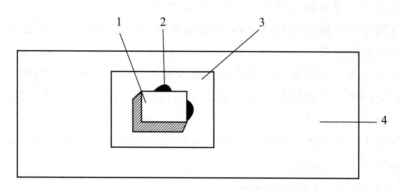

图3-36　霉菌小培养
1—琼脂块；2—霉菌；3—盖玻片；4—载玻片

（1）用高压蒸汽灭菌锅将实验所用的培养皿、载玻片、盖玻片等灭菌，备用。

（2）倒平板：将已经高压灭菌并冷却到50～60℃的10～15ml沙保琼脂培养基倾注于一无菌培养皿内。

（3）待培养基凝固后，用无菌操作技术将培养基切成边长为0.5～1cm的小方块置于已灭菌的载玻片中央。

（4）将已灭菌的接种针蘸取霉菌菌种，点种于培养基块的四边，最后用无菌盖玻片盖好。

（5）取一稍大的培养皿，内放沾有无菌水的无菌纱布，将已接有菌种的载玻片放在纱布上，放入28℃恒温箱内培养2～3天。

（6）待霉菌生长后，可逐日取出载玻片，在低倍镜和高倍镜下进行观察。

4. 注意事项

（1）为避免污染，在用小培养法观察霉菌生活状态及发育过程中，要采用无菌操作法。最好在超净工作台或无菌室内进行。

（2）用小培养法观察霉菌形态时，已接种的载玻片要放置在有一定温度的容器内，使霉菌更好地生长。

二、酵母菌观察技术

酵母菌为单细胞真核微生物，细胞核与细胞质已明显分化，菌体比细菌要大得多，菌体形态呈多形性，有圆形、卵圆形或腊肠形。酵母菌的繁殖方式较复杂：无性繁殖主要是出芽繁殖，仅裂殖酵母属是以分裂方式繁殖；有性繁殖产生子囊孢子。

为更清晰地观察酵母菌的形态，可用亚甲蓝染色液制成水浸片。可以根据是否染上颜色来区别死活细胞，因为活细胞不停地进行着新陈代谢，细胞的还原能力强，若无毒染料进入细胞，则被还原脱色，故活细胞染不上颜色；而死细胞及代谢缓慢的老细胞无此还原能力，因此能染上颜色。

1. 观察酵母细胞的形状、大小及出芽情况

（1）在载玻片中央处加 1 滴 0.1% 亚甲蓝染色液。

（2）按无菌操作法取少许培养 48h 的酿酒酵母斜面培养物，放在亚甲蓝染色液滴中，使菌体与染色液混合。

（3）用小镊子夹一片盖玻片，小心地盖在液滴上，注意不要产生气泡。

（4）将制好的水浸片先用低倍镜观察，再用高倍镜观察，注意酵母菌细胞的大小、形状及出芽情况。

（5）根据是否染上颜色区别死活细胞，亚甲蓝染色液无毒，老细胞及死细胞均能染成蓝色，活细胞则染不上颜色。

2. 观察酵母菌液泡内的肝糖颗粒

（1）取一洁净的载玻片，在其中央滴加一滴碘液。

（2）按无菌操作法用接种环取少量酿酒酵母斜面培养物与碘液混匀。

（3）用小镊子取一洁净的盖玻片，小心地盖在液滴上。

（4）先用低倍镜观察，再用高倍镜观察，可见酵母菌胞浆的液泡内有褐色的肝糖颗粒。

3. 注意事项

（1）在做碘液染片时，不要将液体涂抹得太分散。

（2）在用 0.1% 亚甲蓝染色液时，液滴不可过多或过少，以免盖上盖玻片时，溢出或留有气泡。

（3）为避免产生气泡，可先将盖玻片一侧与载玻片上的液滴边缘接触，然后将整个盖玻片慢慢放下。

三、放线菌观察技术

放线菌可用亚甲蓝或石炭酸复红等染液染色，之后在显微镜下观察其形态。放线菌属于原核细胞型微生物，由菌丝和孢子组成。菌丝分化为基内菌丝和气生菌丝。某些气生菌丝分化成孢子丝。孢子丝可呈螺旋状、分支状或波浪状等。绝大多数放线菌可分泌水溶性色素到培养基内，从而使培养基呈现颜色。孢子常呈球形、圆柱状、椭圆形等，并有各种颜色。根据菌丝和孢子丝的形态、培养特征，以及能否产生可溶性色素等可对放线菌进行分类和鉴定。

1. 平板划线培养直接观察法

用接种环挑取链霉菌斜面培养物上的孢子，在高氏 1 号琼脂平板表面作连续划线，

各条线间留一定空隙。接种完毕,平板倒置于28℃恒温箱中培养7天左右。菌长好后,打开皿盖,将皿底培养物直接放在低倍显微镜下观察,从菌落边缘可观察到菌丝的形态特点。

如果平板太厚,可用小铲刀切一个小方块放在载玻片上,再用刀片切除下层厚的培养基部分,把带菌丝的上部薄层留在载玻片上,菌面朝上在显微镜下进行观察。

2. 印片观察法

用无菌镊子取洁净的盖玻片一片,在菌落上轻轻按一下,然后将印有痕迹的一面朝下,放在滴有0.1%亚甲蓝染液的载玻片上,再用油镜观察孢子的形状及孢子丝的形态。

3. 插片法

用接种环取少许小单胞菌,均匀涂布在预先制好的高氏1号琼脂平板上,在无菌条件下,用无菌镊子夹一张无菌盖玻片45°斜插入平板内,盖玻片的1/3或1/2插入平板内。待菌长好后用无菌镊子夹出一张盖玻片放在载玻片上,用低倍镜或高倍镜进行观察。观察菌丝的粗细、孢子形状、大小及着生的位置等。

4. 埋片法(图3-37)

用接种环从诺卡菌菌种斜面上取少许菌种接到马铃薯葡萄糖琼脂平板上,均匀涂满整个平板,再用无菌铲在平板上挖掉1cm×4cm的两条或三条平行等距离的带菌培养基,形成通气的沟槽,将无菌载玻片平放在与沟槽成垂直方向的培养基上面,轻轻按一下载玻片,使其与平板贴紧,盖好皿盖,放在28℃恒温箱中培养。如此做成若干份同样的培养物,按10~15h、24h、36h、48h等不同培养时间,分别取出载玻片,使菌面朝上,在显微镜下观察菌丝在什么时间形成横隔,什么时间断裂。

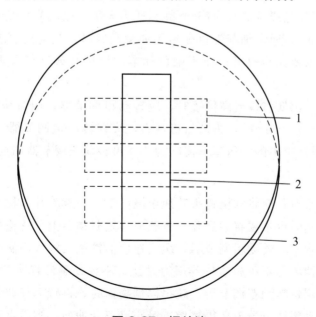

图 3-37 埋片法

1—空间;2—载玻片;3—培养基

5. 放线菌菌落形态观察

在固定平板培养基培养放线菌，然后用肉眼观察平板上放线菌单菌落的大小、表面生长状态及颜色等特征，找出与其他微生物菌落的不同点。

6. 注意事项

（1）用连续划线方法在琼脂平板上接种时，要划分几个区域，前三次划线开始时，接种环都要在火焰中灼烧。

（2）连续划线时，各条线之间要留有一定空隙。

（3）用插片法接种时，盖玻片插入培养基的方向要与接种试验菌时的划线方向相垂直。

（4）用埋片法接种时，载玻片要与培养基表面紧贴。

（5）观察时要注意观察菌丝粗细，孢子着生的位置、大小及形状等。

四、油镜使用技术（细菌观察技术）

1. 使用方法

（1）使用显微镜时，应将显微镜平稳安放在实验台上，不应将镜臂弯曲造成载物台倾斜，从而使标本片上镜油或菌液流淌外溢，影响观察或造成污染。

将标本载玻片置于载物台上，用推进器的片夹固定，转动推进器螺旋，将载玻片上标本部分移至物镜镜头下。

（2）调节光源，对好光线。将低倍镜旋转至镜筒下方，根据光源，选择平面镜或凹面镜。从目镜观察，并转动反光镜，使光线集中于聚光器。升降聚光器以调节光线强弱（上升光线增强，下降光线减弱）。打开光圈到适当大小，以调节光线的多少（开大光线增强，关小光线减弱）。通常细菌染色标本用油镜观察时，光亮度要求较强，因此聚光器要尽量上升，光圈要完全打开；而不染色标本用低倍镜或高倍镜观察时，光亮度宜较弱。

（3）调节焦距。用低倍镜或高倍镜时，应转动粗调节器，同时从显微镜侧面观察，使物镜接近标本片（约 0.5cm），再从目镜观察，缓缓转动粗调节器（此时物镜上升或载物台下降），直至标本中的物像基本清晰为止，再转动细调节器调至物像清晰。

2. 注意事项

（1）用油镜观察时，应将油镜镜头转换至镜筒下。在载玻片待检部位滴加一小滴香柏油，油勿过多，同时也不要将油涂开。将载玻片置载物台上，待检部位移至油镜镜头下。从显微镜侧面观察，转动粗调节器，缓缓地使油镜镜头浸入油滴内，使其镜面几乎与标本片接触，但两者切不可相碰！若用力过猛，不仅易砸碎标本片，还会损坏镜头。然后用目镜观察，缓慢转动粗调节器，获得模糊物像时，再转动细调节器，至视野内物像清晰为止。如转动粗调节器未获得物像，镜头已离开油面，则需重新开始操作。

（2）观察标本时，坐姿应端正，通过调节推进器的螺旋，前后左右观察标本各个部分。若用单筒显微镜,左眼观察,右眼应睁开。

(3) 口腔(齿垢)中微生物的观察。滴一点墨汁于洁净载玻片的一端。用牙签取少许齿龈牙垢,涂于载玻片墨汁中混匀。取另一边缘光滑洁净的玻片按图3-38推成薄片,干燥后镜检。观察黑色背景中有不着色的发亮的细菌和螺旋体。

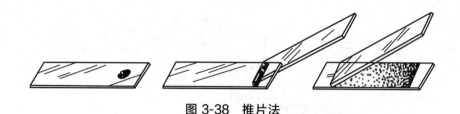

图3-38 推片法

(4) 观察完毕,向上转动粗调节器使镜筒上升,取下标本片,用擦镜纸擦去油镜镜头上的镜油。如油已干,可用擦镜纸蘸取少许二甲苯,擦拭镜头上的油迹,再用一块干净擦镜纸擦去镜头上残存的二甲苯,以防镜片脱落。最后将两个物镜转换成"八"字形,以防物镜与聚光器碰撞受损。

知识拓展

显微技术的发展

微生物个体微小,需要有特殊工具以便观察。在列文虎克用显微镜揭示微小的生命世界之前80多年,已经有人制造出显微镜,但由于制作水平还很低,并没有发现显微镜的真正价值。看到细菌等活的微生物,并把它们记录下来的第一人是列文虎克。

随着工业发展和技术进步,显微镜经过300多年的改进,现在已经是形式多样了。功能上,从器具和观察对象两方面着手提高放大倍数和增加分辨细微结构的能力。在器具上,为便于观察而不断改善操纵装置。在观察对象上,则是突显待观察的部分。波束有光波和电磁波,采用光波的为光学显微镜,采用电磁波的是电子显微镜。光波只能对大于其波长的物体成像,可见光的波长是$0.4 \sim 0.8 \mu m$,所以光学显微镜不可能分辨小于200nm($0.2\mu m$)的物体。由于一般细菌的直径大约是$1\mu m$,所以在光学显微镜下,只能观察细菌的一般形态和主要的细胞结构,即使较大的细菌,也不能有效地研究它们的内部细微结构。目前的光学显微镜放大和分辨率已接近其极限,大约可将对象放大2000倍。电磁波的波长约是0.005nm,为可见光波长的十万分之一,电子显微镜的放大倍数可达到百万,可以分辨$0.1 \sim 0.5$nm,也就是说,物体中相距$0.1 \sim 0.5$nm的两个点也可以分辨清楚。这样,就可以看到细胞中许多细微结构。

学习总结

知识点导图

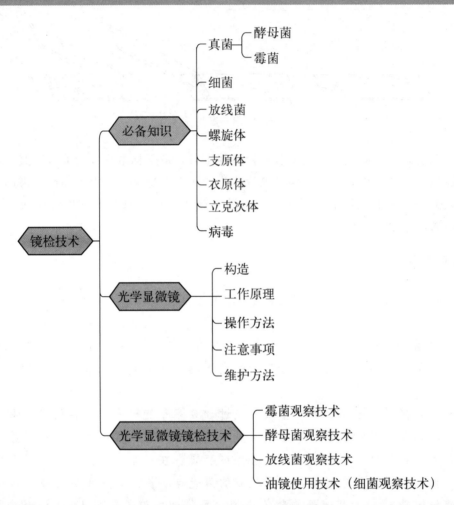

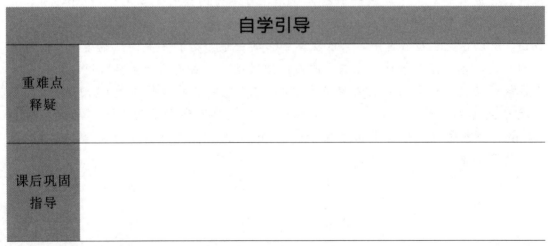

自学梳理

课后实践

一、复习思考题

1. 解释名词：

真菌、细菌、放线菌、螺旋体、支原体、衣原体、立克次体、病毒、基内菌丝体。

2. 观察霉菌形态为什么常用乳酸石炭酸棉蓝染色液制片？
3. 简述链霉菌的形态特征。
4. 为什么选用香柏油作为油镜的镜油？
5. 霉菌的小培养法有何实际意义？

扫一扫

答案解析

二、实践练习题

1. 要观察酵母细胞胞浆内的肝糖颗粒，应如何制片？
2. 绘图说明你所观察到的毛霉与根霉、曲霉与青霉在形态上的异同。
3. 用显微镜油镜观察葡萄球菌、链球菌、大肠埃希菌、枯草芽孢杆菌、霍乱弧菌等细菌示教片，注意这些细菌的大小、形态、排列方式。
4. 用油镜观察钩端螺旋体示教片，注意钩端螺旋体的形态、大小、螺旋数目等特征。

三、实操试题及评分标准

任意抽取某号标本片，在显微镜下观察标本菌的形态，试初步判断是什么菌。

技能四 光学显微镜镜检技术（100分）

序号	操作项目	操作内容	分值	分项分值	评分要点	得分
1	准备	1. 实验着装	10	5	1. 着工作服顺序正确，仪容整洁	
		2. 整理实验台面		5	2. 各种实验器材摆放有序合理	
2	取镜	1. 从指定地点取显微镜到实验台面	10	5	1. 取镜时，右手握镜臂，左手托镜座，保持镜身直立	
		2. 检查各部分是否完好		5	2. 目镜、物镜、反光镜是否完好	
3	对光	1. 将低倍镜转入通光孔，打开光圈	10	5	1. 转动转换器前，先要调节粗调节器，使载物台下降	
		2. 调节视野光线强弱至合适		5	2. 通过调节反光镜、聚光器和光圈使视野亮度均匀适中	
4	装片	将标本片置于载物台上，压片夹固定	10	5	1. 取放标本片时要将物镜转离通光孔	
				5	2. 标本片有样品一面朝上，水浸标本要加盖玻片	

续表

序号	操作项目	操作内容	分值	分项分值	评分要点	得分
5	调焦	1. 先选用低倍镜观察，转动粗调，使物像清晰，找到合适视野	20	10	1. 调焦时，先使物镜和标本接近，使两者距离小于工作距离	
		2. 选用合适倍数物镜，转动细调至物像清晰		10	2. 根据样品选用合适的物镜，调焦过程中，动作要慢，要细心	
6	镜检	1. 将所要观察的样品部位移至视野中央	20	5	1. 根据观察任务找到典型样本	
		2. 观察并记录		15	2. 两眼要睁开，左眼观察，右眼协助绘图	
7	还原	1. 清洁	10	5	1. 取下标本片，油镜用完要用擦镜纸擦拭三次，再用二甲苯擦拭两次，随后再用擦镜纸擦拭三次	
		2. 物镜、反光镜、载物台、聚光器还原至合适位置		5	2. 物镜转离通光孔，载物台上升，降下聚光器，竖直反光镜	
8	文明操作	1. 有无器械的破损	10	5	1. 无损坏	
		2. 操作结束后整理现场		5	2. 清理操作台面，无遗留	
	总分		100			

项目四
染色技术

学习目标

知识目标
1. 掌握细菌结构、染色原理
2. 学会微生物实验无菌操作
3. 学会制作染色标本
4. 学会标本的单染、复染

能力目标
1. 会进行接种环灭菌、无菌操作取材
2. 会对标本进行涂片、干燥、固定
3. 会对染色标本进行单染、复染及结果分析

素质目标
1. 养成良好的道德素养,增强实验室无菌操作意识
2. 严格遵守操作规范,培养认真细致的敬业精神

扫一扫

教学PPT

情景导入

2005年12月11日,在某市某医院,某科技贸易有限公司安排该医院医师徐某和不具备行医资格的眭某为10例患者实施白内障超声乳化手术,造成患者眼球医源性感染,其中9名患者单侧眼球被摘除。根据调查,从该院自制眼用平衡灌注液中检出铜绿假单胞菌,灌注瓶有气泡,消毒过期;医院手术室布局、流程、环境、设施等不符合开展无菌手术的基本要求;手术器械未清洗干净,手术包灭菌时间、温度、压力不够,有湿包;人工晶体等耗材包装袋有破口而上台前未发现;术中微创手术器械不能做到一人一用一灭菌;进口的人工晶体未经注册。

这起恶性医疗损害事件是由于该医院管理混乱,违法、违规与非医疗机构合作,严重违反诊疗技术规范;手术室不具备开展眼科手术的基本条件,手术室布局、流程、环境、设施等均不符合开展无菌手术的基本要求,造成手术患者的医源性感染所致。

导学讨论：1. 分析案例中感染事件发生的原因。
2. 说说如何防止类似事件再发生。

情景解析

重难点分析

学习重点　1. 染色标本制作过程中的无菌操作方法
　　　　　2. 染色标本革兰染色操作
学习难点　1. 标本制作中的涂片、干燥、固定操作及注意事项
　　　　　2. 标本革兰染色中的初染、媒染、脱色、复染操作及注意事项

思政小课堂

在本项目中将学习无菌操作技术以及借助于无菌操作的制片染色技术，要求掌握细菌常用的单染和复染（革兰染色）技术；同时还需了解细菌染色的基本原理等必备知识。希望同学们在学习专业知识的同时，养成良好的道德素养，例如在进入工作场所之前，规范着装；实训中严格遵守操作规范，严谨认真，团结互助，养成良好的劳动习惯；实训结束，能积极主动清理现场，如实认真填写实训报告等。

细菌是一种无色半透明的微小生物，因此可以通过染色在光学显微镜下更好地对细菌进行观察、鉴别。细菌虽然个体微小，但不同种细菌有其独特的形态及结构，不同种结构其化学组成不同，功能也不同，这与细菌的致病性、抗原性、对药物的敏感性及细菌的染色性有关。为了对细菌进行更深入的研究，利用有益微生物进行培养、发酵，研究用于染色时的最佳材料，有必要学习细菌结构和生长曲线等知识。

任务一　必备知识——细菌及染色

一、染色目的

细菌个体微小，菌体呈无色半透明，在普通的光学显微镜下只能看到细菌的大致形态及运动能力。尽管在电子显微镜下，人们可以观察到细菌的各种形态结构，但因其操

作复杂、设备条件要求高及价格昂贵等原因,在实践应用中受到了一定的限制。对细菌进行染色,通过光学显微镜便能够清楚地看到细菌的形态结构,有助于细菌的观察和菌种的初步鉴别。因此,细菌染色技术的应用在鉴别细菌的过程中就显得十分重要。

二、染色原理

由于大多数细菌的等电点为 pH 2~5,在培养基中或中性、碱性及弱酸性溶液中通常带负电荷,而带正电荷的碱性染料(亚甲蓝、碱性复红、草酸铵结晶紫等)很容易与细菌结合使菌体着色,从而增加了菌体与背景之间的色差。因此染色后的标本更清楚,易辨认。

三、细菌的结构

细菌的种类繁多,各种细菌都具有的结构称为细菌的基本结构;某些细菌在一定条件下形成的结构称为特殊结构。

细菌细胞结构模式图见图 4-1。

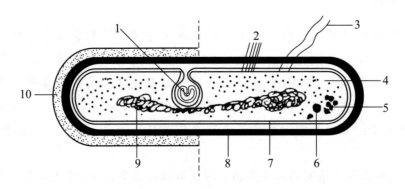

图 4-1 细菌细胞结构模式图
1—中介体;2—菌毛;3—鞭毛;4—细胞质;5—核蛋白体;6—胞浆颗粒;7—细胞膜;
8—细胞壁;9—核质;10—荚膜

(一)基本结构

细菌的基本结构有细胞壁、细胞膜、细胞质、核质。

1. 细胞壁

细胞壁是位于细菌细胞最外层、紧贴于细胞膜外表面的一层坚韧而有弹性的结构。细胞壁化学成分复杂,通过革兰染色,将细菌分为革兰阳性菌(G^+菌)和革兰阴性菌(G^-菌)。两类细菌细胞壁的化学组成既有相同成分又有不同成分。

(1)G^+菌细胞壁 G^+菌细胞壁较厚,15~80nm,由肽聚糖和磷壁酸组成。

① 肽聚糖由三部分组成:聚糖骨架由 N-乙酰葡萄糖胺(G)和 N-乙酰胞壁酸(M)交替排列组成。四肽侧链的氨基酸依次为 L-丙氨酸、D-谷氨酸、L-赖氨酸、D-丙

氨酸，四肽侧链连接于聚糖骨架的 N-乙酰胞壁酸上。由五个甘氨酸组成的五肽桥，将两个相邻的聚糖骨架上的四肽侧链连接在一起，相互交织成三维立体网状结构并聚合成肽聚糖层。G$^+$菌的肽聚糖层大约有 50 层（图 4-2）。

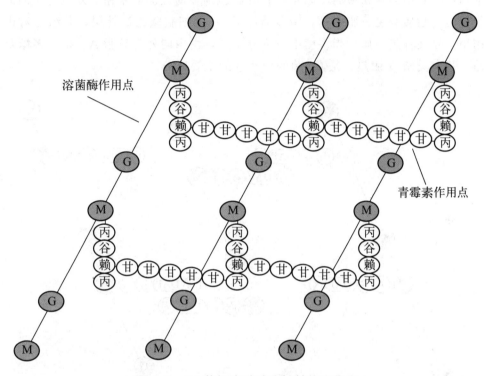

图 4-2　G$^+$菌细胞壁肽聚糖结构示意图

② 磷壁酸是多元醇和磷酸的聚合物，是 G$^+$菌细胞壁的独有结构，穿插于肽聚糖中并可伸出到细胞壁的外表面，根据其存在的部位不同分为膜磷壁酸和壁磷壁酸两种。磷壁酸与细菌的抗原性及致病性有关。

细菌细胞壁剖面示意图见图 4-3。

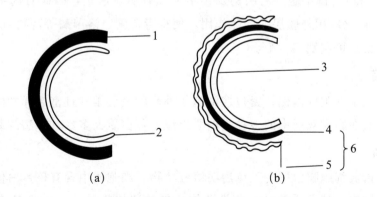

图 4-3　细菌细胞壁剖面示意图

(a) 革兰阳性菌细胞壁；(b) 革兰阴性菌细胞壁

1—细胞壁（黏肽、磷壁酸）；2，3—细胞膜；4—黏肽层；5—外膜；6—细胞壁

（2）G⁻菌细胞壁　G⁻菌细胞壁的化学成分复杂，在很薄的肽聚糖层（1~3层）外侧包有一层外膜。G⁻菌的肽聚糖骨架与G⁺菌的相同，但其他成分有明显不同，四肽侧链的第三位氨基酸为二氨基庚二酸（DAP），且没有五肽桥，仅形成单层平面网状的二维结构，因此结构疏松薄弱（图4-4）；外膜包围在薄层的肽聚糖层外侧，由内向外分别是脂蛋白、脂质双层、脂多糖。脂多糖位于G⁻菌细胞壁的最外层，其组分对机体有致热作用，故又称热原质。脂多糖由三部分组成，由内向外为类脂A、核心多糖及特异性多糖，其中类脂A耐热，是G⁻菌的内毒素的主要成分。

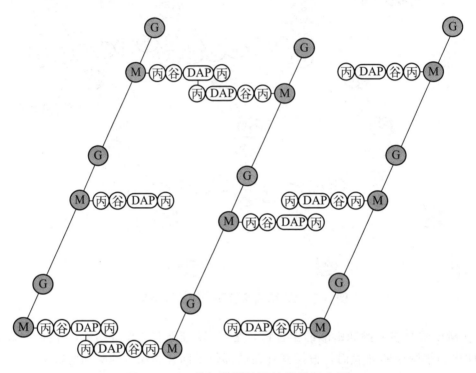

图4-4　G⁻菌细胞壁肽聚糖结构示意图

由于G⁺菌和G⁻菌细胞壁的结构及化学组成有明显区别，因此对药物的敏感性存在着很大的差异。G⁻菌外膜层的屏障作用，使得青霉素、溶菌酶等药物对G⁻菌无抗菌作用。利用复染法可鉴别G⁺菌与G⁻菌。

2. 细胞膜

细胞膜是位于细胞壁内侧，紧包在细胞质外面的一层柔软且富有弹性的生物膜。由脂质双层和镶嵌在脂质双层中的多种蛋白质组成。蛋白质大多数具有酶或载体功能。

3. 细胞质

细胞质是指被细胞膜包围的无色透明溶胶状物。细胞质中含有核蛋白体、质粒及胞质颗粒等超微结构。其中质粒是细菌染色体以外的遗传物质，为环状双链DNA分子，其分子量较核质DNA小得多。质粒的种类很多，可控制细菌某些特定的生物学性状，如细菌的耐药性。质粒与细菌的遗传变异有关，可游离存在，也可整合至细菌核质

DNA 上。质粒并非细菌生活所必需。

4. 核质

核质是细菌的染色体，因其无核仁、核膜，又称为拟核。核质是由一条细长环状双链 DNA 反复盘绕卷曲而成的块状物。核质是细菌遗传变异的物质基础，可控制细菌的生物学性状。

（二）细菌的特殊结构

细菌的特殊结构有荚膜、鞭毛、菌毛和芽孢。

1. 荚膜

某些细菌在细胞壁外包围一层黏液性物质，其厚度超过 $0.2\mu m$ 且具有明显边界者，称为荚膜。只有用墨汁做负染色或做特殊的荚膜染色时，才能看到荚膜（图 4-5）。

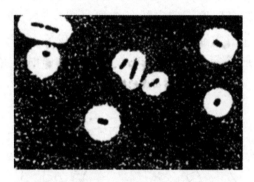

图 4-5　细菌的荚膜（墨汁负染色法）

2. 鞭毛

鞭毛是从细胞膜长出的游离于菌体外的细长弯曲的丝状物，其长度可达菌体数倍。具有鞭毛的细菌大多是弧菌、杆菌和个别球菌，如伤寒杆菌、痢疾杆菌等。按鞭毛数目和着生位置的不同，可将有鞭毛的细菌分为单毛菌、双毛菌、丛毛菌和周毛菌四种（图 4-6）。

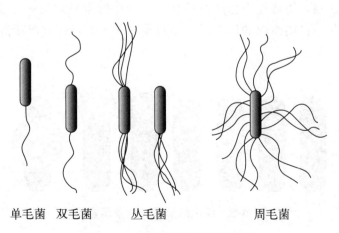

　　单毛菌　双毛菌　　丛毛菌　　　　周毛菌

图 4-6　细菌鞭毛类型模式图

鞭毛不易着色，经特殊染色后方可着色，便于观察。

3. 菌毛

许多革兰阴性细菌表面有比鞭毛更纤细、短而直的丝状物，称为菌毛。菌毛在电镜下方可见到，其主要成分是蛋白质。菌毛有普通菌毛和性菌毛两种。

(1) 普通菌毛　普通菌毛短而直，且数量多，周身分布。普通菌毛多存在于 G^- 致病菌上，如大肠埃希菌、霍乱弧菌、铜绿假单胞菌、淋病奈瑟球菌等菌体表面有这类菌毛。

(2) 性菌毛　性菌毛比普通菌毛稍长且粗，中空呈管状，数量少，仅有 1～10 根。

4. 芽孢

某些细菌在一定环境条件下，细胞质、核质发生脱水浓缩、凝聚，在菌体内形成一个圆形或椭圆形的小体，称为芽孢。能形成芽孢的细菌多为 G^+ 杆菌，如破伤风梭菌。

芽孢含水量少，具有多层厚而致密的膜结构（图 4-7），故而通透性低，化学消毒剂也不易渗入。此外，芽孢含有大量的 2,6-吡啶二羧酸（DPA），所以芽孢对高温、干燥、化学消毒剂和辐射等有很强的抵抗力。进行灭菌时，必须以杀灭芽孢为灭菌标准。

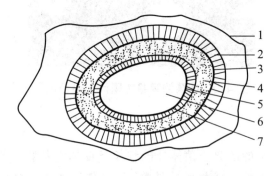

图 4-7　细菌芽孢的多层结构模式图

1—芽孢外壁；2—芽孢壳；3—外膜；4—皮质层；5—内膜；6—核心部分；7—芽孢壁

芽孢的折光性强，用普通染色法不易着色，经特殊染色后可在光学显微镜下观察。芽孢的大小、形状和在菌体内的位置因菌种而异（图 4-8），这对产芽孢菌的鉴别有一定意义。

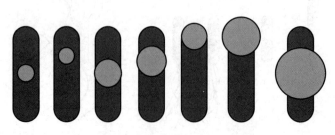

图 4-8　芽孢的形状、位置示意图

四、细菌的生长曲线

当人工培养细菌时,若将一定数量的细菌接种在合适的液体培养基中培养,定时取样,检查细菌数量,可发现细菌群体生长繁殖的规律。以培养时间为横坐标、细菌数目的对数为纵坐标,可画出一条曲线,称为细菌的生长曲线(图 4-9)。

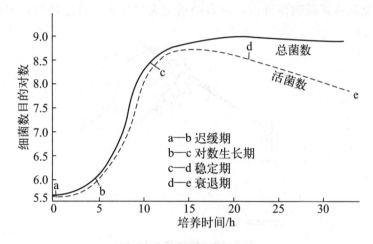

图 4-9 细菌的生长曲线

根据细菌的生长曲线,可将细菌群体生长繁殖过程分为四个时期:①迟缓期;②对数生长期;③稳定期;④衰退期。其中在对数生长期细菌的形态、化学组成、染色性和生理特征等都比较典型,对抗生素最敏感。因此做细菌的染色和药物敏感试验,取此期细菌最好。

任务二　无菌操作及染色标本的制备技术

一、概念

1. 无菌

无菌指在一定范围内或物体中没有任何活着的微生物存在。

2. 无菌操作

无菌操作是指在整个操作过程中,防止微生物进入物品或机体的方法。在进行微生物学实验、无菌制剂的制备与分装及外科手术等过程中,必须严格进行无菌操作。无菌操作过程中,所用的器具、材料,事先必须经过灭菌处理。如微生物接种时需在酒精灯火焰周围操作,进行药物微生物学检查应在无菌室内操作等。

二、无菌操作法

1. 接种环（针）灭菌

接种环（针）于每次使用前后，均须经火焰灭菌。

（1）用前　以持笔式持接种环（图 4-10）。将金属环（针）部位在酒精灯火焰上彻底烧灼一次。金属棒或玻璃棒部位，须转动通过火焰三次，待冷却后，方可使用。

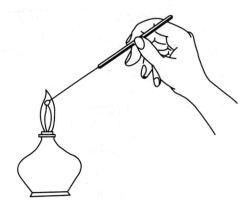

图 4-10　接种环握持法

（2）用后　先将近环处镍丝置于火焰中，使热导向接种环，待环上残余菌液渐渐蒸发干涸后，再将接种环以垂直方向于火焰中烧红，最后将金属棒部位往返通过火焰（图 4-11）。如先烧灼环部，则环上的残留菌液因突受高热而爆裂四溅，可造成周围环境的污染。

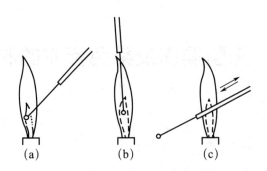

图 4-11　接种环（针）的火焰灭菌步骤

2. 无菌取材

自三角瓶或试管培养物中蘸取标本时，瓶口、试管口在打开后及关闭前，应于火焰上通过 1~2 次，以杀死可能从空中落入的杂菌。打开瓶塞或试管塞时，应将棉塞上端夹于右手小指和手掌之间，不得将其任意放置（图 4-12）。

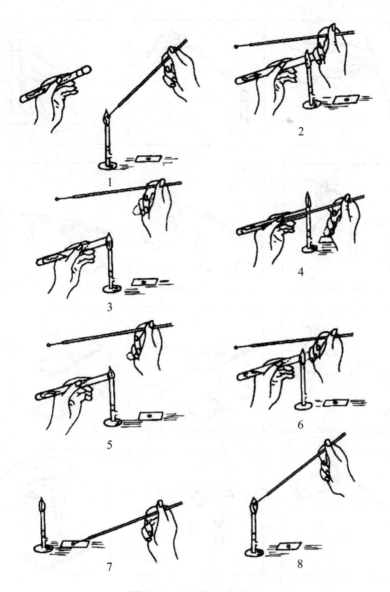

图 4-12　无菌操作过程

1—灼烧接种环；2—打开试管塞；3，5—灼烧管口；4—取菌；
6—塞上棉塞；7—涂片；8—烧去接种环上的残菌

3. 带菌玻片的处理

不需保存的标本，观察后，应立即投入消毒缸，尤其活菌标本更应及时放入消毒缸内，待玻片彻底清洗后，方可再使用。

三、染色标本的制备

进行细菌染色检查时，应先将待检菌培养物制成涂片，经染色后再进行检查（图 4-13）。

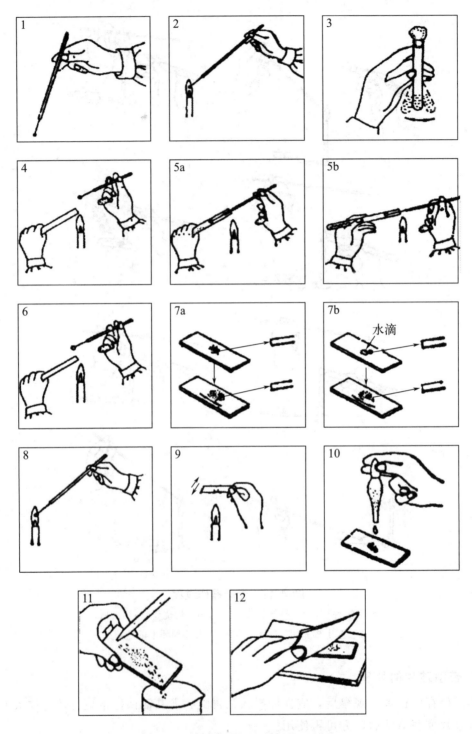

图 4-13　细菌染色标本制作及过程

1—取接种环；2—灼烧接种环；3—摇匀菌液；4—灼烧管口；5a—从菌液中取菌（或 5b—从斜面菌种中取菌）；6—取菌毕，再灼烧管口，塞上棉塞；7a—把菌液直接涂片（或 7b—如从斜面取菌，要先在载玻片上加一小滴水，然后再从斜面菌种中取菌涂片）；8—烧去接种环上的残菌；9—固定；10—染色；11—水洗；12—吸干

1. 涂片

于洁净无油的载玻片上加无菌生理盐水一滴（或1～2接种环）。按无菌操作法以接种环取待检菌培养物少许，研入无菌生理盐水中，使成一个均匀极薄的菌膜。菌膜直径在1cm左右为宜。如为液体培养物可直接取少许菌液涂成菌膜。

2. 干燥

一般应于室温中，使涂片自然干燥，如需加速干燥，可在远离火焰上方的热空气中干燥，但切勿紧靠火焰，以致标本被烤焦，无法检视。

3. 固定

一般用加热法将标本固定。操作时将玻片涂有菌膜的一面向上，迅速地来回通过火焰3次，以玻片反面触及皮肤，热而不烫为度。也可用甲醇、乙醇等化学药品使标本固定。标本加热固定的目的主要是使细菌牢固地黏附于载玻片上，加热也可改变菌体对染料的通透性。另外，加热固定可杀死细菌。

四、注意事项

（1）取菌量不可太多，涂片应以匀、薄为佳，若菌量过多，菌膜过厚，会导致脱色不匀，染色结果呈假阳性。

（2）固定标本时，温度不可太高，以载玻片反面触及皮肤时，热而不烫为宜，如果温度过高，可将菌膜烧焦，影响染色结果。

任务三　染色技术

染色方法有很多种，本书仅介绍两种，单染色法与复染色法。

一、单染色法

单染色法是以一种染料对细菌标本进行染色，可观察细菌的形态、大小及排列，但不能显示细菌的结构及染色特性。

1. 染色材料

大肠埃希菌和金黄色葡萄球菌18～24h培养物、生理盐水、亚甲蓝染色液、碱性复红染色液、香柏油、二甲苯、载玻片、接种环、酒精灯、吸水纸、显微镜、擦镜纸等。

2. 染色方法

（1）染色　将已固定好的涂片平置，滴加一滴亚甲蓝（或碱性复红染色液）于菌膜上，染液量以覆盖菌膜为度，染色时间为1～2min。

（2）水洗　斜置载玻片，以细水流从上端缓慢洗去菌膜上多余的染色液，然后轻轻甩去玻片上的水。

（3）干燥　自然干燥或用吸水纸吸去载玻片上剩余水分。

3. 镜检

先用低倍镜找到模糊图像，再在标本上滴加一滴香柏油，而后置于油镜下进行观察。

4. 注意事项

（1）水洗时不要直接对着载玻片上的菌膜冲洗，以免冲坏菌膜。一般以冲洗下来的水基本无色为度。

（2）染色完毕倾去玻片上的水分，于室温中自然干燥，不可用纸在标本上擦拭，以免破坏菌膜。

二、复染色法（革兰染色）

复染色法是用两种或两种以上的染料先后对细菌涂片标本进行染色，染色后除可观察细菌的形态、大小、排列外，还有鉴别细菌的作用，最常用的是革兰染色法。革兰染色法是丹麦细菌学家革兰于1884年首创，因此得名。

1. 实验材料

大肠埃希菌和金黄色葡萄球菌18～24h培养物、生理盐水、草酸铵结晶紫染液、95％乙醇、卢戈碘液、沙黄染液、香柏油、二甲苯、载玻片、接种环、酒精灯、吸水纸、显微镜、擦镜纸等。

2. 染色方法（图4-14）

（1）初染　滴加草酸铵结晶紫染液于标本上，使染液覆盖菌膜，染色1min，用细水流徐徐冲去多余染液，自然干燥。

（2）媒染　滴加卢戈碘液覆盖菌膜，染色1min，用细水流冲掉多余碘液。

数字资源4
革兰染色法视频

（3）脱色　用95％乙醇滴洗菌膜表面，20～30s，至流出乙醇刚刚不出现紫色时，立即用水将乙醇冲净，自然干燥。

（4）复染　滴加沙黄染液于菌膜上，染色1min，用细水流将多余染液冲掉，用吸水纸吸干。

（5）镜检　用吸水纸吸干水分，用油镜进行观察。

（6）实验结果分析　经过革兰染色可将细菌分为两大类，被染成紫色的称为革兰阳性菌（G^+菌），被染成红色的称为革兰阴性菌（G^-菌）。革兰阳性菌与革兰阴性菌细胞壁化学组成不同，革兰阴性菌细胞壁含有脂类，可被乙醇溶解，因此初染时紫色可被脱去，复染时重新着上红色，而革兰阳性菌可保留原有的紫色。

（7）意义　革兰染色意义在于：①有助于细菌的鉴别，通过染色可将细菌分为两大类，即革兰阳性菌和革兰阴性菌；②由于革兰阳性菌和革兰阴性菌对抗生素的敏感性不

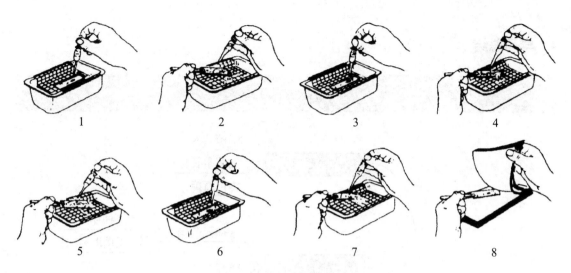

图 4-14 革兰染色过程
1—加草酸铵结晶紫；2,4,7—水洗；3—加碘液；5—乙醇脱色，立即水洗；6—加沙黄；8—吸干

同，有助于临床用药的选择；③与细菌的致病性有关，革兰阳性菌能产生外毒素致病，而革兰阴性菌则多以内毒素致病。

3. 注意事项

（1）制片要薄。

（2）染色过程中要严格控制各试剂的作用时间，尤其是用乙醇脱色，应掌握好时间，脱色时间过长，革兰阳性菌也可被脱色，染成红色，造成假阴性；而脱色时间过短，革兰阴性菌可染成紫色造成假阳性。

（3）碘液配制后应装在密闭的暗色瓶内贮存。如因贮存不当，试液由原来的红棕色变成淡黄色，则不宜再用。

知识拓展

染色观察

微生物学家开始在用光学显微镜观察细菌的时候，由于细菌细胞微小透明，观察起来非常困难。后来发现细胞可以用染料染色。丹麦科学家革兰在 1884 年发明一项重要的观察细菌的方法。该方法是把细菌涂在载玻片上烘干，用结晶紫染色，再用碘液处理，然后用乙醇洗，看细菌是否能保留染料。结果发现有的细菌能保持紫色，另一些则褪色。这就是后来广泛应用的革兰染色法，此方法对于细菌的鉴定具有极高价值。利用此染色方法区别的革兰阳性细菌和革兰阴性细菌在许多生理特性上有差别，例如革兰阳性细菌对青霉素和磺胺类药物特别敏感。现在知道这是因为两类细菌的细胞壁有很大的差异。这对临床用药有指导意义。

用染料染色细菌的方法很多，对于细菌细胞的特殊结构也可以采用不同的染料染色，例如可以用一种称为嗜酸染色的方法识别引起麻风的分枝杆菌，用印度墨汁染色细菌的荚膜，用孔雀绿染色芽孢等。

学习总结

知识点导图

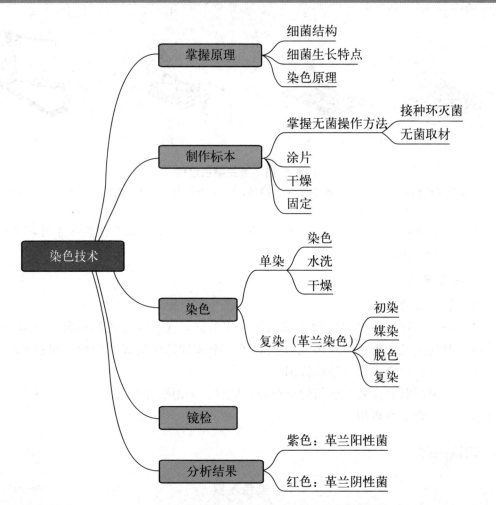

自学引导

重难点释疑	
课后巩固指导	

自学梳理

课后实践

一、复习思考题

1. 细菌的基本结构有哪些？
2. 细菌的特殊结构有哪些？
3. 革兰阳性菌及革兰阴性菌细胞壁结构有何异同？
4. 绘制细菌的生长曲线。

扫一扫

答案解析

二、实践练习题

1. 在进行染色前，为什么对细菌涂片要加热固定？
2. 你认为哪些环节会影响染色的正确性？
3. 革兰染色的结果和意义是什么？染色结果如不正确请说明原因。

三、实操试题及评分标准

现有两支斜面微生物样品，由于标签破损，无法区分，但知道是大肠埃希菌和金黄色葡萄球菌中的一种。请在不污染样品的前提下选择适当方法鉴定样品种类。

技能五 革兰染色技术（100分）

序号	操作项目	操作内容	分值	分项分值	评分要点	得分
1	准备	1. 实验着装	6	6	1. 着工作服顺序正确，仪容整洁	
		2. 整理实验台面			2. 各种实验器材、试剂摆放有序合理	
		3. 检查、清洁载玻片			3. 载玻片无明显污点	
2	灭菌	1. 以酒精棉球擦拭手	6	6	1. 操作动作到位	
		2. 擦拭实验台面			2. 操作动作到位，擦拭范围合理	
		3. 擦拭菌种试管管口			3. 操作动作到位，无液滴滴落	
3	制片	1. 滴加无菌生理盐水	20	2	1. 手法正确，液滴大小合适	
		2. 点燃、熄灭酒精灯		2	2. 火焰适宜，熄灭及时	
		3. 灼烧接种环			3. 通过火焰外焰	
		4. 接种环冷却并取一环菌种		4	4. 无菌操作动作到位、规范	
		5. 涂片并合理稀释		2	5. 涂片薄且均匀，操作动作到位	
		6. 灼烧多余菌液		2	6. 先在内焰烧，再移至外焰	
		7. 干燥		4	7. 操作动作到位	
		8. 固定			8. 快速通过火焰3~4次	
		9. 操作熟练度		4	9. 动作熟练	

续表

序号	操作项目	操作内容	分值	分项分值	评分要点	得分
4	染色	1. 初染	28	3	1. 操作动作到位	
		2. 媒染		3	2. 操作动作到位	
		3. 脱色		7	3. 脱色时间要合适	
		4. 复染		3	4. 操作动作到位	
		5. 干燥		3	5. 不可长时间用火焰烤干	
		6. 水洗		3	6. 用成滴不成线的水洗且不能直接冲洗菌膜	
		7. 操作熟练度		6	7. 动作熟练	
5	镜检	1. 显微镜的安置	20	1	1. 显微镜取、放方法正确	
		2. 载玻片的放置		1	2. 正确使用标本夹和移动器	
		3. 显微镜观察操作		2	3. 显微镜使用正确，得到清晰物像	
		4. 染色结果观察		8	4. 染色结果正确、明显	
		5. 显微镜的维护		4	5. 显微镜还原	
		6. 操作熟练度		4	6. 动作熟练	
6	实验报告	1. 原始记录	12	6	1. 记录完整、清晰	
		2. 检验报告		6	2. 报告结果正确、简洁、规范	
7	文明操作	1. 有无器皿的破损	8	4	1. 无损坏	
		2. 操作结束后整理现场		4	2. 废液处理、清理操作台面	
	总分		100			

总　结
基本技能训练项目集

亲爱的同学们！至此，我们已经学完了基本技能训练项目集的内容。我们知道，学习应用药学微生物技术是为药品卫生学检测提供技术支持。基本技能具有十分重要的作用，它是掌握专业技能的基础与前提，只有掌握了扎实的基本技能，后面专业技能的学习与掌握才会变得相对容易。现在就让我们来一起回顾我们所学到的必备知识和基本技能吧！

一、必备知识

本书是一本供高等职业技术学院使用的教材，注重的是学生技能的培养，所以教材编写中弱化了学科的系统性，理论知识以够用为准。但是弱化了学科的系统性，不代表理论知识没有系统性，相反，在兼顾技能学习的同时，理论知识的选取顺序中也极力按初学者的认知规律编制一个较佳体系，利用较少的篇幅提供较全面的必备理论知识。

1. "入门"之项目一——微生物概述

刚开始接触微生物，同学们一定很好奇吧！初学药学微生物技术课程，首先应对微生物有一个大致的了解，所以在项目一中，我们安排的必备理论知识为微生物概述，包括微生物的概念、微生物的种类、微生物的命名以及微生物的作用。

2. "消灭有害微生物"之项目二——消毒与灭菌知识

有时候，有害微生物会给我们造成很大的麻烦，所以要学会控制它们，即微生物的消毒与灭菌，这就是项目二的主要内容，包括干热灭菌技术、湿热灭菌技术、低温抑菌等常用的消毒与灭菌技术以及相关的必备理论知识。

3. "现出你的原形"之项目三——镜检知识

大多数微生物直接用肉眼看不见，这就要借助显微镜来看到它们的真实面目，这就是项目三中学习的镜检技术。显微镜是有关微生物课程最常用的仪器之一，熟练使用显微镜是药检人员的基本素质之一。在这一项目中理论知识是显微镜的构造及使用原理和微生物（真菌、细菌、放线菌、螺旋体、支原体、衣原体、立克次体、病毒）的特征，了解这些基本特征，从而为药品卫生学检验打下基础。

4. 观察微生物之项目四——染色知识

为了便于观察微生物，人们经常将个体微小、菌体呈无色半透明的菌体染色。而项目四的内容是染色技术，理论知识介绍了细菌的结构及生长，接下来是染色的目的、原理及方法。

二、技术要点

本教材中每一个项目的编写顺序均为先理论后技能，即学生先"学"后"做"，理论指导实践，实践加深理论知识的掌握。

1. 基本功之项目一——清洗、包扎技术

在基本技能训练项目集中项目一所涉及的技能有：常用清洗、包扎技术，具体的为玻璃器皿的洗涤、干燥和包扎；常用洗涤液配制使用技术。

2. 基本功之项目二——消毒与灭菌技术

掌握了清洗技术后，在项目二中掌握的技能是消毒与灭菌技术，包括干热灭菌技术、湿热灭菌技术等。干热灭菌技术例如焚烧、灼烧及干热灭菌法，湿热灭菌技术如高压蒸汽灭菌法等。

3. 基本功之项目三——镜检技术

项目三是显微镜的使用技术，这是观察微生物最基本也是最必需的技术之一。

4. 基本功之项目四——染色技术

项目四是染色技术，此项技术是为了便于观察微生物而学习的一项基本技术。

这四项基本技能都是学习者从事药品卫生学检验工作的基础。同学们，你们学会了以上知识与技能了吗？

三、考核要点

药学微生物技术技能考核主要考查学生掌握微生物最基本的操作技能，加深理解所学的理论知识，初步考查学生观察、分析、思考问题和解决问题的能力，考查学生是否具有实事求是、严肃认真的科研态度和勤俭节约、爱护公物的良好作风，以及药学微生物实践过程中必须要注意的"有菌"意识和无菌操作技能。在基本技能训练项目集的项目中，介绍了必备理论知识和基本技能，学习总结模块中的知识点思维导图帮助同学们梳理已学内容，在每一个项目后除了练习题外，特意添加了技能考核标准，每个技能有详细的操作要求和评分标准，教师可参照此评分标准对学生的实际操作进行考核。具体考核办法如下：

采取以班为单位，每次进入考场（实验室）8～10人，抽取已印好的试卷，现场操

作,若需要笔答可简写,由监考教师写出卷面评语,按照考核计分标准(见每个项目的技能考核),给出具体分数,考试时间定为每人30～40min。

四、思政教育

国内药品安全事件(如"齐二药""欣弗"和上海华联制药厂的药物污染等假药、劣药事件)时有发生,严重危害了广大人民群众的身体健康。这些事件的发生与药品从业人员不无关系,所以药品从业人员的职业素养关系重大!同学们,除了必备知识和技能外,一定要明确作为一名药检人员,首先应该有良好的职业道德,再具备过硬的技术操作能力,才能把好药品安全关,为广大人民群众提供安全可靠的药品。

下篇

专项技能训练项目集

专项技能训练项目集包括药学微生物技术中最为常用的专门训练各项技能应掌握的技术。包括接种、分离培养及诱变技术；微生物分布测定技术；药物体外抗菌试验技术、药物卫生学检查技术、中药霉变检查与防治技术、细菌生化检验技术、抗生素效价测定技术、菌种保藏技术、常用血清学试验技术以及学习以上技术应掌握的常用仪器使用技术。在专项技能训练项目集中，职业素养、思政教育等内容依然贯穿其中。

以上技术内容分属项目五、项目六、项目七、项目八、项目九、项目十、项目十一、项目十二、项目十三、项目十四。

学习内容：
项目五　接种、分离培养及诱变技术
项目六　微生物分布测定技术
项目七　药物体外抗菌试验技术
项目八　药物卫生学检查技术
项目九　中药霉变检查与防治技术
项目十　细菌生化检验技术
项目十一　抗生素效价测定技术
项目十二　菌种保藏技术
项目十三　常用血清学试验技术
项目十四　微生物实验室常用仪器使用技术

项目五
接种、分离培养及诱变技术

学习目标

知识目标
1. 学会微生物的遗传、变异及菌种选育的相关理论知识
2. 学会培养基的配制方法
3. 学会微生物接种和分离培养方法
4. 了解诱变技术的原理及方法

能力目标
1. 会配制各类培养基
2. 会操作斜面接种、液体培养基接种、半固体培养基接种
3. 会操作倒平板、平板划线分离、涂布分离、倾注分离

素质目标
1. 增强无菌安全意识,严格遵守操作规范
2. 树立牢固的责任意识
3. 养成良好的职业习惯

扫一扫

教学PPT

情景导入

1928年夏,英伦三岛的天气特别闷热——伦敦大学圣玛丽医学院赖特研究中心也破例放了暑假。细菌学教授亚历山大·弗莱明(1881—1955)连实验台上杂乱无章的器皿都没有收拾好,就准备到海滨去度假了——这是他多年科研生涯中的第一次。9月初,天气渐凉,度假的人们陆续回来了。弗莱明跨进他离开多日的实验室。"糟了,长霉菌了!"弗莱明小心翼翼地取出一个个培养细菌的器皿,取到第五个时,突然惊奇地叫了起来。

此前,弗莱明曾从患者的脓中提取了葡萄球菌,放在盛有果子冻的玻璃器皿中培养,繁殖起来的金黄色葡萄球菌——他称为"金妖精",密密麻麻地出现在果子冻上。这"金妖精"使人生疖、长痈、患骨髓炎,引起食物中毒,很难对付。他培养它,就是为了找到能杀死它的方法。现在,他看到玻璃器皿里有一个地方沾上绿

色的霉，开始向器皿四周蔓延，所以惊叫起来。

　　培养液受到污染而发霉，就不能再用来做实验了。通常的做法，就是把它一倒了之。但弗莱明却没有这样做，他要看是哪种霉菌在捣乱。于是拿起培养皿来仔细观察，想了解为什么发霉的培养液就不能再用。对着亮光，他发现了一个奇特的现象：在青绿色的霉花周围出现一圈空白——原来生长旺盛的"金妖精"不见了！

　　弗莱明立即意识到，可能出现了某种了不起的东西。他兴奋地迅速从培养器皿中刮出一点霉菌，小心翼翼地放在显微镜下观察。透过厚厚的镜片，他终于发现这种能杀死"金妖精"的青绿色霉菌——青霉菌。随后，他把青霉菌分离出来。他还发现，"金妖精"每次要和青霉菌"短兵相接"之前，都会"望而却步"——在青霉菌前 2.5cm 处"安营扎寨"。

　　弗莱明继续在培养液中繁殖了许多青霉菌，然后把过滤过的培养液滴到"金妖精"中去。奇迹出现了——几小时之内"金妖精"们全部死亡。他又把培养液稀释 1/2，1/4……直到 1/800，分别滴到"金妖精"中。结果，他发现"金妖精"们全部"死光光"。他还发现，青绿色霉花还能杀灭白喉菌、炭疽菌、链球菌和肺炎球菌等——青霉菌具有高强而广泛的杀菌作用被类似的实验证实了。

　　哈特在《历史上最有影响的100人》中把亚历山大·弗莱明对医学的影响，排在所有对医学做出贡献的人之首（列总排位的第45位）。

　　导学讨论：1. 弗莱明是如何从细菌培养皿中得到青霉菌的？
　　　　　　2. 说说弗莱明作出的杰出贡献对人类的影响。

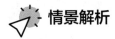

情景解析

重难点分析

学习重点　1. 培养基的配制技术
　　　　　　2. 微生物接种技术
　　　　　　3. 微生物分离培养技术
学习难点　1. 微生物的遗传、变异及菌种选育的相关理论知识
　　　　　　2. 诱变技术的原理及方法

思政小课堂

　　在本项目中将学习微生物接种相关必备知识、培养基的配制、接种技术、分离培养技术以及诱变技术。这些技术需要严格无菌操作，尤其是接种前后接种工具的

灭菌，所以同学们一定要养成"有菌"意识，不能让实验菌污染环境，也不能让环境中的微生物污染实验菌种，严格遵守操作规范，在学习中树立牢固的安全责任意识，养成良好的职业习惯。

遗传和变异是微生物的基本特征。微生物由于其个体微小，遗传物质结构简单，繁殖速度快，易于人工培养，为此其接种、分离、培养及诱变技术在药学领域中有广泛的应用。

任务一　必备知识

一、微生物的遗传和变异

微生物与其他生物一样都有遗传与变异这一生命基本特征。

遗传是指微生物在一定条件下，亲代将它的形态结构、生理功能等特征传给子代，使子代在某些性状上与亲代相似，是维持物种稳定的基本保证。

变异是指微生物在生长繁殖的过程中，子代与亲代间存在着不同程度的差异，变异可不断形成变种和新种，导致微生物的进化。

（一）微生物遗传与变异的物质基础

1. 染色体

微生物遗传变异的物质基础是 DNA，它存在于染色体上。细菌、放线菌是原核微生物，无真正的核，它们的染色体即核质，是折叠缠绕的一条连续的双链环状 DNA 分子；真菌为真核微生物，它的染色体主要由 DNA 和蛋白质（组蛋白和非组蛋白）组成。

2. 质粒

质粒是某些微生物染色体以外的遗传物质，其共同特征是：①为环状的双链 DNA 分子，相对分子质量 $10^6 \sim 10^8$；②游离存在于细胞质内，能整合到染色体上；③能自主复制；④能从一个细胞转移到另一个细胞；⑤可以自行丢失或经人工处理（高温、紫外线及吖啶类染料处理）而消除；⑥质粒所携带的基因非细胞生长所必需。

质粒与微生物遗传物质的转移有关，可作为基因工程的载体。质粒还与某些微生物的致病性、耐药性及次级代谢产物（如抗生素）的合成有关。

（二）微生物变异原因

微生物的变异可分为非遗传型与遗传型两类。①非遗传型变异：微生物的基因型没有发生改变，不能遗传，去除影响因素后可逆。如革兰阳性细菌在有青霉素的环境中会产生 β-内酰胺酶，去除青霉素后，产酶消失。②遗传型变异：由突变和基因重组引起微生物的基因型发生了改变，能稳定地遗传，为不可逆变异。

1. 突变

突变就是生物体的表型突然发生了可遗传的改变，包括基因突变和染色体畸变两种。基因突变经常发生，它是由于DNA链上的一对或少数几对碱基发生置换、插入或缺失而引起的，为DNA分子微小的损伤，故也称点突变。染色体畸变是由于大段的DNA发生易位、缺失、重复或倒位而引起的，涉及大范围的DNA损伤，常导致微生物的死亡。

为了分析问题更方便，将突变分为正变与负变。正变即是发生了人们所需要性状的突变。

从菌株突变的具体表现，突变又分为：形态突变型、致死突变型、营养突变型、抗性突变型、高产突变型、毒力突变型等。

2. 基因重组

基因重组是将一个个体细胞的DNA转移到另一个个体细胞内，使两个不同细胞的基因重新组合，产生出新的DNA分子的过程。微生物的基因重组可以通过接合、转化、转导、溶源转变及细胞融合这五种方式实现。

（三）微生物变异的实际应用

1. 应用于疾病预防

用人工的方法通过理化因素的诱变作用，使微生物发生毒力突变、毒力减低或消失而保留其抗原性，制成疫苗，用于预防传染性疾病。如：新冠病毒灭活疫苗、卡介苗、炭疽菌苗、鼠疫菌苗等。

2. 应用于微生物制药

抗生素、维生素、酶等均为微生物的次级代谢产物，用理化因素处理这些药物的产生菌，可选育出高产突变株。如：灰黄霉素产生菌荨麻青霉4541野生型菌株经紫外线与氯化锂连续13代的诱变处理后生产菌株灰黄霉素D-756，产量由265N/ml提高到17316N/ml。

3. 应用于疾病治疗

目前，由于抗生素的广泛使用，病原菌的耐药现象越来越严重。为了防止耐药菌株的产生和扩散，提高临床抗菌药物的疗效，在临床治疗上应注意：①治疗前应分离病原菌，做药敏试验，以选用敏感药物；②要足够剂量且全程用药，以彻底消灭病原微生物；③联合用药，以高效杀菌。

4. 其他方面

微生物的变异理论还应用于农业、食品、环保等方面，创造了巨大的经济效益。

二、微生物的菌种选育

菌种选育是指应用微生物遗传变异的理论，采用一定的手段，在已经变异的群体中选出符合人们需要的优良品种。

常用的菌种选育途径有自然选育、诱变育种、杂交育种和代谢控制育种。

1. 自然选育

利用菌种的自发突变，通过分离，筛选出优良菌株的过程称为自然选育。由于自发突变率很低，故获得优良菌株的概率极低。

2. 诱变育种

诱变育种是指人工利用各种理化或生物的诱变剂处理菌种，促使微生物发生突变，然后再通过筛选，获得具有优良性状的高产变种的过程。

诱变育种具有方法简单、投资少、收获大、所需时间短等优点，缺点是缺乏定向性，必须伴有大量的筛选工作。但如果在诱变过程中，注意选择出发菌株、诱变剂及诱变剂量、诱变处理的方式方法，再结合有效的筛选方法，则可以弥补不足，提高诱变育种效率。

诱变育种的全过程包括：选择出发菌株，制备菌悬液，选择诱变剂及诱变剂量，采取适当的诱变处理方式方法，分离筛选突变株。一般流程如下：

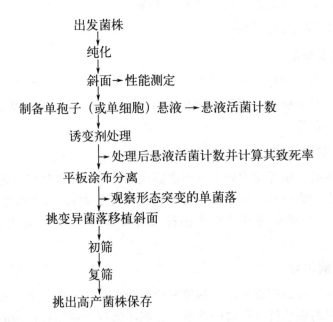

3. 杂交育种

杂交育种是指两个遗传型不同的个体通过吻合或接合，使不同菌株的基因组进行交换和重新组合，从中分离和筛选出具有两个亲本优良性状的个体。

杂交育种可以比较定向地进行育种，但操作复杂，周期长，工业微生物育种主要还是采用诱变育种的方法，但当某一菌株长期使用诱变剂处理后，会变得对诱变剂不敏感，单位产量增长变慢，同时还会引起菌种生长周期延长、孢子量减少、代谢减慢的现象，这时应考虑用杂交育种的手段。

4. 代谢控制育种

代谢控制育种是指在研究代谢产物的生物合成途径和代谢调节机制的基础上，通过人工诱发突变的技术获得各种解除或绕过了微生物正常代谢途径的突变株，从而选择性地使有用的产物大量合成和积累，并在有控制的条件下培养，大量地生产这种有用产物。

代谢控制育种的基础是诱变育种，它意味着盲目的诱变育种进入了理性化阶段，它与杂交育种、基因工程成果汇集一起，反映出当今工业微生物育种的主趋势——实现人为的定向育种，是当今工业微生物育种最活跃的领域。

5. 基因工程

基因工程就是用人工的方法将某种生物中人们所需要的基因提取出来，然后把它接在载体（质粒或噬菌体）上，再将载体导入受体细胞内，使该基因在受体细胞中复制和表达，生产出人们所需要的产物的过程。

基因工程的最大优点是打破了生物种间的界限，使微生物、动物、植物及人类之间的遗传物质可以互相转移和重组，是一种崭新的定向育种技术。它为人类提供了传统产业难以得到的许多昂贵药品。如人的干扰素原来来自人体的二倍体成纤维细胞，因此价格昂贵，现已将人的干扰素基因转移到大肠埃希菌菌体内，发酵大肠埃希菌生产出干扰素，并已实现了商品化。目前应用基因工程技术已达到工业化大生产的产品还有人胰岛素、乙肝疫苗、白细胞介素-2、干细胞因子、人生长激素等。

三、微生物的人工培养

不管是进行遗传变异研究，还是工业上的菌种选育，发酵生产，或是其他方面的研究需要，首要条件是得到微生物，即要对微生物进行人工培养。人工培养微生物，不但要提供它生长所需的营养物质，即培养基，还需要有适宜的温度和一定的气体环境。

（一）供微生物生长的培养基

1. 培养基的必备条件

培养基是人工配制的提供微生物生长繁殖的营养基质。不同的微生物，不同的培养目的，需要不同种类的培养基，但无论何种培养基都必须具备：①适宜比例的水、碳源、氮源、无机盐、生长因子及某些特需的微量元素；②适宜的酸碱度；③一定的物理状态；④本身无菌。

2. 培养基的种类

（1）按配制培养基的营养物质的来源，可将培养基分成天然培养基、合成培养基与半合成培养基。

天然培养基：培养基的主要成分是动植物或微生物产品或其提取物（如：牛肉膏、马铃薯、黄豆粉、地瓜粉、酒糟等）。营养琼脂培养基、麦汁培养基等属天然培养基。适用于配制实验室用的各种基础培养基及工业生产中用的种子培养基和发酵培养基。

合成培养基：是由多种化学试剂配制的，各种成分和用量都确切知道的培养基。如：高氏1号培养基、查氏培养基等。一般用于营养、代谢、生理、生化、遗传、育种、菌种鉴定、生物测定、药物的作用机制等研究。

半合成培养基：用一部分天然物质作为碳、氮源及生长辅助物质，又适当补充少量无机盐类的培养基。如：牛肉膏蛋白胨琼脂培养基。这种培养基在生产和实验中使用较多。

（2）按照培养基的功能与用途，可将培养基分为基础培养基、加富培养基、选择培养基、鉴别培养基和厌氧培养基。

基础培养基：含有微生物生长所需的基本营养物质，可供大部分营养要求不高的微生物生长。

加富培养基：在基础培养基中加入了人血、血清、鸡蛋、动物组织提取液、植物组织提取液或一些特殊的碳源、氮源以满足具有特殊营养需求的微生物的生长。如：结核杆菌需要鸡蛋等营养物质，加石蜡油培养石油分解菌。

选择培养基：是依据某一种或某一类微生物的特殊营养需求或对特定化学物质的抗性，在培养基中加入特定物质或去除某些营养物质，使所欲分离的微生物在其中生长繁殖，而其他微生物则受到抑制。如：分离放线菌时，可在培养基中加入10%的酚数滴以抑制细菌和霉菌的生长。欲从脓液中分离葡萄球菌，可在培养基中加入7.5%NaCl，因该浓度能抑制大多数其他细菌的生长。

鉴别培养基：是在培养基中加入某种试剂，使培养后产生某种现象，从而区别不同类型的微生物。如：伊红-美蓝培养基用于区别大肠埃希菌和产气杆菌。

厌氧培养基：营养丰富，含有特殊的生长因子，是专用于分离、培养和鉴定厌氧菌用的培养基。如：庖肉培养基。

（3）按培养基的物理状态，可分为液体培养基、固体培养基和半固体培养基。

液体培养基：为液态的，不加琼脂的培养基。在各种微生物学研究和大规模的工业生产中，主要用于增菌和积累代谢产物及生理代谢等基本理论的研究。

固体培养基：在液体培养基中加入1.5%～2%的琼脂就变成加热可熔化、冷却可凝固的固体培养基。固体培养基可分为琼脂平板和斜面，其广泛用于微生物的分离纯化、培养、保存、鉴定等工作。

半固体培养基：琼脂加量为0.2%～0.5%，容器倒放时不流动。用于细菌运动性的观察、效价测定等。

3. 细菌在培养基中的生长现象

（1）液体培养基　细菌在液体培养基中典型的生长现象如下。

① 均匀混浊：细菌分散在液体培养基中，清亮的培养基变混浊，是大多数兼性厌氧菌的生长现象。

② 液面菌膜：培养基表面一层膜状物，这是专性需氧菌生长形成的。

③ 沉淀生长：培养基底部见絮状或渣样沉淀，上部基本澄清，见于厌氧菌及少数呈链状生长的细菌，如炭疽杆菌在肉汤液体培养基中的生长。

(2) 固体培养基　微生物在固体培养基上生长现象如下。

① 菌落：在固体培养基上，由单个微生物繁殖而成的肉眼可见的集团。

② 菌苔：在固体培养基上，形成的菌落没有分开，互相融合在一起，密集如苔，称为菌苔。

(3) 半固体培养基　在半固体培养基中，有鞭毛的细菌沿穿刺线向周围扩散生长，穿刺线变粗呈云雾状；没有鞭毛的细菌沿着穿刺线生长。

4. 细菌、放线菌、霉菌及酵母菌的菌落特征

不同菌种的菌落特征不同。

(1) 细菌　较小、较薄、易挑起、正反面颜色相同，有臭气。不同的细菌形成的菌落大小、形态、颜色、边缘、透明度、湿润度、表面光泽、黏稠度等有所差异。

(2) 放线菌　致密、难挑起、正反面颜色不相同。不同的放线菌形成的菌落大小、形态、颜色、边缘、湿润度、表面光泽等有所差异。

(3) 霉菌　较大、疏松、呈绒毛状或絮状、难挑起。不同的霉菌形成的菌落大小、形态、颜色、边缘等有所差异。

(4) 酵母菌　较细菌菌落大而厚些，易挑起。不同菌种菌落的颜色、光泽、质地、表面和边缘等有所差异。

（二）微生物生长的适宜温度

不同的微生物，生长所需的最适温度是不一样的。根据微生物生长所需的最适温度的不同，可分为：嗜冷菌、嗜温菌、嗜热菌。

1. 嗜冷菌

最适生长温度为15℃，2～3℃也能缓慢生长。因此这类菌在4℃冰箱中经过一段时间也能生长。

2. 嗜温菌

大多数微生物包括多数病原菌均为嗜温菌，生长温度范围为 15～40℃。细菌在 37℃生长最好；放线菌最适生长温度为 28～32℃；真菌最适生长温度为 22～28℃。

3. 嗜热菌

最适的生长温度是 40～50℃，有的甚至在 95℃或更高的温度也能生长。

（三）微生物生长的气体环境

与微生物生长有关的气体主要是氧气和二氧化碳，有些细菌能固定空气中的氮气，如固氮菌。各种菌都需要少量的二氧化碳，以合成核酸和蛋白质，多数菌在新陈代谢过程中产生的二氧化碳就可满足需要，但有些菌在初次分离培养时，需提供 5%～10%的二氧化碳才能生长，如脑膜炎球菌、布鲁氏菌等。根据各种微生物对氧的不同要求，将微生物分为如下几种。

1. 专性需氧菌

需要在有氧的环境中才能生长，如结核杆菌、炭疽杆菌等。

2. 微需氧菌

有些菌在 5%～6% 的低氧压的条件下生长较好，当氧压超过 10% 时，生长受到抑制，如衣氏放线菌、空肠弯曲菌等。

3. 兼性厌氧菌

大多数菌是兼性厌氧菌，这类菌在有氧或无氧的环境下都能生长，以有氧条件下生长较好，如大肠埃希菌、念珠状链杆菌等。

4. 专性厌氧菌

只在无氧的环境中才能生长繁殖的菌，如破伤风杆菌、产气荚膜杆菌等。

（四）培养方法

根据微生物生长所需的不同气体环境，培养方法可分为如下几种。

1. 需氧培养法

专性需氧菌的培养采取此法，菌种生长时需要采取通气措施。具体方法如下。

（1）在表面培养（固体培养）中，将斜面、培养皿放在含空气的培养箱或培养室中，利用菌体同空气直接接触达到通气的目的。

（2）在深层培养（液体培养）中，若用试管或三角瓶培养，可以将其置于振荡装置或摇瓶机中，氧气可以通过空气与液体培养基的接触提供给菌体。若是利用发酵罐进行大规模培养，则采用通气搅拌的方式促进氧气在培养液中的溶解。

2. 厌氧培养法

专性厌氧菌采用此法培养，该法的关键在于除去培养基中或培养环境中的氧气，创造一个无氧的环境，通常要密闭培养。一般方法如下。

（1）生物学方法　将动物或植物新鲜组织加入培养基中，利用新鲜组织具有的呼吸作用消耗培养基内及其环境中的氧，如：将凡士林加在接有厌氧菌的庖肉培养基的表面，其中肉渣可吸收消耗培养基中的氧气，表层的凡士林可隔绝空气中的氧继续进入培养基。

（2）化学方法　是利用还原作用强的化学物质吸收环境或培养基中的氧或氧化还原型物质，如将硫乙醇酸钠加到液体培养基中，以除去培养基中的氧或氧化还原型物质，再在培养基的表面覆盖凡士林隔绝空气。又如利用焦性没食子酸在碱性溶液中能迅速吸收氧气的特点，将接种有厌氧菌的平板迅速覆盖在含有焦性没食子酸和氢氧化钠混合物的玻璃板上，四周用熔化的石蜡密封。

（3）物理方法　是以密封抽气和换气（H_2、CO_2、N_2）的方法达到厌氧状态，如：目前一些厌氧培养箱，可自动调节抽气、充气、厌氧环境和温度等，使用起来易操作。

3. CO_2 培养法

初次分离培养脑膜炎球菌、布鲁氏菌等少数细菌时，需要补充 5%～10% 的 CO_2，最简便的方法是使用 CO_2 培养箱。若没有此条件可以采用在放有培养物的带盖玻璃缸内点燃一支蜡烛，当蜡烛的火焰熄灭时，该缸内 CO_2 的含量为 5%～10%；或采用在该缸内放入一定量的碳酸氢钠与硫酸，让它们作用后生成CO_2。

4. 微需氧培养法

本法的关键在于氧压的控制。一般是用厌氧培养箱通过控制5%～6%的低氧压进行培养。如利用LY-1型厌氧培养箱控制气体环境为O_2 22.2%、N_2 87.8%、CO_2 10%。

任务二　培养基的配制

一、操作目的

（1）熟悉配制培养基的基本流程。
（2）学会液体培养基、固体培养基及半固体培养基的配制。
（3）了解培养细菌、放线菌、真菌的培养基的制备方法。

二、操作原理

将碳源、氮源、无机盐、生长因子、水等物质混合在一起，再调节适宜的pH值，就成了供微生物生长繁殖的培养基。由于这些原材料中含有各种微生物，而培养基是提供微生物纯培养用的，故配制后应经灭菌呈无菌状态。

不同的微生物所需的营养成分不同，培养基的组成也不同。培养一般细菌通常用牛肉膏蛋白胨培养基；培养放线菌常用高氏1号培养基；培养真菌常用沙保琼脂培养基。

每种培养基都可配制成液体、固体及半固体三种物理状态以满足不同的培养目的。液体培养基、固体培养基、半固体培养基的区别在琼脂加量上。不加琼脂，为液体培养基；若加入1.5%～2%的琼脂，即成为固体培养基；若加入0.2%～0.5%的琼脂，即为半固体培养基。琼脂加热至100℃时熔化，再冷却到45℃时又凝固，主要用作赋形剂（凝固剂）。

三、所用器材及试剂

（一）器材

三角瓶、量筒、试管、吸管、漏斗、棉花、牛皮纸、纱布、记号笔、麻绳、1000ml的大烧杯或小铝锅、托盘天平等。

（二）试剂

牛肉膏、蛋白胨、氯化钠、蒸馏水、琼脂、可溶性淀粉、磷酸二氢钾、硫酸亚铁、硫酸镁、硝酸钾、葡萄糖、1mol/L NaOH溶液和同浓度的盐酸溶液、广泛pH试纸等。

四、操作方法

（一）液体培养基：营养肉汤培养基的制备

1. 培养基配方

牛肉膏浸出粉	3.0g	蛋白胨	10.0g
氯化钠	5.0g	蒸馏水	1000ml
pH	7.2～7.4		

2. 配制方法

（1）称量　按培养基配方依次准确地称取牛肉膏、蛋白胨、氯化钠，放入1000ml的大烧杯中。一些不易称量的成分，如牛肉膏，可用玻璃棒挑取牛肉膏，放入已知质量的小烧杯或表面皿中称量，用热的蒸馏水溶化后倒入大烧杯中。

（2）溶解　在上述大烧杯中，加入约900ml的蒸馏水，用玻璃棒搅匀，然后在石棉网上加热，使各成分充分溶解。补足1000ml水量。

（3）调pH　逐滴加1mol/L NaOH，用玻棒搅匀。在滴加的过程中，用玻棒蘸取培养基点在广泛pH试纸上，对照pH值，调至pH 7.6。如果pH值调过头，可用1mol/L HCl回调。

（4）分装　将配制的培养基分装入试管或三角瓶内。试管的装量不超过管高1/4；三角瓶的装量以不超过三角瓶容积的一半为限。分装通常使用大漏斗，漏斗下口连有一段橡皮管，橡皮管下面再接一根玻璃滴管，橡皮管上夹一弹簧夹（图5-1）。

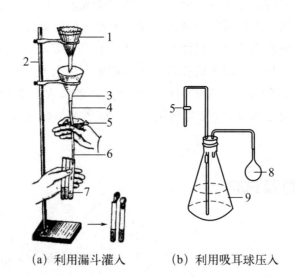

图 5-1　培养基的分装
1—过滤漏斗；2—铁架台；3—三角漏斗；4—乳胶管；5—弹簧夹；
6—玻璃滴管；7—试管；8—吸耳球；9—培养基

（5）加塞、包扎　分装培养基结束后，加塞（图 5-2、图 5-3）、用牛皮纸将棉塞部分包好，并用记号笔注明培养基的名称、组别、日期。

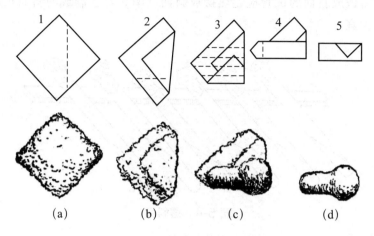

图 5-2　棉塞的制作过程

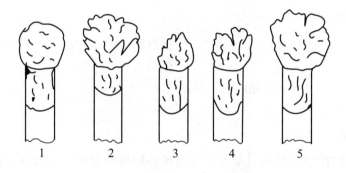

图 5-3　试管棉塞的规范要求

1—正确式样；2—管内部分太短，管外部分太松；3—外部过小；
4—整个棉塞太松；5—管内部分过紧，外部太松

（6）灭菌　装入高压灭菌锅，103.42kPa，121.3℃，灭菌 20～30min。
（7）无菌检查　将灭菌的培养基抽样置 37℃ 温箱（或培养箱）内，培养 24～48h，证明无菌生长后才可使用。

（二）固体培养基：营养肉汤琼脂培养基的制备

1. 培养基配方

牛肉膏	3.0g	蛋白胨	10.0g
氯化钠	5.0g	琼脂	14g
水	1000ml	pH	7.2～7.4

2. 配制方法

肉汤琼脂培养基与肉汤培养基的区别仅在于有无琼脂。配制过程中，条状琼脂先用剪刀剪成小段（或使用琼脂粉），然后加入肉汤培养基中，加热过程中应注意不断搅拌，

以防琼脂糊底。溶化后用热水补足 1000ml 水量，再按（一）的方法进行调 pH、分装、加塞、包扎及灭菌。

灭菌后，需做成斜面的试管应趁热摆成斜面（图 5-4）。制成的斜面长度以不超过试管总长的一半为宜。

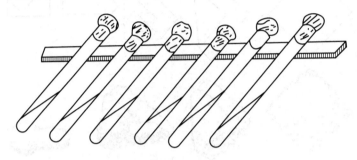

图 5-4 摆斜面

（三）肉汤琼脂半固体培养基的制备

1. 培养基配方

牛肉膏	3g	蛋白胨	10g
氯化钠	5g	琼脂	2～5g
蒸馏水	1000ml		
pH	7.4		

2. 配制方法

肉汤琼脂半固体培养基的制备方法与肉汤琼脂培养基的区别仅在于配方中琼脂的量减少了，其他过程相同。分装小试管时，以不超过试管高度的 1/3 为宜。调 pH、加塞、包扎，经高压蒸汽灭菌后，直立冷却即成。

（四）高氏 1 号培养基（培养放线菌用）

1. 培养基配方

可溶性淀粉	20g	氯化钠	0.5g
磷酸二氢钾	0.5g	硫酸亚铁	0.01g
硫酸镁	0.5g	硝酸钾	1g
琼脂	20g	蒸馏水	1000ml
pH	7.2～7.6		

2. 配制方法

（1）加约 500ml 蒸馏水于小铝锅中，在电炉上加热。

（2）称量：按配方依次称取氯化钠、磷酸二氢钾、硫酸亚铁、硫酸镁、硝酸钾，加入小铝锅中，搅匀。可溶性淀粉另称在 100ml 的烧杯中加入约 50ml 的蒸馏水调成糊状，待培养液沸腾时加入小铝锅中，边加边搅拌，以防止糊底。

（3）加入琼脂（剪碎的）煮沸至完全溶化，整个过程要不断搅拌，以防止糊底。

(4) 用热水补足 1000ml 水量，按（一）方法调 pH 至 7.4～7.8。
(5) 加塞、包扎及灭菌。
(6) 灭菌后趁热摆斜面。

（五）沙保琼脂培养基（培养真菌用）

1. 培养基配方

| 蛋白胨 | 10g | 葡萄糖（或麦芽糖） | 40g |
| 琼脂 | 20g | 蒸馏水 | 1000ml |

2. 配制方法

(1) 称量：按配方依次称取蛋白胨、琼脂（剪碎），加入约装 800ml 水的小铝锅中，加热，不断搅拌使琼脂溶化。
(2) 琼脂完全溶化后称取葡萄糖（或麦芽糖）加入小铝锅中，搅匀使溶解。
(3) 用热水补足 1000ml 水量。pH 自然。
(4) 加塞、包扎及灭菌。
(5) 灭菌后趁热摆斜面。

五、注意事项

(1) 溶化琼脂时，要充分搅拌，以防糊底。
(2) 蛋白胨易吸潮，称取时动作要迅速。
(3) pH 值不要调过头，以免回调而影响培养基内各离子的浓度。
(4) 经高压灭菌后，培养液 pH 略有降低，故在调整培养液 pH 时，一般比配方要高出 0.2。
(5) 分装培养基时，玻璃吸管口不要触及试管口的壁，以免培养基沾到试管口的壁而造成污染。
(6) 淀粉、黄豆粉、玉米粉等要调成糊状后加入沸水中，否则会结块。
(7) 葡萄糖等糖类要在琼脂完全溶化后加入，以减少多次加热造成的破坏。
(8) 若培养基成分中有微量元素，微量元素需用量少，不易称量，可先配成高浓度的溶液按比例换算后取一定体积的溶液加入。
(9) 对一些特殊的培养基，配制有特殊的要求，要按具体说明配制。

任务三 接种技术

一、操作目的

(1) 掌握常用接种工具的使用。

(2) 掌握斜面培养基接种法。
(3) 了解半固体培养基接种法。
(4) 熟悉液体培养基接种法。

二、操作原理

要想让微生物在培养基上按要求生长，必须使用适当的接种工具，掌握一定的接种技术。

一般酒精灯火焰周围 10cm 处是无菌的；无菌超净台吹出的风是无菌的。用接种环或接种针就着酒精灯火焰或在无菌超净台上，将微生物从某一固体培养基表面或液体培养基中移到另一含有适宜营养成分的固体培养基表面或液体培养基中，经培养就能得到纯培养的微生物。细菌的接种方法有：肉汤琼脂平板接种法、肉汤琼脂斜面培养基接种法、液体培养基接种法、肉汤琼脂半固体培养基接种法。

三、所用器材及试剂

（一）器材

接种环、接种针、酒精灯、试管等。常用的接种工具见图 5-5。

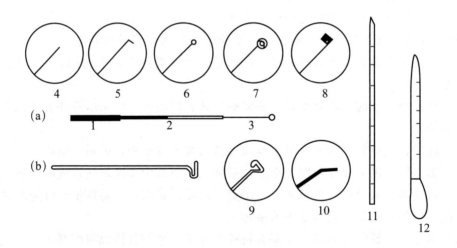

图 5-5 接种工具

（a）接种环；（b）玻璃刮铲；

1—手柄套；2—铝柄；3—镍铬丝；4—接种针；5—接种钩；6—接种环；7—接种圈；
8—接种锄；9—三角形刮铲；10—平刮铲；11—移液管；12—滴管

（二）试剂

肉汤培养基、肉汤琼脂斜面培养基、肉汤琼脂半固体培养基；金黄色葡萄球菌和大肠埃希菌的混合菌液、大肠埃希菌斜面培养物、金黄色葡萄球菌斜面培养物。

四、操作前准备

配制培养基：按本项目任务二配制肉汤培养基、肉汤琼脂斜面培养基、肉汤琼脂半固体培养基。

五、操作方法

（一）斜面接种技术

1. 接种环的使用

接种环（或接种针）是用铂丝或细电炉丝做成的，使用前后都要用酒精灯火焰严格灭菌。

数字资源 5-2
接种技术视频

2. 斜面培养基接种

斜面培养基接种方法如图 5-6 所示。

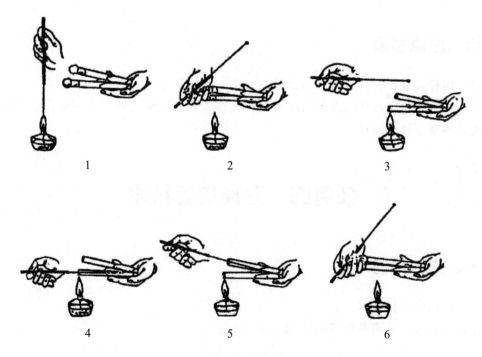

图 5-6　斜面培养基接种方法

1—接种环灭菌；2—启开棉塞；3—试管口灭菌；4—挑取菌苔；
5—接种；6—塞上棉塞

（二）液体培养基接种法

与斜面培养基接种法基本相同。不同之处是，将挑取的菌种移种至液体培养基管中，涂于液面处管壁上，再直立试管，菌种即在液体内（图5-7）。

（三）半固体培养基接种法

半固体培养基接种时使用的是接种针，其使用方法基本同接种环。接种时，将蘸取菌种的接种针从半固体培养基表面向下穿刺，但不触及管底，然后接种针再沿原路抽出。此称"穿刺接种法"（图5-8）。

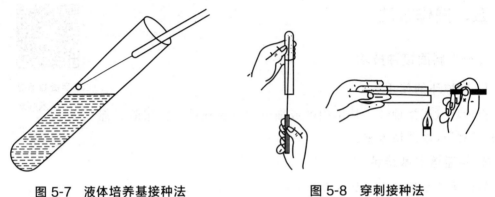

图5-7　液体培养基接种法　　　　图5-8　穿刺接种法

六、注意事项

（1）接种环或接种针在接种前后都要灭菌。

（2）接种环灭菌后伸入菌种管蘸取菌种之前，要在试管内壁上靠一靠，以冷却铂丝的温度，不至于烫伤菌种。

任务四　分离培养技术

一、操作目的

（1）掌握倒平板技术。
（2）学会各种分离单菌落的技术。

二、操作原理

将菌悬液充分稀释后，取少许接种于适宜微生物生长的培养基上，使其分散成单细胞，或在培养基的表面不断划线，将菌一个个拉开，培养后会形成一个个分散存在的菌落，即单菌落。

三、所用器材及试剂

(一)器材

接种环、吸管、酒精灯、试管、培养皿数套、玻璃刮铲等。

(二)试剂

肉汤琼脂培养基、金黄色葡萄球菌和大肠埃希菌的混合菌液、生理盐水等。

四、操作前准备

(1) 配制培养基:按本项目任务二配制肉汤琼脂培养基,分装三角瓶。
(2) 用纸包好吸管、培养皿、玻璃刮铲。
(3) 准备10根试管,每根试管装9ml生理盐水,塞上棉塞。
(4) 将上述物品于121℃高压蒸汽灭菌15min,备用。

五、操作方法

(一)倒平板

1. 熔化培养基

100℃水浴熔化肉汤琼脂培养基。

2. 倒平板

待培养基冷却至50℃左右后,取无菌培养皿,每皿倒入约20ml的培养基(如图5-9)。凝固,备用。

数字资源 5-3
分离纯化技术视频

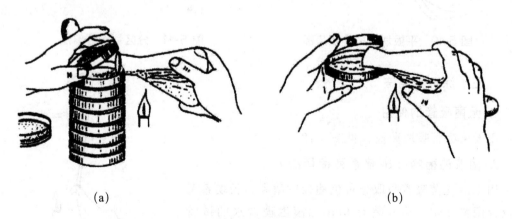

图 5-9 倒平板
(a) 皿加法;(b) 手持法

（二）琼脂平板划线分离法

平板划线分离的方法一般为分区划线法。平板划线的操作姿势见图 5-10。

分区划线分离法的步骤如下（图 5-11）。

（1）将接种环灭菌。

（2）冷却后，蘸取金黄色葡萄球菌和大肠埃希菌的混合菌液少许，划线于平板培养基表面 a 处。

（3）再将接种环灭菌。

（4）冷却后，从 a 处将菌划出至 b 处。

（5）接种环再次灭菌。

（6）从 b 处划出至 c 处。

（7）再次灭菌接种环。

（8）从 c 处划出至 d 处。

（9）将平皿倒置于 37℃ 培养箱中培养。

（10）观察结果，挑单菌落转接斜面。

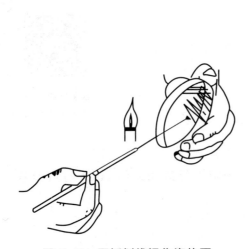

图 5-10 平板划线操作姿势图

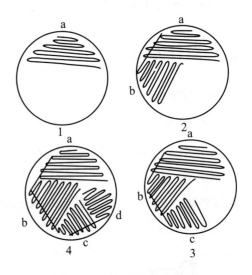

图 5-11 分区划线分离法

（三）涂布分离法

1. 无菌吸管的使用

用无菌吸管吸取菌液，见图 5-12。

2. 菌液的稀释（10 倍系列稀释法）

用 1ml 无菌吸管吸取金黄色葡萄球菌和大肠埃希菌的混合菌液 1ml，移入装有 9ml 无菌生理盐水的试管中，吹吸 3 次，使菌液混匀，即成 10^{-1} 的稀释液；再换新的 1ml 无菌吸管，吸取 10^{-1} 的稀释液 1ml，移入另一根装有 9ml 无菌生理盐水的试管中，吹吸 3 次，使菌

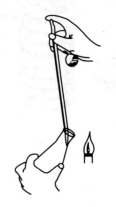

图 5-12 用无菌吸管吸取菌液

液混匀，即成 10^{-2} 的稀释液；以同样的方法连续稀释，制成 10^{-3}、10^{-4}、10^{-5}、10^{-6}、10^{-7}、10^{-8} 等系列稀释菌液（稀释的浓度视原液的浓度而定，一般做到 10^{-8}）（图 5-13）。

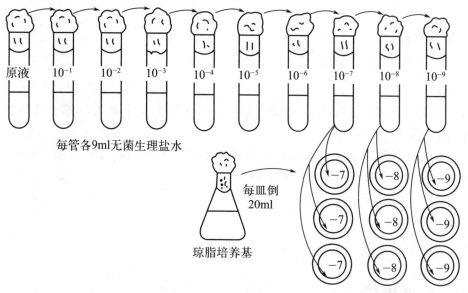

图 5-13 稀释和稀释液的取样

3. 分离

（1）取 10^{-7}、10^{-8}、10^{-9} 稀释度，用 1ml 无菌吸管吸 0.1ml 注入琼脂培养基表面，每个稀释度各做 3 皿（图 5-13）。并用记号笔标上浓度标记（若分离放线菌采用 10^{-3}、10^{-4}、10^{-5} 稀释度，分离真菌采用 10^{-2}、10^{-3}、10^{-4} 稀释度）。

（2）用无菌玻璃刮铲涂抹均匀（图 5-14）。

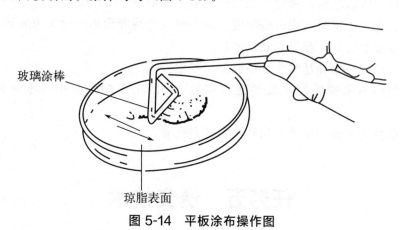

图 5-14 平板涂布操作图

（3）将平皿倒置于 37℃ 培养箱中培养。

4. 观察结果

挑单菌落转接斜面。

（四）倾注分离法

1. 熔化培养基

100℃水浴熔化肉汤琼脂培养基，待培养基冷却至50℃，放于45~50℃水浴中保温待用。

2. 菌液稀释

方法同"（三）涂布分离法"。

3. 分离

（1）用1ml无菌吸管吸1ml稀释的菌液注入无菌的空平皿内，每个稀释度各做3皿。并用记号笔标上浓度标记。

（2）取上述保温于45~50℃水浴中的培养基倒入平皿中，每皿约倒15ml，立即平面旋摇使菌液与培养基充分混匀，盖上皿盖。

（3）将平皿倒置于37℃培养箱中培养。

4. 观察结果

挑单菌落转接斜面。

六、注意事项

（1）必须严格按无菌操作法操作，接种针、接种环等在使用前后必须彻底灭菌。

（2）用接种环在培养基表面划线分离时，不要太用力，以免划破培养基。

（3）培养皿一定要倒置培养。因为平板冷凝后，皿盖上会凝结水珠，凝固后的培养基表面的湿度也比较高，将平板倒置，既可以使培养基表面的水分更好地挥发，又可以防止皿盖上的水珠落入培养基，造成污染。

（4）在量取溶液之前，吸管要先用被量取溶液润洗2~3次。

（5）要注意一个稀释度用一根吸管，涂布时一个稀释度用一根灭菌玻璃刮铲。

（6）刻度吸管应从0刻度开始放溶液。

（7）混合菌液与培养基时注意不能摇出气泡。

（8）用过的沾菌的吸管和玻璃刮铲应放入5%的苯酚溶液中浸泡灭菌以后才能清洗。

（9）有条件的实验室也可以用移液枪代替吸管。

任务五　诱变技术

一、操作目的

（1）观察诱变剂对微生物的诱变效应。

（2）初步掌握紫外诱变的基本方法。

二、操作原理

碱基类似物、羟胺、亚硝酸、烷化剂、吖啶类、紫外线和电离辐射（X射线、α射线、β射线及γ射线）等作用于菌体，会使菌体内的遗传物质DNA的分子结构发生改变，而导致菌体发生死亡或变异。在生产实践中，常用诱变方法进行菌种选育，以获得人们所需要的变种。

常选用紫外线为诱变剂，其作用的主要机制是形成胸腺嘧啶二聚体，使DNA分子的构型扭曲，进而影响它的正常复制、转录，一般情况下使DNA复制产生差错而引起诱变效应，严重时，可导致菌体死亡。然而，经紫外线照射后所形成的带胸腺嘧啶二聚体的DNA分子，在黑暗中会与一种光激活酶结合，当所形成的复合物暴露在可见光下时，会因吸收光能而发生解离，使胸腺嘧啶二聚体解聚成为单体，释放出光激活酶，此过程称为光复活作用。光复活作用会导致诱变效果丧失。

三、所用器材及试剂

（一）器材

9cm培养皿数套、6cm培养皿一个（内放一根大头针）、装有数粒玻璃珠的小三角瓶、小试管20支、大试管一支、滤纸、玻璃漏斗一个、1ml吸管数支、10ml吸管两支、玻璃刮铲数个、磁力搅拌器等。

（二）试剂

链霉菌大斜面、生理盐水、高氏1号培养基等。

四、操作前准备

（1）培养皿、玻璃刮铲及吸管用旧报纸包好。

（2）将装有数粒玻璃珠的小三角瓶塞上棉塞，用牛皮纸包扎瓶口。

（3）将滤纸折叠成菊花形放入玻璃漏斗。将漏斗插入大试管中，用纱布条固定（图5-15），在漏斗上盖两层纱布，再用牛皮纸将漏斗与大试管一起包好。

（4）将小试管插入试管架，分别装入9ml的生理盐水，塞上棉塞，用牛皮纸包好试管口。

（5）按常法配制高氏1号培养基，分装三角瓶。

（6）将上述物品于121℃灭菌15min，备用。

（7）用黑布将无菌室罩严，使成暗室。

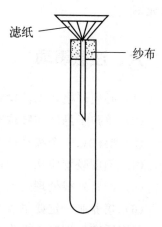

图5-15　过滤装置

五、操作方法

(1) 培养基 100℃水浴熔化后冷却至 50℃左右倒平板，凝固，备用。

(2) 取培养好的链霉菌大斜面一只，用 20ml 无菌生理盐水将孢子洗入装有数粒玻璃珠的小三角瓶中，再塞上棉塞，用牛皮纸包扎瓶口，振摇约 15min，使孢子充分分散。

(3) 用无菌漏斗过滤得单孢子悬液（原液）。

(4) 将单孢子悬液做 10 倍系列稀释，制成 $10^{-1} \sim 10^{-5}$ 系列稀释液。取 10^{-3}、10^{-4}、10^{-5} 这三个稀释度，用 1ml 无菌吸管吸 0.1ml 稀释好的单孢子悬液注入倒好的琼脂培养基表面，每个稀释度各做 3 皿，并用记号笔标上浓度标记，并写上"对照"二字，再用无菌玻璃刮铲涂抹均匀（图 5-14），将平皿倒置于 28℃培养箱中培养 4~5 天。

(5) 用无菌 10ml 吸管吸取 5ml 单孢子悬液（原液）于直径 6cm 培养皿（内放有大头针）内，盖上盖子。

(6) 将磁力搅拌器置于紫外灯下约 30cm 处。

以下各步在暗室中进行，可以开盏小红灯照明。

(7) 诱变处理前先开紫外灯稳定 15min，将待处理的培养皿连盖放于紫外灯下，打开磁力搅拌器，接着再将盖子打开，在搅拌的情况下处理 1min。照射后，盖上皿盖，关掉磁力搅拌器与紫外灯。

(8) 在红灯下，将上述经诱变处理的单孢子悬液做 10 倍系列稀释，制成 $10^{-1} \sim 10^{-3}$ 系列稀释液。取 10^{-1}、10^{-2}、10^{-3} 这三个稀释度，用 1ml 无菌吸管吸 0.1ml 注入倒好的琼脂培养基表面，每个稀释度各做 3 皿，并用记号笔标上浓度标记，再用无菌玻璃刮铲涂抹均匀，用牛皮纸将平皿包好，倒置于 28℃培养箱中避光培养 4~5 天。

(9) 观察诱变效应：取出培养好的平皿，观察菌落的变异情况，并计数，计算诱变致死率。

六、注意事项

(1) 必须严格按无菌操作法操作。

(2) 单孢子悬液在吸取前一定要摇匀。

(3) 要注意一个稀释度用一支吸管，涂布时一个稀释度用一支灭菌玻璃刮铲。

(4) 刻度吸管应从 0 刻度开始放溶液。

(5) 经紫外线处理过的单孢子悬液一定要避免见光，以防出现光复活现象。

(6) 培养皿一定要倒置培养。

(7) 诱变处理时，操作人员在打开皿盖后立刻离开，不要让紫外线直射手、脸等裸露部位太久，要注意一定的防护措施。

(8) 用过的沾菌的吸管和玻璃刮铲应放入 5% 的苯酚溶液中浸泡灭菌以后才能清洗。

知识拓展

微生物纯种分离技术发展简史

在自然界中,各种微生物之间并不是离群索居的。在任何天然环境中,都有多种微生物共同生活。每种微生物有不同的形态和生理特征,所以它们在自然界的作用和对人类的影响也必然有差异。我们要了解某种微生物对人类有害还是有益,或者目前与人类有没有什么特别密切的关系,就必须单独把这种微生物分离出来研究。这就是在无菌技术的基础上微生物学的另一项基本技术——纯种分离技术。

要从含有成亿个细胞、成百个种类微生物的样品中分离出某种微生物,并不是容易的事。第一个成功分离出纯种细菌的,是在手术中采用消毒剂的医师李斯特。关键在于他发明了一种可以取出数量可以小到 0.00062ml 牛奶的微量注射器。因为这样才可能使样品中的微生物尽可能少。他用不含任何微生物的灭过菌的水稀释极少量的牛奶,再把稀释的牛奶分装在几个灭过菌的酒杯中,成功地分离出现在在制造酸奶中还在采用的乳酸链球菌。这种方法经过 100 多年的改进,现在仍然是一种分离纯种微生物的常用方法,叫作系列稀释法。

李斯特的方法毕竟太麻烦了。比李斯特早几年,有位科学家把要分离的样品用灭菌后的水稀释后放在煮熟的马铃薯片上,在温暖的地方培养几天后,马铃薯上长出星星点点的五颜六色的菌落。当时这位科学家认为至少有一部分菌落是由一个细胞繁殖形成的,如果重复几次,就可以分离到纯培养物。不过,真正解决问题的纯种分离方法,是著名的德国医师、伟大的微生物学奠基人之一科赫和他的研究小组建立起来的。科赫在明胶中加上一些营养物质(例如肉质),加热熔化后倒在一片灭过菌的玻璃片上,待其凝固后,用在火焰上烧红过,因而烧死了全部原来附着的微生物的白金丝蘸上一点要分离的样品(因为白金丝烧红后很快便会冷却,立即用来蘸样品时也不会烧死样品中需要分离的微生物。现在用电炉丝代替,价格便宜多了,这就是今天常见的接种针),在凝固的明胶上轻轻划动,使样品中的很少量微生物沾在明胶上,然后用玻璃罩盖上玻璃片,以防空气中的杂菌落下污染。几天后,明胶板上便长出一个个彼此分开的菌落。这种方法叫作划线分离法。由于明胶是透明的,所以很容易观察。但是,明胶在20℃多会熔化,在一般细菌生长需要的37℃下不能成为固体,菌落便不可能形成。科赫的助手黑塞在他妻子的提示下,发现用洋菜(学名叫琼脂,一种做果酱的植物胶)代替明胶,可以克服明胶在37℃会熔化的缺点;另一位助手又设计了一种圆形的有边的,可以对着盖起来的培养器具,使得熔化的洋菜或明胶不会随便乱流,又可以避免污染杂菌,这就是每个微生物学工作者都非常熟悉的培养皿。从 19 世纪 80 年代起,这些分离微生物的特殊用具,成了微生物学实验室必备的特征性物品,至今依旧。我们会提出一个疑点:这些在马铃薯片或琼脂上长出的菌落真是由一个微生物细胞繁殖来的吗?可能不是。为了排除这个疑点,当时人们采用反复多次,并仔细用显微镜检查的办法。后来,有人发明了可以在显微镜下用极细的玻璃丝挑取单个细胞的工具——单细胞分离器，纯种分离的技术便成熟了。长期实践的经验告诉我们，尽管不用单细胞分离器有一定风险，但是用稀释法或划线分离法，在适当重复操作后，在很大程度上可以达到纯种分离的目的。

为了获得单一类型微生物，即纯培养物，微生物学家通常采用称作富集培养的技术。所谓富集，就是指在分离纯培养之前，通过这种技术使需要分离的对象在培养基中尽量生长得多一点。为了富集，首先要选择好适合对象微生物的培养基，微生物学家称为选择性培养基。例如，当我们想分离有固氮作用的细菌时，在培养基中可以加糖，但不能用含氮的营养物。在这种培养基中加入一小撮土壤，便只有那些能够利用大气氮的微生物得以生长，因此该培养物就会富含固氮细菌。自然，一旦它们开始生长，有些固定下来的氮就会被土壤接种物中的其他细菌所利用，而随着后者的生长，培养物将变得相当混杂。但培养物中会富含固氮细菌，至少在培养初期是如此。同样，若想得到硫细菌，可在培养基中保留铵盐，并以含硫的营养物取代糖；以硫酸铁代替糖则有助于铁细菌的生长。还可以采用不变更培养基组成而只改变酸度的办法，因为弱酸性含糖培养基有利于酵母菌和霉菌的生长，而细菌却不喜欢这种环境。要分离厌氧细菌，可以让培养基和空气隔绝，简便的方法是使培养基装满到瓶口并塞紧来富集。

同样的原理，我们如果想得到具有某种特定功能的微生物，首先可以用选择培养基来进行富集。如果我们想得到能够分解橡胶或塑料的微生物，就可以在培养基中加进橡胶或塑料。虽然我们在自然界中可以见到一些对简单的富集技术无动于衷的微生物，但一般来说，富集培养是寻求微生物纯培养的第一步。

然而，医学微生物学家不太采用富集培养方法，原因很简单，因为从一位受感染的患者身上取得的样品就是一份富集培养物，因此医学科学可立即进行第二步工作，即从富集了的微生物中把纯菌株分离出来。

不过我们在实验室中分离纯化的微生物是否与自然界实际存在的完全一致呢？这是个问题。已故的荷兰卓越微生物学家克鲁维教授早就指出，所有的细菌培养物均是实验室的人工产物，为了适应实验室的生长条件，这些微生物的特性已经起了变化。一个简单的例子是引起伤寒的细菌伤寒杆菌，当刚从伤寒病患者体内分离出来时，常常需要向培养基中补加一种氨基酸促进它们生长，但在实验室中培养几次后，它们容易丧失此种特性，即变得能够自己制造这种氨基酸了，当用该菌株去感染实验动物并再度分离它时，它又恢复了需要氨基酸的这一特性。微生物具有惊人的适应性，由此可见一斑。所以我们必须牢记，不要把实验室中微生物材料的表现完全等同于它们在自然环境中的情况。

学习总结

知识点导图

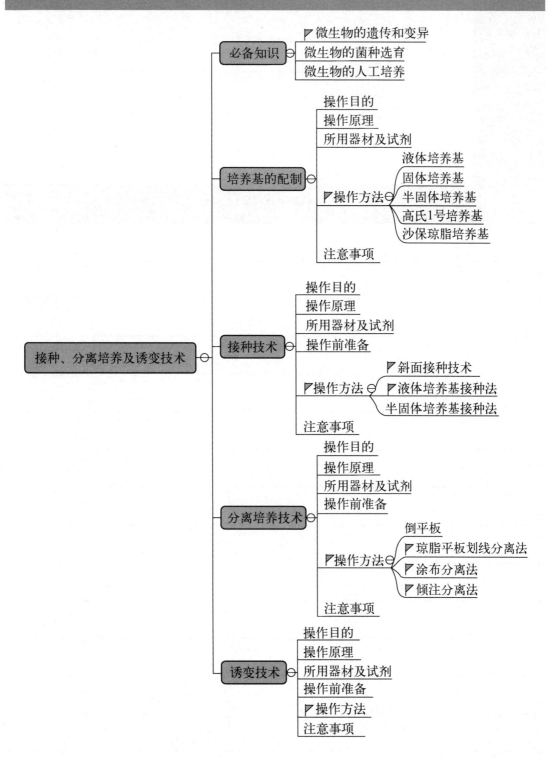

	自学引导
重难点释疑	
课后巩固指导	
	自学梳理

课后实践

一、复习思考题
1. 为什么接种环接种前后都要灭菌？
2. 为什么接种要无菌操作？
3. 固体琼脂平板为什么要倒置培养？

二、实践练习题
1. 如何利用肉汤琼脂半固体培养基鉴别大肠埃希菌和金黄色葡萄球菌？
2. 如何处理沾菌的试验用具？

三、实操试题及评分标准
细菌如何接种，请操作。

扫一扫

答案解析

技能六　细菌接种

序号	操作项目	操作内容	分值	分项分值	评分要点	得分
1	准备	1. 实验着装	10	5	1. 着工作服顺序正确，仪容整洁	
		2. 准备、整理实验器材		5	2. 将接种环、待接斜面等所需材料放入超净工作台，打开紫外灯，灭菌15min后关掉紫外灯	
2	消毒	1. 手的消毒	10	3	1. 用镊子夹取酒精棉球放入手中，仔细擦拭整个手面，擦拭到位	
		2. 菌种的消毒		4	2. 从菌种盘中正确取出细菌菌种试管，用酒精棉球擦拭管口及棉塞	
				3	3. 打开鼓风机与照明设备	
3	接种	操作接种	65	6	1. 双手拿细菌菌种进入超净工作台，准备操作	
				4	2. 进入后再消毒	
				2	3. 点燃酒精灯	
				8	4. 左手拿空白斜面和菌种，两管口对齐，右手拿接种环，姿势正确	
				20	5. 灼烧接种环，姿势正确	
				10	6. 正确取下棉塞，取菌、接菌	

续表

序号	操作项目	操作内容	分值	分项分值	评分要点	得分
3	接种	操作接种	65	10	7. 接种完毕，盖好棉塞、灼烧接种环	
				5	8. 拿出已接斜面	
4	培养	培养	5	5	放入培养箱中37℃培养18~24h后观察结果	
5	文明操作	1. 有无器皿的破损	10	5	1. 无损坏	
		2. 操作结束后整理现场		5	2. 清理操作台面	
	总分		100	100		

项目六
微生物分布测定技术

学习目标

知识目标 1. 了解微生物的分布情况,学会制药过程中微生物的控制要点
2. 学会检测空气、水、皮肤、口腔、土壤中的微生物

能力目标 1. 会从空气、水、皮肤、口腔、土壤中分离检测微生物
2. 会用血细胞计数板直接测定微生物的总数
3. 会用测微尺测量微生物细胞的大小

素质目标 1. 培养学生严谨、自律的良好职业素养
2. 培养学生的创新精神和实践能力

扫一扫

教学PPT

情景导入

2008年10月,国家食品药品监督管理总局接到某省食品药品监督管理局报告,本省6名患者使用了标示为某制药厂生产的两批刺五加注射液出现严重不良反应,其中有3例死亡。同年10月7日,国家食品药品监督管理总局同卫生部组成联合调查组,在各地方政府及相关部门的配合下,对事件原因展开调查检验。

经查,这是一起由药品污染引起的严重不良事件。该药业公司生产的刺五加注射液部分药品在流通环节被雨水浸泡,使药品受到细菌污染,后被更换包装标签并销售。中国药品生物制品检定所、该省食品药品检验所在被雨水浸泡药品的部分样品中检出多种细菌。此外,该公司包装标签管理存在严重缺陷。公司管理人员质量意识淡薄,包装标签管理不严,提供包装标签说明书给销售人员在厂外重新贴签包装。该公司的上述行为严重违反《药品管理法》的规定,依法应按假药论处。

导学讨论:1. 分析案例为什么被雨水浸泡样品中会检测出细菌。
2. 如何测定雨水中的微生物?

情景解析

_____

_____

重难点分析

学习重点　1. 微生物在自然界的分布特点
　　　　　2. 如何测定空气、水、皮肤、口腔、土壤中微生物
学习难点　1. 水中大肠菌群数的检测
　　　　　2. 从土壤中分离和纯化放线菌技术

思政小课堂

在项目六中我们将学习有关微生物的分布测定技术，主要介绍微生物分布必备知识；空气中微生物分布测定技术；水中细菌总数和大肠菌群数的检测技术；皮肤、口腔中微生物分布测定技术以及微生物数目直接测定技术、大小测定技术。实事求是是药检工作每个环节都必须遵守的金科玉律；尊重事实是药检工作人员最基本的职业道德。同学们要充分认识到微生物分布测定技术的重要性，在实训时严格按照操作规范，真实、准确地记录实训数据，认真分析实训结果，逐步养成视实事如生命的工作态度。

微生物在自然界中分布广泛，主要存在于土壤、空气、水、物体表面、生物体体表及与外界相通的腔道中。由于药物制剂中的微生物主要来自制药设备、原料、包装和厂房所处环境，因此，学习并掌握微生物的分布测定技术，在制药领域中具有十分重要的意义。

任务一　必备知识——微生物分布知识

一、微生物在自然界中的分布

微生物种类繁多、繁殖快、适应性强并能通过水流、空气到处传播，因此它广泛分布于自然界中。无论是土壤、水还是空气中甚至高山、深海、人迹罕至的冰川、温度极高的温泉和火山口中都有微生物的足迹。它对自然界的物质循环、生态平衡起着极其重

要的作用。可以说没有微生物就没有自然界。

1. 土壤中的微生物

土壤具有微生物生长发育的良好环境，土壤中聚集的微生物种类包括细菌、放线菌、真菌、藻类、原生动物和病毒。分布特点是：日光直射、缺少水分的贫瘠土壤及无植被的土壤中微生物数量较少；有机质丰富、水分充足的离地面 10～20cm 深处微生物的数量较多，每克土壤中通常含几亿到几十亿个，再往下，随着深度的增加，微生物的种类和数量逐渐减少。

2. 水中的微生物

水中微生物主要来自土壤、空气、动物排泄物、动植物尸体、工厂和生活污水等。而在泉水与海洋中因其特殊的条件，有其固有的微生物类群。水中微生物的种类很多，分布是不均匀的，受水的类型、有机物的含量、微生物的拮抗作用等种种因素影响。一般地下水中的微生物较地表水中的少，流动水中的微生物少于静止水中的，流水中的微生物比近岸水中的少。

水中的病原菌有伤寒沙门菌、志贺菌属、霍乱弧菌等，主要来自患者、病畜的粪便污染。由于病原菌数量少，不易检查，而粪便中含有大量的大肠埃希菌，因此一般采用测定大肠埃希菌的数量来作为水被粪便污染的标志，如果水中大肠埃希菌超过一定数量，则说明水被粪便污染，可能含有病原菌。

我国饮用水的卫生标准：细菌总数每毫升不得超过 100 个，每 1000ml 水中不能超过 3 个大肠菌群数。

水蒸气是无菌的，所以在制药过程中必须用新鲜蒸馏水，以免微生物及其代谢产物影响药品质量。

3. 空气中的微生物

尽管空气中营养缺乏，且受紫外线照射，不适宜微生物的生长繁殖，然而，空气中却含有相当数量的微生物。它们主要来自土壤飞扬起来的尘土、小水滴、人和动物体表的干燥脱落物以及通过唾液飞沫、咳嗽、痰、打喷嚏等方式排出的呼吸道废物。它们附着在短暂悬浮于空气中的尘土和液滴中随气流在空气中传播。所以，尘埃越多，人口越稠密，微生物也越多，一般在畜舍、公共场所、宿舍、医院、城市街道的空气中微生物的数量最多，而海洋、高山、森林地带和终年积雪的山脉及高纬度地带的空气中，微生物的数量少。

空气中常见的微生物有：细菌、霉菌的孢子及酵母菌、放线菌等非致病菌；有时还有病原微生物，如结核杆菌、白喉杆菌、葡萄球菌、链球菌、肺炎双球菌、流感病毒、脊髓灰质炎病毒等。大部分微生物在空气中存活时间只有数秒，有的则能存活几周、几个月甚至更长的时间。一些抵抗力比较强的微生物存活时间较长，例如细菌中的芽孢杆菌、小球菌、八叠球菌等，霉菌中的青霉、曲霉、镰刀霉、毛霉、根霉、野生酵母等，以及少数放线菌。一般病原微生物在空气中容易死亡，但结核杆菌、白喉杆菌、葡萄球菌、链球菌、肺炎双球菌、炭疽杆菌、流感病毒、脊髓灰质炎病毒、SARS 病毒等，也可在空气中存活一段时间。

空气中的病原微生物易引起呼吸道疾病和创口感染，因此，医院病房、门诊部、手术室应进行空气消毒，以免病原菌散布；空气中的微生物还会污染培养基、生物制品、药物制剂等，因此菌种接种室、无菌制剂生产车间都应进行空气消毒以保证产品质量。

甲型链球菌（图6-1）是人呼吸道菌群中最常见的细菌，可以通过测定甲型链球菌的指标测定空气被微生物污染的程度。

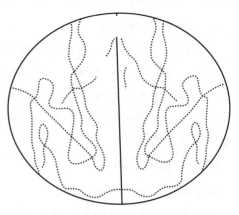

图 6-1　甲型链球菌形态图

二、微生物在正常人体中的分布

当致病菌侵入人体后，有可能导致人体生病，那么正常人体是否就不存在任何菌呢？不是。在正常人体的体表及与外界相通的腔道中分布着种类甚多的微生物（表6-1）。这些在正常条件下，寄居在人体，对人体无害的微生物叫正常菌群。

正常情况下，正常菌群不仅与人体保持一个平衡状态，而且菌群之间也互相制约，所以不使人生病，有些菌甚至还对人有益，如肠道中的大肠埃希菌能为人体合成B族维生素和维生素K，双歧杆菌具有抗衰老作用。

表 6-1　正常人体常见微生物

部位	常见微生物
皮肤	葡萄球菌、类白喉杆菌、粪链球菌、枯草杆菌、变形杆菌、铜绿假单胞菌、真菌
口腔	葡萄球菌、链球菌、肺炎球菌、乳酸杆菌、类白喉杆菌、梭形杆菌、类杆菌、放线菌、螺旋体、支原体、白念珠菌
肠道	葡萄球菌、链球菌、大肠埃希菌、产气杆菌、变形杆菌、铜绿假单胞菌、破伤风杆菌、双歧杆菌、类杆菌、白念珠菌、腺病毒
呼吸道	葡萄球菌、链球菌、肺炎球菌、大肠埃希菌、铜绿假单胞菌、变形杆菌、支原体、真菌、腺病毒
眼结膜	葡萄球菌、结膜干燥杆菌
外耳道	葡萄球菌、铜绿假单胞菌、抗酸杆菌、类白喉杆菌
尿道	（男）葡萄球菌、类白喉杆菌、大肠埃希菌、耻垢杆菌 （女）葡萄球菌、大肠埃希菌、变形杆菌、革兰阳性球菌
阴道	葡萄球菌、链球菌、大肠埃希菌、乳酸杆菌、阴道杆菌、类杆菌、双歧杆菌、支原体、白念珠菌

但当机体的正常保卫功能减弱，如受凉、感冒、过度疲劳、大面积烧伤、患慢性消耗性疾病或癌症时，或寄居部位改变，如寄居于肠道的大肠埃希菌因外伤、手术、留置导尿管等进入腹腔、泌尿道或血液时，正常菌群就会引起疾病，称条件致病菌。

若长期服用抗生素抑制或杀死其中的某些微生物，导致另一些耐药的微生物得以大量繁殖，正常菌群各微生物间的平衡被打破，称菌群失调。严重菌群失调而引起疾病者，称为菌群失调症。临床上又称为二重感染。

三、制药设备、原料、操作人员、包装、厂房建筑的要求

药物制剂中的微生物主要来自制药设备、原料、操作人员及药品的包装和所处的厂房环境。

1. 制药设备

设备、工具等要求结构简单，尽量无角、无缝、易于清洗和消毒，生产前后都要进行清洗和消毒。

2. 原料

要选用含较少微生物的原材料，并对原材料进行消毒或灭菌。同时注意贮藏原材料及成品的环境要保持干燥。

3. 操作人员

要求操作人员健康无传染病，保持良好的卫生习惯，操作前清洗和消毒双手，穿上专用的工作衣帽，操作时减少流动与讲话。

4. 包装

用于药品包装的容器及材料若带菌，或包装设计、贮存不合理，会对药品造成二次污染。因此，对于可使水分通过的本身易长菌的软木塞及盖内硬纸片，应先用防腐剂处理再用于药品包装。不同规格药品的包装操作应分开，以防交叉污染和混杂。包装后的药品应根据不同的药，采用合理的方法进行贮藏。如：片剂、丸剂等制剂应贮存在阴凉干燥处；糖浆剂要用干燥灭菌的容器装满密封，于30℃以下恒温避光贮存；露剂应装于无菌棕色小口瓶中，密封瓶口，于阴凉处贮存。无论哪种制剂的贮存都应注意空气的相对湿度。

5. 对厂房建筑的要求

药厂的环境需整洁，空气、场地、水质应符合药品生产的要求。厂区应按行政、生活、生产、辅助系统等划分，考虑生产时的相互影响，考虑地理位置、风向合理布局。

车间应根据对产品质量的要求，按洁净等级的不同划分为一般生产区、控制区和洁净区。一般生产区，如化验室、药品的外包装工段等，对洁净等级不做要求；控制区，如非无菌原料药的"精烘包"工序、片剂或胶囊生产的全过程等，洁净等级为10万级到30万级；洁净区，如无菌原料药的"精烘包"工序、粉针剂的分装等，洁净等级为1万级或局部100级。

药品生产的典型工艺流程对环境的洁净等级要求如图6-2至图6-7所示。

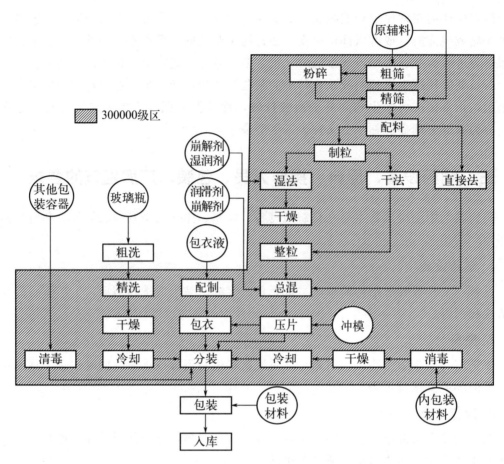

图 6-2 片剂生产的工艺流程对环境的洁净等级要求

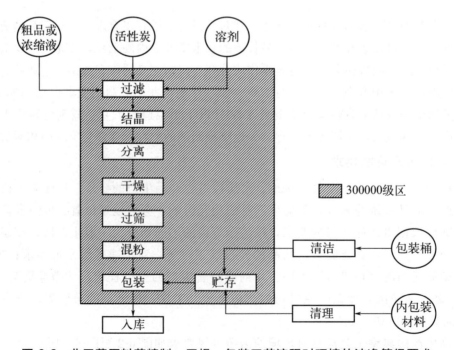

图 6-3 非无菌原料药精制、干燥、包装工艺流程对环境的洁净等级要求

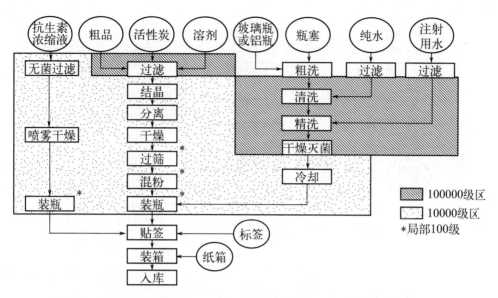

图 6-4 无菌原料药精制、干燥、包装工艺流程对环境的洁净等级要求

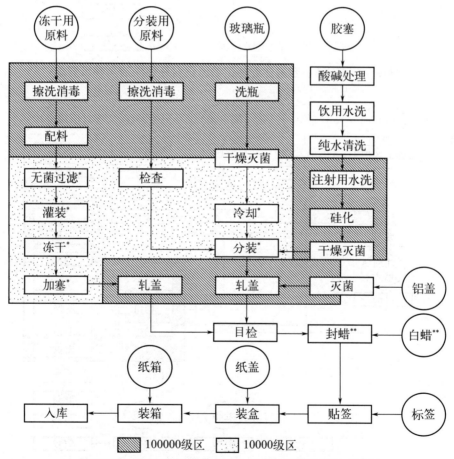

图 6-5 无菌分装注射剂工艺流程对环境的洁净等级要求

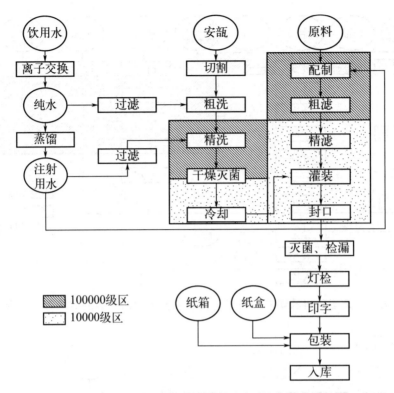

图 6-6 可灭菌小容量注射剂工艺流程对环境的洁净等级要求

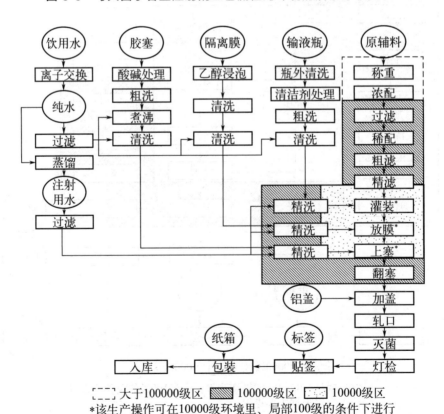

图 6-7 可灭菌大容量注射剂工艺流程对环境的洁净等级要求

制药洁净车间的布置及各项设施均要达到防止污染及交叉污染的要求。墙壁和天花板的表面均应平整光滑、无裂缝、不积聚静电，所有设施，包括管道、灯座和通风口不能有难以清洗的隐窝处，要有利于反复清洗和消毒。洁净度高的车间应是密封式建筑，采用过滤通风装置，并经常用紫外灯或化学消毒剂喷洒消毒，以杀灭空气中的微生物。

人员及物料进出必须按要求的程序进行净化，如图6-8至图6-10。

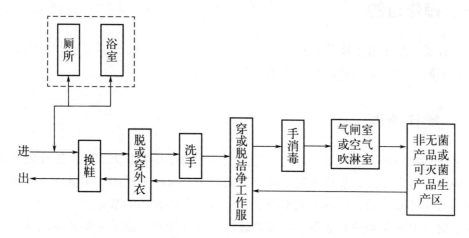

图 6-8　进入非无菌产品或可灭菌产品生产区的人员净化程序

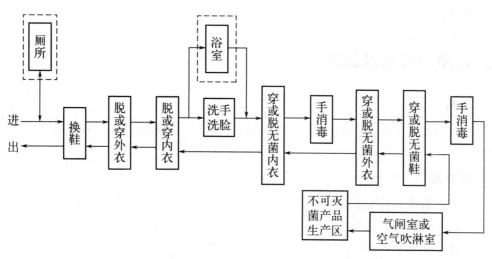

图 6-9　进入不可灭菌产品生产区的人员净化程序

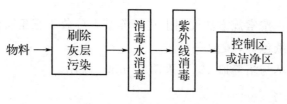

图 6-10　物料净化程序

任务二　空气中微生物分布测定技术

一、操作目的

（1）验证空气中微生物的存在。
（2）掌握空气中微生物的检测方法。

二、操作原理

悬浮在空气中的微生物落在适宜于它们生长的固体培养基表面，在适宜温度下培养一段时间后，每个分散的菌体或孢子就会形成一个个肉眼可见的细胞群体即菌落，通过观察菌落的特征和计数，就可大致鉴别空气中微生物的种类和数量。

测定空气中微生物的方法很多，有滤过法、沉降法等，这里主要介绍沉降法。沉降法是利用带微生物的尘粒或液滴因重力自然落在培养基表面来进行测定的。实验证明，在空气中暴露 10min 后，每 100cm^2 培养基表面生长的菌落数相当于 20L 空气中所含有的微生物数。

三、所用器材及试剂

1. 器材

菌落计数器（JLQ-ST 或 JLQ-S2）、酒精灯、28℃培养箱、37℃培养箱、无菌平皿若干套。

2. 培养基

（1）牛肉膏蛋白胨琼脂培养基。
（2）查氏培养基。
（3）高氏 1 号培养基。

四、操作前准备

（1）培养基制备：按常规方法配制上述培养基，分装于三角瓶内。
（2）培养皿用报纸包好，6 皿一包。
（3）将上述培养基与培养皿 121℃灭菌 15min，备用。

五、操作方法

(1) 熔化培养基　100℃水浴加热使培养基熔化。

(2) 倒平板　将已熔化的培养基冷却至50℃左右（将三角瓶握于手心能忍受为度），每个平板约倒20ml，每种培养基各倒6皿。

(3) 检测

① 对每种培养基的培养皿编号：0、1、2、3、4、5。

② 将这6皿培养皿置于同高度（约1m）的平台上，0号与3号置于室内中央，1、2、4、5号分别置于室内四周。

③ 0号培养皿不打开皿盖，以作对照；其他培养皿打开皿盖，使培养基暴露于空气中，10min后盖上皿盖。

(4) 培养：将牛肉膏蛋白胨琼脂培养基平板置于37℃培养箱中倒置培养24h。将查氏培养基平板和高氏1号培养基平板置于28℃培养箱中倒置培养48h。

(5) 观察并记录结果。

(6) 计算出每立方米空气中的活菌数。

按照100cm²培养基放置于空气中10min相当于接受20L空气中活菌数的理论计算

$$100cm^2 \text{培养基菌落数} = [\text{每块平板菌落数}/(\pi r^2)] \times 100$$

故

$$\text{每立方米空气中的活菌数} = (100cm^2 \text{培养基上平均菌落数}/20) \times 1000$$

式中，r 为平板底半径，cm。

六、注意事项

(1) 倒平皿时培养基的温度不能太高，否则，培养皿盖上会有许多冷凝水，易造成污染。倒平皿时注意无菌操作。

(2) 培养时培养皿要注意倒置培养。

(3) 计算菌落时，菌落边缘互相重叠的要分开计算。

任务三　水中细菌总数和大肠菌群数的检测技术

一、操作目的

(1) 验证水中存在微生物。

(2) 掌握水中细菌总数和大肠菌群数的检测方法。

二、操作原理

水中含有一定数量的微生物，我国饮用水的卫生标准是细菌总数每毫升不得超过 100 个，每 1000ml 水中不能超过 3 个大肠菌群数。

将水涂布于营养琼脂表面，经培养后水中的细菌就会生长，形成肉眼可见的菌落。应用平板菌落计数法，由于计算的是平板上形成的菌落，故能直接反映检样中活菌的数量。

水中检出大肠菌群就说明水被粪便污染。

大肠菌群是指在乳糖培养基中，经过 24h 的培养，能发酵乳糖并产酸产气的一群兼性厌氧的革兰阴性的无芽孢杆菌。

水中大肠菌群的检测常用多管发酵法和滤膜法。多管发酵法适用于各种水样，但操作繁琐、耗时。滤膜法简单、快速，但杂质较多的水样由于易堵塞滤膜，不能用此法。

滤膜法所用的滤膜是一种微孔滤膜，将水样倒入无菌的放有滤膜的抽滤器中，经过抽滤，细菌就被截留在滤膜上，再将滤膜贴在大肠菌群选择性培养基的表面，经过培养后鉴定滤膜上生长的大肠菌群菌落，计算出每升水样中的大肠菌群数。

三、所用器材及试剂

（一）水中细菌菌落总数的测定

1. 器材

三角瓶数只、具塞的三角瓶数只、培养皿数套、1ml 移液管数支、10ml 移液管数支、试管若干。

2. 试剂

牛肉膏蛋白胨琼脂培养基；灭菌无菌生理盐水装在试管（18mm×180mm）中，每管 9ml。

（二）大肠菌群数的检测

1. 器材

漏斗、醋酸纤维素滤膜、抽滤瓶、培养皿数套、镊子。

2. 试剂

伊红美蓝琼脂培养基（EMB）、乳糖蛋白胨半固体培养基。

四、操作前准备

（1）培养基配制
① 牛肉膏蛋白胨琼脂培养基按常法配制，分装三角瓶。

② 伊红美蓝琼脂培养基：蛋白胨、磷酸盐和琼脂溶于水，调 pH 后分装三角瓶，乳糖另装一三角瓶中。

③ 乳糖蛋白胨半固体培养基：按常法配制，分装试管。

(2) 三角瓶、具塞的三角瓶、漏斗、抽滤瓶、镊子、培养皿、1ml 移液管、10ml 移液管用旧报纸包好。

(3) 准备 6 支试管，每支试管中加入 9ml 蒸馏水，塞上棉塞。

(4) 将上述准备的物品 121℃ 灭菌 20min，备用。

(5) 滤膜灭菌：将滤膜放入烧杯中，加入蒸馏水，100℃ 水浴蒸煮灭菌 3 次，每次 15min。每次灭菌之后需用无菌水洗涤 2~3 次。

五、操作方法

（一）水中细菌总数的测定

1. 熔化培养基

100℃ 水浴加热使培养基熔化。

2. 采水样

(1) 自来水 将自来水水龙头用火焰灼烧 3min 后拧开水龙头使水流 5min，以无菌容器接取水样。

(2) 地面水源 河水、湖水、池水等应距水面 10~15cm 处的深层取样。先将无菌的、带塞的小口瓶口向下浸入水中，然后翻转过来，除去塞，水即流入瓶中。盛满后，将瓶塞盖好，从水中取出。

3. 水中细菌总数的测定

(1) 水样的稀释：水样 10 倍系列稀释。自来水，选原液、10^{-1} 两种浓度；地面水源，选 10^{-1}、10^{-2}、10^{-3} 三种稀释度，如果水样污染严重，菌落太密，无法计数，则应选 10^{-2}、10^{-3}、10^{-4} 这三种稀释度。

(2) 加样：吸取 1ml 水样注入无菌培养皿中，每个稀释度各做 3 皿，并用记号笔标上浓度标记。

(3) 将已熔化并冷却到 45℃ 左右的牛肉膏蛋白胨琼脂培养基倒入平皿，每皿约倒 15ml，立即平面旋摇使水样与培养基充分混匀，盖上皿盖。

(4) 另取一空的无菌培养皿，倒入约 15ml 的牛肉膏蛋白胨琼脂培养基，做空白对照。标上记号。

(5) 倒置于 37℃ 培养箱中培养 24h。

(6) 观察是否有微生物生长，并观察菌落特征。

(7) 选菌落数在 100 左右的稀释度计算菌落数，取 3 皿菌落数的平均值乘以该稀释倍数。

(8) 发出报告。

(二)大肠菌群数的检测

(1) 采用滤膜测定法(图 6-11、图 6-12)。

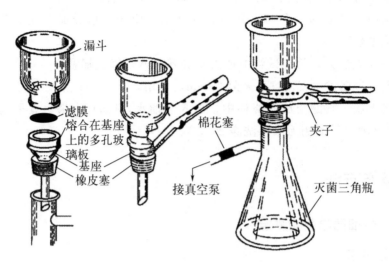

图 6-11 滤膜过滤器装置

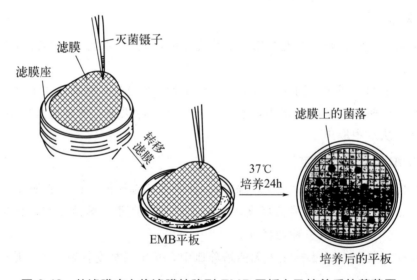

图 6-12 从滤膜座上将滤膜转移到 EMB 平板上及培养后的菌落图

(2) 培养:将培养皿倒置放于 37℃ 培养箱内培养 24h。

(3) 结果观察:紫黑色,或呈淡紫红色,仅中心颜色较深的菌落可能为大肠菌群菌落。

(4) 挑取这些菌落进行革兰染色,镜检观察。

(5) 革兰阴性、无芽孢的杆菌者再接种于乳糖蛋白胨半固体培养基上,37℃ 培养 6～8h,产酸(紫色→黄色)产气(半固体培养基内有气泡)者,证实为大肠菌群阳性。

(6) 计算。

$$1L \text{水样中的大肠菌群数} = \text{滤膜上的大肠菌群菌落数} \times 10$$

六、注意事项

(1) 倒平皿时培养基的温度不能太高，否则，培养皿盖上会有许多冷凝水，易造成污染。
(2) 在量取溶液之前，吸管要先用被量取溶液润洗 2～3 次。
(3) 刻度吸管应从 0 刻度开始放溶液。
(4) 要注意一个稀释度用一支吸管。
(5) 混合水样与培养基时注意不能摇出气泡。
(6) 地面水源的水样如果不立即检查应放入冰箱中保存。
(7) 培养时培养皿要注意倒置培养。
(8) 注意无菌操作。

任务四　皮肤、口腔中微生物分布测定技术

一、操作目的

(1) 验证人体的皮肤、口腔正常菌群的存在。
(2) 掌握人体正常菌群的检测技术。

二、操作原理

人体的皮肤表面存在各种微生物，用手在培养基表面划线，手的皮肤表面的微生物就接种到了培养基上，通过培养，肉眼就可以看到它们。

人的口腔内也常有葡萄球菌、链球菌及其他细菌存在，用棉签采集口腔标本，将它涂布在培养基的表面，或对着培养基用力咳嗽，这些菌就接种到了培养基的表面，通过培养，就可以看到它们。

三、所用器材及试剂

1. 器材

电热恒温培养箱、培养皿、棉签、酒精棉球、棉球、镊子等。

2. 试剂

营养琼脂培养基、无菌脱纤维羊血、生理盐水。

四、操作前准备

（1）将培养皿、棉签、棉球、镊子用旧报纸包好。
（2）培养基制备：按常规方法配制营养琼脂培养基，分装于三角瓶内。
（3）生理盐水装于三角瓶内，塞上棉塞。
（4）将上述物品121℃高压灭菌15min，备用。

五、操作方法

熔化培养基：100℃水浴加热使培养基熔化。

倒平板：①将已熔化的培养基冷却至50℃左右，每个平板约倒20ml，共倒3皿，待凝固，备用；②将4ml的无菌脱纤维羊血加入40ml的营养琼脂培养基中，倒平皿，每皿约20ml，共倒两皿，凝固，备用。

（一）皮肤表面细菌的检查

（1）取营养琼脂平板3皿，分别做上如下记号：1（洗手前）、2（洗手后）、3（酒精消毒）。
（2）洗手前用右手示指在1号培养基的表面画"＋"字。
（3）用肥皂洗手，以流水冲洗3min以上，用镊子取无菌棉球擦干右手示指，然后在2号培养基的表面画"＋"字。
（4）用酒精棉球消毒右手示指后，在3号培养基的表面画"＋"字。
（5）将上述平板倒置于37℃培养箱培养24h。
（6）观察结果并计数。

（二）咽喉部微生物的检查

1. 涂抹法

（1）取血平板一皿，用记号笔标上4号。
（2）取无菌长棉签一根，蘸取少许无菌生理盐水，两人合作，互相在咽部扁桃体部位轻滑一下，然后涂于4号平板顶端，接着改用灭菌接种环做分区划线（图6-13）。
（3）将上述平板倒置于37℃培养箱培养24h。
（4）观察并记录结果。

2. 咳碟法

（1）取血平板一皿，用记号笔标上5号。
（2）打开5号培养皿的盖子，将培养基置于口腔约15cm处，对准培养基表面用力咳嗽3～4次，盖好盖子。
（3）将上述平板倒置于37℃培养箱培养24h。
（4）观察并记录结果。

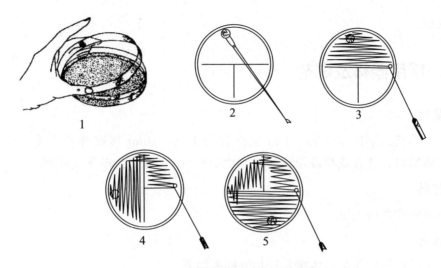

图 6-13 棉签分离样品中的细菌
1—接种时用左手将平皿开启一缝;2—棉签伸入平板接种;
3—用已灭菌并冷却了的接种环划线;4—第二部分划线;5—最后部分划线

六、注意事项

(1) 用手指划"＋"时要轻,不要划破培养基。
(2) 要注意无菌操作。
(3) 注意每一接种的培养基都要做好标记。

任务五 从土壤中分离和纯化放线菌技术

一、操作目的

(1) 验证土壤中存在大量微生物。
(2) 掌握从土壤中分离和纯化微生物的技术。

二、操作原理

土壤中含有各种不同种类的微生物,可以通过提供有利于某种微生物生长繁殖的最适培养基和培养条件,或是在培养基中加入某种抑制剂,造成只利于该微生物生长的环境,而把所需要的微生物分离出来。

放线菌是重要的抗生素产生菌,在土壤中的数量仅次于细菌,本模块采用适宜于放线菌生长的高氏1号琼脂培养基,加10%的酚数滴抑制细菌和霉菌,分离和计数土壤中的放线菌。

三、所用器材及试剂

1. 器材
28℃培养箱、平皿若干套、1ml 移液管若干支、10ml 移液管若干支、玻璃刮铲、接种环、酒精灯、装有数粒玻璃珠和 90ml 无菌水的三角瓶、棉花、试管。

2. 材料
种植过农作物的土壤。

3. 试剂
高氏 1 号琼脂培养基、蒸馏水、10% 的酚溶液。

四、操作前准备

（1）采土：挖取地表以下 10～20cm 处的土壤样品 20g 左右，在实验室风干。
（2）培养基制备：按常法配制高氏 1 号琼脂培养基，分装于三角瓶内。
（3）平皿、刮铲、移液管分别用旧报纸包好。
（4）将装有数粒玻璃珠和 90ml 蒸馏水的三角瓶塞上棉塞。
（5）准备 6 支试管（18mm×180mm），每支试管中加入 9ml 蒸馏水，塞上棉塞。
（6）将上述（2）～（5）步中准备的物品 121℃灭菌 20min，备用。

五、操作方法

（1）熔化培养基　100℃水浴加热使培养基熔化，并向培养基中加入 10% 的酚液，加酚液的量按培养基的装量计算达 50mg/L。
（2）倒平板　将已熔化的培养基冷却至 50℃左右，每个平板约倒 20ml，共倒 9 皿，待凝固，备用。
（3）制备土壤稀释液　①用无菌称量纸称取 10g 土壤样品，加到装有数粒玻璃珠和 90ml 无菌水的灭菌三角瓶内，充分振摇均匀，即成 10^{-1} 的土壤稀释液；②将 10^{-1} 的土壤稀释液继续做 10 倍系列稀释得 10^{-2}～10^{-5} 的土壤稀释液。
（4）涂布法分离　采用 10^{-3}、10^{-4}、10^{-5} 三个稀释度，按涂布分离法进行操作，各做 3 皿，并用记号笔在皿底背面标上浓度标记。
（5）培养　将接种土壤稀释液的平皿倒置于 28℃培养箱培养 4～5 天。
（6）挑菌　从平板中挑取放线菌单菌落（特征：致密，难挑起）转接斜面。
（7）纯化　将斜面菌再划线接种于平板培养基上，经培养后视其菌落的纯度而定。

六、注意事项

（1）倒平皿时培养基的温度不能太高，否则，培养皿盖上会有许多冷凝水，易造成污染。

（2）在量取溶液之前，吸管要先用被量取溶液润洗2~3次。

（3）刻度吸管应从0刻度开始放溶液。

（4）要注意一个稀释度用一支吸管。

（5）使用刮铲涂布时，要从低浓度的培养皿涂到高浓度的培养皿。

（6）培养时培养皿要注意倒置培养。

（7）注意无菌操作。

（8）接种前皿底背面做好稀释度、培养基及日期的标记。

任务六　微生物数目直接测定技术

一、操作目的

（1）了解血细胞计数板的构造及用它计数的原理及方法。

（2）掌握用显微镜直接测定微生物总数的方法。

数字资源6
血细胞计数板视频

二、操作原理

血细胞计数板是一块比普通载玻片厚的特制玻片（图6-14）。玻片中有四条凹下的槽构成三个平台，中间的平台较宽，其中间又被一短横槽隔为两半，每个半边上面各刻有一个方格网，方格网上刻有9个大方格，其中只有中间的一个大方格为计数室。计数

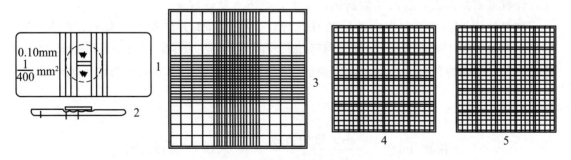

图6-14　血细胞计数板构造

1—血细胞计数板的正面；2—血细胞计数板的侧面；3—细胞计数板中央网格放大；
4—16×25计数板；5—25×16计数板

室通常有两种规格,一种是大方格内分16中格,每一中格又分为25小格。另一种是大方格内分为25中格,每一中格分为16小格。但是,不管哪种规格,它们都是由16×25＝400个小方格组成。

计数室的长和宽各1mm,深度为0.1mm,故体积为0.1mm³,只要在显微镜下计算出计数室内微生物的细胞数,再按照规定方法及计算公式运算后,即可得出实际数值。

这种计数方法无论死活细胞都计数在内,为了容易计数,计数前需对样品做适当稀释。

三、所用器材及试剂

1. 器材

显微镜、血细胞计数板、滴管、擦镜纸。

2. 试剂

酿酒酵母菌悬液、0.1%亚甲蓝染液、生理盐水。

四、操作方法

(1) 稀释　取酿酒酵母菌悬液一管(约5ml),加生理盐水适当稀释,以每小格中菌数可数为宜(5~10个)。

(2) 染色　往酿酒酵母菌悬液中加入0.1%亚甲蓝染液0.5ml,摇匀,使酿酒酵母菌着色。

(3) 加样　取干净的血细胞计数器盖上盖玻片,用无菌滴管由盖玻片边缘滴一小滴菌液(不宜过多),让菌液自行渗入,并充满计数室,注意不可有气泡产生。

(4) 显微计数　静置5min后,将血细胞计数器置于显微镜载物台上,先用低倍镜找到计数室所在位置,然后换成高倍镜进行计数。一般以每小格内有5~10个菌体为宜。计数需重复两次,若两次数据相差太大,则需重复计数。

如果使用16(中)×25(小)的计数板,要按对角线方位左上、右上、左下、右下四个中格(即100小方格)的细菌数计数。如果使用25(中)×16(小)的计数板,除了取其4个角方位外,还需再数中央的一个中格(即80个小方格)的细菌数计数。

(5) 计算

16(中)×25(小)计数板:

$$菌数/ml = \frac{100 小方格内菌数}{100} \times 400 \times 10^4 \times 稀释倍数$$

25(中)×16(小)计数板:

$$菌数/ml = \frac{80 小方格内菌数}{80} \times 400 \times 10^4 \times 稀释倍数$$

（6）清洗　计数完毕，将计数器用清水冲洗干净，洗完后，晾干或用电吹风吹干，镜检，观察是否残留菌体或其他沉淀物。若不干净，则必须重洗至干净为止。

五、注意事项

（1）若发现菌液太稀或太浓，应重新稀释。

（2）计数时，应按一定顺序进行，对于压线的细胞，可按计数上与右、不计下与左的原则，以免重复计数。

（3）应适当使用调节器调节焦距，将处于不同深度的细胞全部计算在内。

（4）清洗计数板时，切记勿用硬物洗刷。

（5）活细胞的折射率和水的折射率相近，观察时应适当关小虹彩光圈并减弱光照的亮度。

任务七　微生物大小测定技术

一、操作目的

（1）熟悉测微尺的构造与使用原理。

（2）掌握测量微生物细胞大小的方法。

二、操作原理

测微尺由镜台测微尺和目镜测微尺组成一套（图 6-15），目镜测微尺是一块圆形玻片，中央 5mm 长分成 50 等份。使用时，将其放在接目镜中的隔板上。镜台测微尺是中央部分刻有精确等分线的载玻片，每 1mm 等分为 100 小格，每小格等于 0.01mm，是专门用来校正目镜测微尺的。

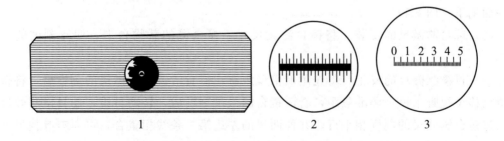

图 6-15　镜台测微尺与目镜测微尺
1—带镜台测微尺的载玻片；2—镜台测微尺；3—目镜测微尺

由于镜台测微尺是放在载物台上，与细胞标本同位置，因此与细胞同放大倍数，从镜台测微尺上得到的读数就是细胞的真实大小。在一定放大倍数下，先用镜台测微尺校正目镜测微尺，求出目镜测微尺每格所代表的实际长度，然后移去镜台测微尺，换上待测标本，用目镜测微尺测出细胞的大小，根据目镜测微尺每格所代表的实际长度，就可求出细胞的实际大小。如：目镜测微尺的 10 小格正好等于镜台测微尺的 4 小格（图 6-16），已知镜台测微尺每格为 $10\mu m$，则 4 小格的长度为 $4\times10=40$（μm），那么目镜测微尺上每格的实际长度为 $40\div10=4$（μm）。

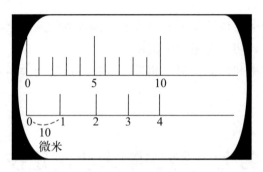

图 6-16　目镜测微尺与镜台测微尺的校正

三、所用器材及试剂

1. 器材

显微镜、测微尺、接种环、载玻片、盖玻片、擦镜纸、吸水纸。

2. 试剂

大肠埃希菌和葡萄球菌标本。

四、操作方法

（1）目镜测微尺的安装　取下目镜，将目镜测微尺放入目镜中的隔板上，使有刻度的一面朝下（图 6-17）。

（2）镜台测微尺的安装　将镜台测微尺置于显微镜的载物台上，使有刻度的一面朝上。

（3）目镜测微尺的校正　①先用低倍镜观察，待看清镜台测微尺的刻度后，将镜台测微尺移至视野中央，调准焦距，看清镜台测微尺刻度后，转动目镜，使目镜测微尺的刻度与镜台测微尺的刻度相平行，并使两尺的左边第一条线相重合，再向右寻找另外两条重合的刻度线，记录两重叠刻度线间的目镜测微尺与镜台测微尺的格数，由下列公式算出目镜测微尺每格所代表的长度；②转换高倍镜校正；③在镜台测微尺盖玻片上滴加香柏油，然后转换油镜校正。

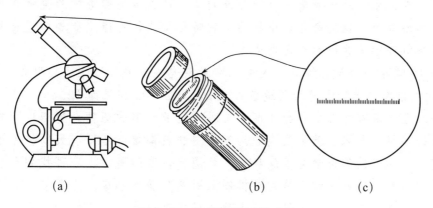

图 6-17　目镜测微尺的安装

$$目镜测微尺每格所代表的长度 l\ (\mu m) = \frac{两重叠刻度线间镜台测微尺的格数 \times 10}{两重叠刻度线间目镜测微尺的格数}$$

（4）细菌的大小测定　①取下镜台测微尺，换上细菌标本片；②测量细菌的长度占目镜测微尺的格数（n），然后算出菌体的实际长度 L（μm）。

$$L = n \times l$$

（5）在同一标本上测量 10 个细胞，取平均值。

五、注意事项

标定后的目镜测微尺的长度，仅适用于标定时所用的显微镜的目镜和物镜的放大倍数，若要更换物镜或目镜，必须再进行校正标定。

知识拓展

微生物在人体中的分布

虽然呱呱落地的婴儿体内几乎是无菌的，但离开母体后，就同周围富含微生物的自然环境密切接触，因而人体的体表皮肤和与外界相通的口腔、上呼吸道、肠道、泌尿生殖道等黏膜及其腔道寄居着不同种类和数量的微生物。这些微生物中有相当一部分是会引起疾病的，但是我们称它们为正常菌群，因为这些寄生物在正常情况下与宿主相安无事，互相适应，而且各种微生物之间也相互制约而保持一个彼此共存的状态。任何一种自然界的生物，如果体内连一个微生物细胞都没有是不可能的，除非采取特殊的办法。多汗的地方，例如腋窝和脚趾缝里微生物也多，通常所说的汗臭味就是由微生物分解汗液造成的。婴儿臀部常容易出现湿疹，这不是因为尿本身刺激皮肤所致，而是由于细菌在残留尿液中生长并产生氨气引起的。因为氨气对皮肤有强烈刺激性。当长期不洗澡或洗脸不认真时，就可能因细菌或霉菌在身上或脸上引起皮疹、发炎，继而流出大量的脓和污物。皮肤大面积烧伤或黏膜破损时，葡萄球菌便会侵袭创伤面而大量繁殖，引起创伤发炎溃烂；当机体着凉或疲劳过度时，在健康人的呼吸道一定能分离到的、造成典型肺炎的肺炎链球菌便会引起咽炎和扁桃体炎。龋齿是牙齿腐坏的一种常见形式，可能主要是由于正常菌群的稳定性被破坏而由某些厌氧细菌造成的。

根据1984年一位学者统计，人体正常菌群总量重达1271g，其中肠道1000g，皮肤200g，口腔、上呼吸道和阴道各占20g，鼻腔10g和眼部1g。

皮肤表面普遍存在表皮葡萄球菌，有时有金黄色葡萄球菌。葡萄球菌在脸部与手部皮肤较多见。鼻翼、腋窝及腹股沟等处皮肤较潮湿，还可有大肠埃希菌等革兰阴性杆菌。皮脂多的部位常见丙酸杆菌。外阴部与肛门周围皮肤可找到耻垢分枝杆菌。皮肤受损时，这些正常菌群可趁机侵入引起化脓性感染。主要有金黄色葡萄球菌引起的疖、脓疱疮、汗腺炎等。表皮葡萄球菌可以在痤疮内找到，同时还可以发现痤疮丙酸杆菌。外耳道的正常菌群以肺炎链球菌和铜绿假单胞菌较多，中耳和内耳一般无菌。

眼结膜上菌群甚少，因泪液中有溶菌酶存在。有时可有葡萄球菌、甲型链球菌、流感嗜血杆菌等。

口腔中有弱碱性唾液、食物残渣等，为正常菌群的繁衍提供了合适条件。最常见的菌群是甲型链球菌和厌氧链球菌，其次是表皮葡萄球菌、奈瑟菌、乳杆菌、螺旋体、假丝酵母等。当拔牙时，甲型链球菌可通过伤口进入血流。一般情况下，少量菌很快被肝、脾、淋巴结和骨髓中的吞噬细胞清除。但若心脏瓣膜有病损，或者是安装了人工瓣膜的人，细菌就会被阻留在那里并繁殖起来，导致心内膜炎。厌氧链球菌中有一种变异链球菌，与龋齿的形成关系密切。该菌能分解食物中的蔗糖产生高分子量、黏度大的不溶性葡聚糖，以致将口腔中其他菌群黏附于牙齿表面而形成菌斑。其中的乳杆菌能发酵多糖类产生大量酸，使酸碱度下降至pH 4.5左右，使牙釉质和牙质脱钙而造成龋齿。

新生儿出生后数天内的口腔菌群，与母亲阴道内的菌群相同，随后逐渐接近成人的口腔菌群。

消化道中的正常菌群的种类和数量，在不同部位是不同的。胃酸的酸度很高（pH 2~3），因而胃内基本无活菌。空肠和回肠上部的菌群很少。结肠和直肠则有大量细菌，主要是类杆菌、双歧杆菌、大肠埃希菌、乳杆菌、铜绿假单胞菌、变形杆菌、梭菌等。1g干粪含菌总数在4000亿个左右，约占粪重的40%，其中99%以上是厌氧菌。肠道菌群受饮食、年龄等因素影响很大。多食蛋白质的人，大肠埃希菌生长旺盛；以吃淀粉为主的人，乳杆菌较多。哺乳期婴儿的肠道菌群主要是双歧杆菌，占总菌数的90%左右；随着成长，双歧杆菌下降，类杆菌、乳杆菌、梭菌等逐渐增多。

婴儿刚出生时肠道是无菌的，1~2h后就有菌出现。开始时菌种和数量少，随后逐步增多。先定殖的是需氧菌，然后是厌氧菌。因前者生长繁殖需消耗周围微环境中的游离氧，这有利于厌氧菌的繁殖。此过程1周左右。

鼻腔黏膜常有表皮葡萄球菌和金黄色葡萄球菌存在，有时有甲型链球菌、棒状杆菌、布兰汉菌等。医务人员的鼻腔若带有金黄色葡萄球菌，常会污染病房空气，这就使免疫力低下的患者意外受到感染，称这种感染为医院内感染。医院内感染会加重患者病情，应引起人们重视。

咽喉和扁桃体黏膜上普遍存在甲型链球菌，经常有肺炎链球菌、乙型链球菌、流感嗜血杆菌、铜绿假单胞菌等。

上呼吸道的菌群进入下呼吸道后，由于受到机体多种免疫因素的影响，菌数逐渐减少而消失。正常情况下，支气管末梢和肺泡是无菌的。

外生殖器的正常菌群较多，常有表皮葡萄球菌、甲型链球菌、肠球菌、棒状杆菌、类杆菌、奈瑟菌、不动杆菌、耻垢分枝杆菌、支原体、假丝酵母等。这些菌群也可以在男女两性的尿道口发现。

阴道内菌群随内分泌变化而波动。阴道分泌物中常含有无害的微球菌。初生女婴阴道的酸碱度在 pH 5 左右，主要为乳杆菌；出生后 1 个月至青春期，酸碱度升至 pH 7 左右，主要菌群转为表皮葡萄球菌、棒状杆菌、大肠埃希菌等。青春期后，阴道酸碱度又下降，乳杆菌等重新占优势，直至绝经期为止。

学习总结

知识点导图

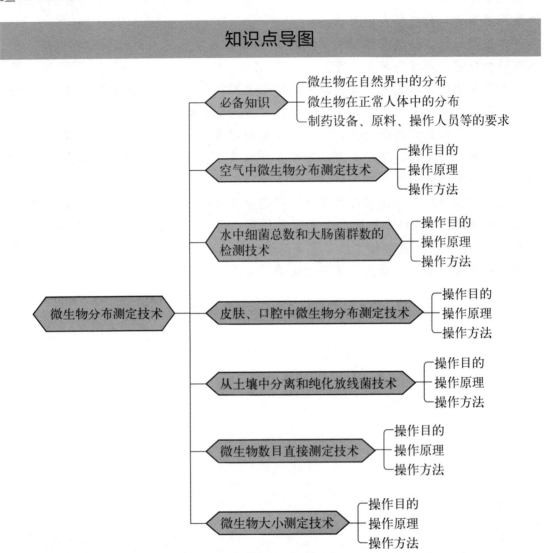

自学引导

重难点释疑	
课后巩固指导	

自学梳理

课后实践

一、复习思考题

1. 我国饮用水卫生标准中微生物指标是多少？简述检测方法及原理。
2. 制药企业厂房建筑的设计应符合什么要求？

扫一扫
答案解析

二、实践练习题

1. 设计从土壤中分离放线菌的方法，并计数：选取菌落数为 100 左右的平板进行计数（注意不能把混在其中的细菌菌落和霉菌菌落计算在内）。

$$每克土壤中的放线菌数 = \frac{每皿菌落平均数 \times 稀释倍数 \times 10}{土壤重}$$

2. 测自来水的大肠菌群数，记录测定结果，并对所测样品做出评价。
3. 测量大肠埃希菌与枯草芽孢杆菌的大小。

三、实操试题及评分标准

1. 请计算微生物实训室 $1m^3$ 的空气中含有多少活菌。要求：①写出计算步骤及数据；②制一块无菌平板；③回答此实训室符合生产什么类型药的标准；④此实训室微生物测定方法是什么？

技能七　空气中微生物的测定

序号	操作项目	操作内容	分值	分项分值	评分要点	得分
1	准备	1. 实验着装	10	5	1. 着工作服顺序正确，仪容整洁	
		2. 准备、整理实验器材		5	2. 准备各种实验器材、试剂并摆放有序合理	
2	倒平板	1. 熔化培养基（无菌状态）	20	5	1. 将培养基在电炉上完全熔化，培养基不外溅	
		2. 倒平板		15	2. 取灭过菌的培养皿	
					3. 无菌操作倒培养基，量合适	
					4. 用手拖平	
3	标记	1. 标记平板	10	5	1. 待培养基凝固后，将平板标记为 0、1、2、3、4、5 号	
		2. 量平板半径		5	2. 量出平板半径（cm）	

续表

序号	操作项目	操作内容	分值	分项分值	评分要点	得分
4	测量	1. 将平板放入实训室指定地方	30	15	1. 分别将 2~5 号平板放入实训室四角，将 0、1 号平板放入中央，0 号为对照	
		2. 打开皿盖暴露 10min		15	2. 同时打开 1~5 号平板皿盖，暴露于空气中 10min 后，盖上皿盖，收回所放的六个平板	
5	培养操作	1. 培养	20	5	1. 将平板放入培养箱中培养	
		2. 计算		15	2. 培养后，检查对照 0 号培养基有无长菌，如无，则数出 1~5 号培养基的菌落数 3. 代入公式 $100cm^2$ 培养基菌落数＝[每块平板菌落数/(πr^2)]×100 中计算；$100cm^2$ 培养基放置于空气中 10min 相当于接受 20L 空气中活菌数，故每 $1m^3$ 空气中活菌数＝($100cm^2$ 培养基上平均菌落数/20)×1000	
6	文明操作	1. 有无器皿的破损	10	5	1. 无损坏	
		2. 操作结束后整理现场		5	2. 清理操作台面	
	总分		100			

2. 给你一瓶已经稀释了 50 倍的经过染色的酵母菌悬液，请计算 1ml 酵母菌悬液中含有多少个酵母菌。

技能八　微生物数目的测定

序号	操作项目	操作内容	分值	分项分值	评分要点	得分
1	准备	1. 实验着装	10	5	1. 着工作服顺序正确，仪容整洁	
		2. 准备、整理实验器材		5	2. 准备各种实验器材、试剂并摆放有序合理	

续表

序号	操作项目	操作内容	分值	分项分值	评分要点	得分
2	镜检板	1. 选择血细胞计数板	10	5	1. 正确选择血细胞计数板	
		2. 检查血细胞计数板		5	2. 镜检血细胞计数板有无污染，如有污染，则需将血细胞计数板冲洗干净	
3	加样	1. 加盖玻片	20	10	1. 在低倍镜下找到计数室后，加盖玻片	
		2. 加菌液		10	2. 准确滴一滴酵母菌悬液，无气泡产生，静置	
4	计数	1. 数出5个方格中菌的数目	30	20	1. 数出5个方格中（共80个小格）菌的数目	
		2. 计算		10	2. 计数：代入公式 菌数/ml＝（5个中方格的总菌数/80）×400×10000×稀释倍数	
5	清洗计数室	清洗	20	20	用水流冲洗干净计数室，不能用硬物刷	
6	文明操作	1. 有无器皿的破损	10	5	1. 无损坏	
		2. 操作结束后整理现场		5	2 清理操作台面	
	总分		100			

项目七
药物体外抗菌试验技术

📖 学习目标

知识目标 1. 学会影响体外抗菌试验的因素
2. 学会杀菌试验技术
3. 学会联合抗菌试验技术

能力目标 1. 会用稀释法、琼脂扩散法进行体外抗菌试验
2. 会进行最小致死浓度、活菌计数法及化学消毒剂效力的测定
3. 会用纸条试验、梯度平板纸条试验及棋盘格法进行联合抗菌试验

素质目标 1. 增强实验室安全意识,正确、规范地使用仪器设备
2. 培养认真细致的敬业精神

扫一扫

教学PPT

🗂 情景导入

1985年fotos研究,牙医工作2年后抗军团菌阳性率IgG23%,IgM19%,一般人群IgG9%;1995年AtlasRM报道,1名牙医感染军团菌死亡,推测可能是暴露于含有军团菌的DUWL气溶胶所致,在患者体内和牙医手机水路中均发现了嗜肺军团菌亚型1,在水路中测出的微生物数量是62000cfu/ml。

2012年权威医学杂志《柳叶刀》报道了一起案例,一位82岁的老年妇女接受了两次牙科治疗后,感染了嗜肺军团菌而死亡;2016年9月美国佐治亚州公共卫生部称部分学龄前或学龄儿童被确诊为患有颈部或颌下淋巴腺炎以及下颌骨髓炎。这些儿童以前都接受过口腔治疗。怀疑是口腔水路污染导致的军团病的发生。

导学讨论:1. 大部分儿童的发病因素是什么?
2. 口腔水路污染的来源是什么?

情景解析

重难点分析

学习重点　1. 杀菌试验技术
　　　　　2. 联合抗菌试验技术
学习难点　1. 抗菌试验的具体操作
　　　　　2. 判断试验结果并分析

思政小课堂

在本项目中我们将学习有关药物体外抗菌技术,主要介绍体外抑菌技术、杀菌试验技术、联合抗菌试验技术以及相关必备知识。尊重客观事实,是药检人员最基本的职业素养;责任重于泰山,是药检人员必须时刻内省的工作信条。同学们作为将来的药检人员,要充分意识到日后工作的特殊性与重要性,从现在每一次实训做起,时刻谨记自己的职责与使命,不断培养和强化职业道德。

任务一　必备知识

一、概述

药物的体外抗菌试验由于其方法简便、需时短、用药量少、不需要活的动物和实验条件的控制,因此已广泛应用于抗菌药物的筛选、抗菌谱测定、药价测定、提取过程的追踪、体液及组织内药物浓度的测定以及临床上的药敏实验等。

由于体外抗菌试验是在实验室内进行的,没有复杂的体内因素影响,因此药物体外抗菌试验和体内抗菌试验结果不完全平行。所以,一般体外抗菌试验有效的药物,还需经体内抗菌试验证实有效,才能推荐至临床应用。

药物的体外抗菌试验技术用途广泛,如抗菌药物的筛选、抗菌谱的测定和消毒剂杀菌效力的测定、药物的联合作用以及指导临床用药等。该技术包括抑菌和杀菌试验两个方面,学习并掌握这些技术,对生产实践和科学研究都具有重要意义。

二、影响抗菌试验的因素

由于试验结果将直接指导生产、科研和临床用药，所以应力求结果准确。在试验时应注意下述因素的影响。

(1) 试验菌　在抗菌试验中所用的试验菌一般为标准菌株。如测革兰阳性球菌药敏时，用金黄色葡萄球菌 $ATCC_{25923}$；如测革兰阴性球菌药敏时，用大肠埃希菌 $ATCC_{25922}$；测铜绿假单胞菌则以铜绿假单胞菌 $ATCC_{27853}$ 为试验菌株。可到相应的菌种保藏中心购买标准菌株。但在临床上遇到疑难病例，在使用各种抗生素无效的情况下，应直接从患者患病部位取致病菌做试验菌，这样才能达到指导用药的目的。在患者身上分离出的致病菌常常是耐药菌株，与标准菌株对药物的敏感性有相当大的差异，但在试验时仍必须以标准菌株做对照。

(2) 培养基　培养基的质量将直接影响试验结果，因此，要购买质量可靠的培养基。自行配制的培养基更要从严控制质量，尤其是琼脂的含量将直接影响抑菌圈的大小；琼脂含量高，抑菌圈就小，反之就大。为尽量避免该因素的影响，可在能够凝固的比例范围内，夏季用高比例，冬季用低比例。培养基表面的湿度也非常重要，如有水滴将影响药物浓度；但过于干燥又会影响试验菌的生长和药物在培养基中的弥散作用。在使用前，均须做无菌检查，合格后方可使用。

(3) 抗菌药物　抗菌药物对试验结果的影响主要是其浓度和总量的精确性，因此配制是关键。固体药物应转变成液体形式，对于不溶于水的固体制剂可用少量的有机溶剂溶解，然后再稀释成合适的浓度。同时应注意药物本身的pH值对试验菌生长的干扰。

(4) 对照试验　为了准确判断结果，必须同时做对照试验。

试验菌对照：在无抗菌药物的培养基上，试验菌应生长良好。否则说明培养基质量有问题。

已知药物对照：已知抗菌药物对标准的敏感菌株应出现预期的抗菌效果。

溶剂和稀释液：在处理固体制剂时，所使用的溶剂和稀释液应无抗菌作用。

任务二　体外抑菌技术

数字资源 7
体外抑菌技术视频

一、稀释法

稀释法主要是用来测定抗菌药物的最小抑菌浓度（minimal inhibitory concentration，MIC）。顾名思义，最小抑菌浓度就是指某抗菌药物能抑制微生物生长的最低浓度。常用 μg/ml 或者 g/L 来表示其抑菌浓度。可利用液体或者固体培养基测定药物的最小抑菌浓度。描述如下。

1. 液体培养基稀释法

(1) 原理　取一定数量的试管，用液体培养基作为稀释剂，将药物稀释成几何级数或者数学级数后，加入定量的试验菌，放入适宜的温度下培养一定时间后，用肉眼观察结果，求出药物的最小抑菌浓度。

稀释法是检验抗菌药物敏感性的定量试验方法，为药敏试验的参考方法。它的最大优点是可以精确测得药物最小抑菌浓度，但耗费较多材料、人力及时间。

(2) 方法

① 分装培养基　用 5ml 吸管将肉汤培养基分装于 10 支无菌试管内，第一管 1.8ml，其余各管 1ml。

② 稀释药液　用 1ml 吸管吸取药液 0.2ml 加入第一管内，吹吸 3 次，混匀后吸出 1ml 至第二管中，混匀后再吸 1ml 至第三管中，以此类推至第九管时，混匀后吸出 1ml 弃去。为增加稀释的准确性，最好每稀释一种浓度换一支吸管。第十管不加药物，作为对照管。

③ 加试验菌　用另一支 1ml 无菌吸管吸取 1/1000 试验菌液（6h 培养物，此时的试验菌对药物比较敏感），分别加 0.1ml 于各试管中，并轻轻摇匀。

④ 培养并观察结果　37℃培养 24h 后，观察结果（图 7-1）。

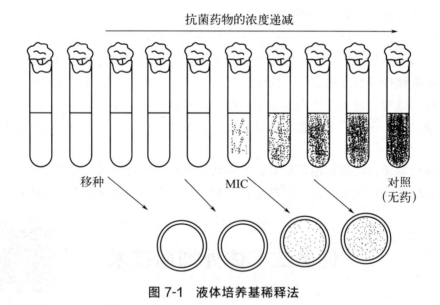

图 7-1　液体培养基稀释法

2. 固体培养基稀释法

(1) 原理　其原理基本同液体培养基稀释法，所不同的是用固体培养基更易准确观察结果。其中采用平板培养基可同时测定一种抗菌药物对多种试验菌的最小抑菌浓度；斜面培养基可用于较长时间培养的试验菌，如草分枝杆菌。

(2) 方法

① 稀释药液　用无菌蒸馏水或者缓冲液将待检药液配制成一系列递减浓度，可选

择几何级数或者数学级数。

② 制含药液平板　取每种浓度的待检药液 1ml 加入无菌培养皿内，再倾入 9ml 50℃左右的琼脂培养基并迅速混匀制成平板。平板数量可依药液稀释浓度等级而定。

③ 对照平板　该平板培养基中不加药液。

④ 加试验菌　先用记号笔在培养皿底部划出方格，然后在每个方格内点种不同的试验菌。接种量约为 10^5 CFU/点（CFU 即菌落形成单位）。

⑤ 培养并观察结果　37℃培养 24h 后，观察平板试验菌生长情况并计算出该药物对各种试验菌的最小抑菌浓度。

二、琼脂扩散法

琼脂扩散法是利用药物能在琼脂培养基内扩散的原理进行的。将含有定量抗菌药物的纸片贴在已接种测试菌的琼脂平板上，纸片中所含的药物不断地向纸片周围扩散形成递减的梯度浓度，在纸片周围抑菌浓度范围内测试菌的生长被抑制，从而形成无菌生长的透明圈，即抑菌圈。抑菌圈的大小反映测试菌对测定药物的敏感程度，并与该药对测试菌的最小抑菌浓度呈负相关关系。

1. 纸碟法

纸碟法适用于多种药物或者一种药物的不同浓度对同一试验菌的抑菌试验。具体操作如下。

① 以倾注法制备含菌平板，每只平板加入 0.1~0.2ml 菌液。或者制备双层平板：先铺一层底层培养基，待凝固后再铺一层含菌培养基。双层平板形成的抑菌圈较为清晰。

② 镊子蘸乙醇后，通过火焰烧灼灭菌，反复三次。然后捏取无菌滤纸片（直径 6~8mm）浸蘸药液，贴于平板表面。不要蘸取过多药液，否则在平板上流淌，将影响抑菌圈的形状和大小。对照平板不加药液，且应生长良好。

③ 37℃培养 18h（培养时间过长，则抑菌圈不清晰）后，观察滤纸片周围有无抑菌圈，并量取其直径。通过直径大小来判断各种药物对同一种试验菌抑菌的强弱（图 7-2）。

2. 药物敏感试验

由于抗菌药物的广泛应用，导致耐药菌株不断出现。测定细菌对药物的敏感程度，对于临床治疗中选择用药、避免滥用药物、及时有效地控制感染以及细菌鉴定等具有重要意义。

药物敏感试验方法的标准化问题，尚未完全统一。常用的方法就是前述的试管稀释法和纸碟法。世界卫生组织着重推荐 Kirby-Bauer 纸碟法，主要适用于生长较快的需氧菌和兼性厌氧菌的药敏测定。该方法使用统一的培养基（Mueller-Hinton，MH，即水解酪蛋白培养基）、菌液浓度、纸片质量（直径为 6.35mm，吸水量为 20μl）、纸片含药量等试验条件。近年来，国内亦普遍采用这种方法。此法的原理是建立在抗菌药物抑菌圈直径大小与细菌的最小抑菌浓度呈负相关的基础上，即抑菌圈直径愈大，则 MIC 愈小。结果判断需以卡尺精确量取。报告结果有敏感、中介、耐药三种形式。敏感是指被测菌株所引起的感染可以用常规剂量的该抗菌药物治愈。中介是指这一范围只是抑菌圈直径介于敏感和耐药之间的"缓冲域"。耐药是指被测菌株不能被常规剂量所达到的组织内或者血液中的抗生素所抑制。

3. 真菌的药敏测定

真菌的药敏测定原理与抗菌药物敏感试验相同，但由于某些抗真菌药的水溶性差，对酸和热不稳定，许多真菌生长缓慢，因此操作较困难。常用的方法为肉汤稀释法、琼脂稀释法和纸片法。对生长较快的真菌可用肉汤稀释法，其他真菌用琼脂稀释法，采用沙保琼脂培养基，培养温度为30℃。

4. 挖沟法

本法适用于检测一种药物对数种试验菌的抑制作用。在无菌的琼脂平板中央，用无菌小铲或小刀挖出一条长沟，并将内部琼脂取出。然后用接种环蘸取试验菌垂直于沟边接种。再将待测药物加入沟中，以装满不流出为限。在合适的温度下培养一定时间后，根据细菌生长的距离来判断药物抑菌作用的强弱（图7-3）。

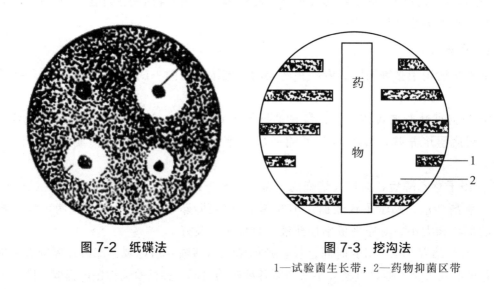

图7-2 纸碟法　　　　图7-3 挖沟法
1—试验菌生长带；2—药物抑菌区带

任务三　杀菌试验技术

一、最小致死浓度的测定

最小致死浓度就是指某药物能杀死微生物的最低浓度，故也称为最小杀菌浓度。最小致死浓度的测定可以和 MIC 同步进行。在用液体培养基稀释法取得某药物的 MIC 后，将 MIC 终点以上未长菌的各管培养物分别移种在另一无菌平板上，培养后，无菌生长的平板上所含的药物最低浓度即为该药物的最小致死浓度。

二、活菌计数法

活菌计数法是在一定浓度的定量药物内加入定量的试验菌，经过一定时间培养后，取样进行活菌计数。

三、化学消毒剂效力的测定

化学消毒剂的效力测定就是以苯酚为标准，在规定的试验条件下，将待测的化学消毒剂与苯酚对伤寒杆菌的杀菌效力相比较，所得杀菌效力的比值。该比值也称苯酚系数、石炭酸系数或者酚系数。

$$苯酚系数 = \frac{消毒剂的杀菌稀释度}{苯酚的杀菌稀释度}$$

苯酚系数≥2 为合格，苯酚系数愈大，则被测消毒剂的效力愈高。

现将测定的大致方法举例说明：将标准苯酚准确稀释为 1：90、1：100、1：110……，将待测消毒剂准确稀释为 1：150、1：175、1：200、1：225、1：250、1：275……。分别取上述稀释液各 5ml 加入一系列无菌试管，每种浓度 3 管，每管分别标明"5min 处理""10min 处理""15min 处理"字样。将各管置于 20℃恒温水浴，然后在各管加入伤寒沙门菌培养液各 0.5ml，立即开始准确计时。在加菌后第 5、10、15min 时，分别从相应管中取一接种环的混合液移种于肉汤管（5ml）中，37℃培养 48h。观察结果并记录生长情况。有菌生长者肉汤液呈混浊状，以"＋"表示；不能生长者肉汤澄清，以"－"表示（表 7-1）。

表 7-1 石炭酸系数测定

项目	浓度	作用时间/min		
		5	10	15
苯酚	1：90	－	－	－
	1：100	＋	－	－
	1：110	＋	＋	－
待测消毒剂	1：150	－	－	－
	1：175	－	－	－
	1：200	－	－	－
	1：225	－	－	－
	1：250	＋	－	－
	1：275	＋	＋	－

根据 5min 不能杀菌，10min 能杀菌的最大稀释度为标准来计算：

$$苯酚系数 = 250/100 = 2.5$$

利用本试验来测定某消毒剂的消毒效力，要注意以下几点。

（1）在操作过程中不可避免地将微量消毒剂带入培养基中，这就有可能影响细菌的生长。为避免该影响，可以加中和剂。所谓中和剂就是能破坏消毒剂对细菌的杀伤作用，但不影响细菌生长的物质。对含氯的消毒剂可用硫代硫酸钠中和；季铵盐类用卵磷脂；氧化物或重金属消毒剂可用硫乙醇酸盐。

（2）接种环的大小可影响转种的菌量。因此接种环的内径统一为 4mm。取菌液时，环应垂直离开液面，使所取液量一致。

（3）苯酚系数的应用有一定的局限性。某消毒剂对伤寒沙门菌的消毒效力的强弱并不能完全代表对其他菌属作用的强弱。实践中可根据需要选用其他菌进行苯酚系数的测定。

任务四　联合抗菌试验技术

体外联合抗菌试验在药学研究和临床实践中具有重要意义，它的目的在于：①指导治疗混合感染；②预防或推迟细菌耐药性的出现；③单一用药时所需的剂量为毒性剂量时，联合用药就可以用无毒剂量；④检测不同 pH 值对抗菌药物的影响。

抗菌药物的联合使用可能出现 4 种结果：①无关作用，两种药物联合作用的活性等于其单独活性；②拮抗作用，两种药物联合作用显著低于单独抗菌活性；③累加作用，两种药物联合作用的活性等于两种单独抗菌活性之和；④协同作用，两种药物联合作用的活性显著大于单独抗菌活性之和。

一、纸条试验

纸条试验就是在已经接种试验菌的平板培养基表面上垂直放置两条各浸有一种药液的纸条，然后放在适宜的环境下培养一定时间后，观察两纸条的抑菌区域，据此判断其联合抗菌效果（图 7-4）。

图 7-4 中 1 列的两条纸条中一条含抗菌药物，另一条不含药液，但可以是酸、碱或者其他有可能对药物作用产生影响的物质。

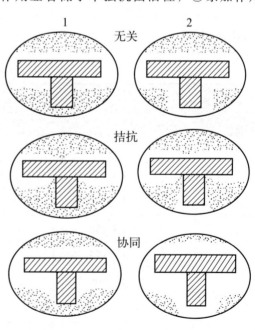

图 7-4　联合抗菌的纸条试验
1——纸条含抗菌药物；2—两纸条含抗菌药物

二、梯度平板纸条试验

梯度平板纸条试验的关键就是制作含药的梯度平板。预先准备好两种琼脂培养基，一种为适合试验菌生长的培养基，另一种是在该培养基中加入待测的抗菌药物。培养基制作好以后，先将无药培养基熔化倒入培养皿制成平板，待凝固后放平平皿，再倒入含药培养基。在重叠的双层平板中就含有梯度浓度的抗菌药物，自高浓度（＋）至低浓度（－）依次递减。最后将试验菌涂布于平板表面。培养后观察结果（图7-5）。

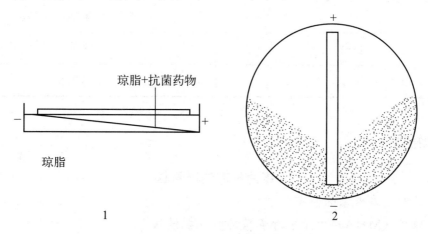

图 7-5 梯度平板纸条试验
1—梯度平板制备；2—加强作用

三、棋盘格法

该方法主要用以评价两种药物同时用不同浓度进行联合试验时的抗菌活性。试验时，排列6排试管，每排6管，似棋盘格式。A和B两药各以液体培养基稀释成各种比例。A药按其各稀释度以纵行加入各管，B药按横排加入各管。同时各有单独抗菌试验对照管。加入定量试验菌培养后计算结果。结果的计算是：将各药单独试验及与另一药以不同浓度联合试验所得的MIC作图（图7-6），即可得联合试验的结果。

FIC及FIC指数：棋盘格法的结果还可以用FIC指数来评价。FIC就是部分抑菌浓度，指某一药在联合前、后所测得的

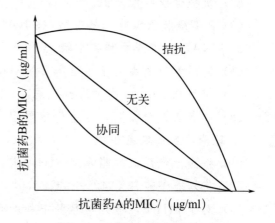

图 7-6 棋盘格法的结果判断

MIC 比值。如待检药液为 A 和 B，则：

FIC（A）＝A 药与 B 药联合试验时 A 药的 MIC/A 药单独试验时的 MIC

FIC（B）＝B 药与 A 药联合试验时 B 药的 MIC/B 药单独试验时的 MIC

FIC 指数就是指两者的 MIC 之和。FIC 指数与联合抗菌试验效力的关系见表 7-2。

表 7-2　FIC 指数与联合抗菌试验效力的关系

FIC 指数	联合抗菌试验效力
≤0.75	协同
1	累加
1～2	无关
>2	拮抗

知识拓展

纸片扩散法培养基

纸片扩散法培养基的制备

MH 琼脂（MHA）用于非苛养菌的纸片扩散法。

MH-F 琼脂，在 MH 琼脂中添加 5％脱纤维马血和 20mg/L β-NAD，用于测试链球菌属（包括肺炎链球菌）、嗜血杆菌属、卡他莫拉菌、单核细胞增多性李斯特氏菌、弯曲杆菌属、多杀巴斯德菌、棒状杆菌属和其他一些苛养菌。

琼脂板可通过商品化的途径购买或者按照下列步骤进行制备：

1. 试剂

（1）商品化的 MHA 粉。

（2）机械性脱纤维马血。

（3）β-烟酰胺腺嘌呤二核苷酸（β-NAD），纯度≥98％。

2. β-NAD 储备液的制备步骤

（1）使用灭菌的去离子水溶解 β-NAD，浓度为 20mg/ml。

（2）使用 0.2μm 的滤膜进行过滤。

（3）储备液按照需要，以小份放置于－20℃。避免反复冻融。

3. 琼脂平皿的制备步骤

（1）按照生产厂家的指示对 MHA 进行制备和高压灭菌。

（2）将培养基冷却至 42～45℃。

（3）对于 MH-F，每升培养基中加入 50ml 机械脱纤维马血和 1ml β-NAD 储备液。混合均匀后立即分装。

（4）将培养基分装于灭菌的培养皿中，厚度为 4mm±0.5mm（90mm 圆形培养皿中大约 25ml，100mm 圆形培养皿中大约 31ml，150mm 圆形培养皿中大约 71ml，100mm 方形培养皿中大约 40ml）。

（5）在移动培养皿之前，确保培养皿水平放置。

（6）使用时确保培养基的表面干燥。培养基是否需要干燥以及培养基表面干燥所需要的时间，取决于内容物与干燥条件。避免过分干燥培养基。

4. 培养基的储存

（1）将培养基置于开口的塑料制品中 8～10℃储藏。如果培养基需要储藏的时间长于 7 天，那么需要将培养基置于密封的塑料袋中，4～8℃储存。

（2）如果培养皿是在实验室条件下制备的，那么应该将培养基的干燥、储藏条件和储藏时间纳入实验室质量保证项目的考核指标中。

（3）商品化的培养基应该按照生产厂家的要求进行储存，并且确保在标示的有效期内进行使用。

（4）对于 MH-F 培养基（商品化的或者实验室内制备的），不论是储存在塑料袋中或者密封环境中，在使用前必须确保培养基的干燥。这样避免培养基过度潮湿，从而引起抑菌圈直径模糊或者抑菌圈内薄雾状生长的现象。

5. 质量控制

（1）使用 pH 计确认 pH 在 7.2～7.4 之间。

（2）确保培养基的厚度在 4mm±0.5mm。

（3）在选定测试菌的情况下，确保目标菌的质控菌株能够在培养基上生长良好。

（4）对于使用的所有细菌-抗菌药物组合，确保抑菌圈直径都在可控制的范围内。

（摘自 https：//www.sohu.com/a/191036581_653072）

学习总结

知识点导图

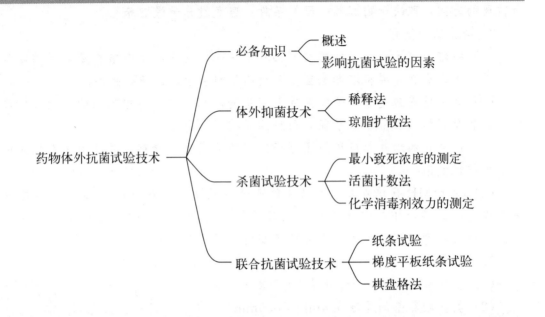

自学引导

重难点释疑	
课后巩固指导	

自学梳理

课后实践

一、复习思考题
1. 体外联合抗菌试验的目的是什么？
2. 在测苯酚系数时，加中和剂的目的是什么？怎么选择中和剂？
3. 联合抗菌试验的结果可能有几种？各是什么含义？

二、实践练习题
1. 如何稀释待测的药物？
2. 影响体外抗菌试验的因素有哪些？

扫一扫

答案解析

三、实操试题及评分标准

请比较青霉素、庆大霉素、丁胺卡那霉素、链霉素这四种药物对金黄色葡萄球菌的抑制作用如何。

技能九　四种药物的抑菌试验

序号	操作项目	操作内容	分值	分项分值	评分要点	得分
1	准备	1. 实验着装	25	5	1. 着工作服顺序正确	
		2. 准备实验材料		5	2. 配制金黄色葡萄球菌菌液	
				5	3. 配制培养基	
				5	4. 分别稀释四种药液，以无菌操作法将无菌滤纸片放入药液中	
				5	5. 准备相关材料	
2	制含菌平板	制含菌平板	20	5	1. 正确取出无菌平板	
				5	2. 分别用无菌吸管量取0.2ml菌液加入平皿中	
				5	3. 将约45℃培养基倒入平皿中，用手托平，混匀，待凝，共做四个含菌平板	
				5	4. 用记号笔将三个平皿划为四个区域，每个区域标记上四种药名，一个作为对照	

续表

序号	操作项目	操作内容	分值	分项分值	评分要点	得分
3	放滤纸片于平板	取含药滤纸片放入含菌平板中	30	10	1. 拿镊子蘸取酒精，灼烧，反复三次	
				10	2. 无菌操作法夹取含青霉素药液的滤纸片，放入平板相应区域	
				10	3. 其余三种药液同法，共做三个平板，对照平板不加滤纸片	
4	培养	培养	5	5	37℃培养18h	
5	观察结果	结果观察	10	5	1. 对照平板中金黄色葡萄球菌生长良好	
				5	2. 分别测量平板中的抑菌圈的大小，取平均值，比较大小	
6	文明操作	1. 有无器皿的破损	10	5	1. 无损坏	
		2. 操作结束后整理现场		5	2. 清理操作台面	
	总分		100			

项目八
药物卫生学检查技术

🧩 学习目标

知识目标
1. 掌握注射剂的无菌检查方法，药品需氧菌总数、霉菌及酵母菌总数的测定方法，口服液中大肠埃希菌的检查方法
2. 熟悉药物变质的判断、表现及结果
3. 了解药物卫生学检查的项目有哪些

能力目标
1. 能够对注射剂进行无菌检查
2. 学会药品需氧菌总数、霉菌及酵母菌总数的测定方法
3. 学会口服液中大肠埃希菌的检查方法

素质目标
1. 培养认真严谨的工作态度
2. 培养无菌意识，生物安全意识
3. 培养团队合作、沟通交流能力

扫一扫

教学PPT

📖 情景导入

12月9日某省药监局发布一则行政处罚决定书。某药业集团有限公司因生产劣药被处罚。该药业集团有限公司生产的复方颠茄氢氧化铝片（批号：181132）经药品检验研究中心检验，（检查）微生物限度项目不符合规定为劣药。

导学讨论：1. 分析案例中复方颠茄氢氧化铝片微生物污染的原因有哪些，如何预防？
2. 微生物限度检查的项目有哪些？

情景解析

重难点分析

学习重点　1. 注射剂的无菌检查方法
　　　　　2. 药品需氧菌总数、霉菌及酵母菌总数的测定方法
学习难点　1. 药物微生物检查的原理
　　　　　2. 药物微生物检查的项目和标准

思政小课堂

在本项目中同学们将学习药物卫生学检查技术。药物卫生学检查技术主要包括注射液无菌检查技术，口服液中细菌总数测定技术，口服液中霉菌、酵母菌总数测定技术，口服液中大肠埃希菌的检查技术以及相关必备知识。药品是特殊商品，其医学用途涉及预防、诊断和治疗，药品质量关系人民身体健康。同学们是将来药品检验的第一线的工作人员，应牢记试验结果将直接指导生产、科研以及临床用药工作，一定要增强无菌意识，诚实守信，严格把控药品质量。药品作为一种特殊商品，药品质量的好坏与人的健康密切相关。

任务一　必备知识

一、药品卫生学检验的质量保证

微生物广泛分布于自然界，在药物的制剂过程中及药物贮存过程中，空气、水、人员、原料、设备、厂房等均可造成药物的微生物污染，可能使药物变质失去疗效，甚至危及患者生命。在药品的质量管理中，必须按照国家药典要求，严格进行药品的卫生学检查，保证人民用药安全。

二、药物中的微生物污染的来源

制药过程中来自水、空气、操作人员、原材料、厂房和设备等方面的微生物污染，

是造成药物变质的重要因素。药物变质后，其中的微生物及其代谢产物会对人体造成危害。药品的质量保证是一个系统工程，任何一个环节都可能影响产品的质量。因此，对原料、辅料、包装材料、生产场所、生产过程的微生物控制是药品质量保证的基础。

1. 来自空气的微生物

空气不具备微生物生长的良好条件，但空气中飘浮着许多尘埃和微生物等悬浮物质，在药物制剂生产过程中，空气中的微生物有可能污染原料，使药物制剂被污染，污染的程度与空气的含菌量有关。因此，根据药物制剂的类型不同，对生产场所的空气中所含有的微生物数量的限度也不相同。

2. 来自水中的微生物

制药和配药过程都离不开水，水中的微生物主要有假单胞菌、产碱杆菌、黄杆菌、色杆菌、沙雷菌及枯草杆菌等。水中微生物的数量和种类主要取决于水的来源、处理方法及供水系统的状况等因素。因此，制药工业用水是药品微生物污染的重要来源，制药用水必须符合药典标准。

3. 人员与生产工艺

人体的体表及与外界相通的腔道（口腔、鼻咽腔、胃肠道、泌尿生殖道等）中也存在着不同种类和一定数量的微生物，在药品生产过程中工作人员操作不规范或卫生条件欠佳时，可直接或间接污染药物。另外药物的整个生产过程是由人来设计、控制和参与，所以人是药品生产过程中最大的污染源。因此，在生产过程中，为了保证药品质量，要求操作人员身体健康、无传染性疾病、不携带致病菌。同时工作中要严格按操作规程进行操作，从而减少污染的可能。

4. 原料与包装材料

药物中的微生物还可能来自原料与包装材料。天然来源的原料，最易受微生物的污染。如动物来源的明胶、胰脏；植物来源的淀粉、中药材等，化学合成原料如碳酸镁、碳酸钙、滑石等在生产和储存时也易受到微生物污染，所以保存过程中保持低温、干燥可以抑制微生物的生长。包装材料尤其是直接接触药品的容器是药品微生物污染的又一重要因素。因此，在药品包装前应对包装材料进行清洁或消毒处理。

5. 厂房与设备

对制药企业来说，厂房的选址、设计、布局与绿化，设备的设计、选型、安装等均应符合生产要求，且易于清洁、消毒或灭菌，尽可能减少微生物的污染。

选择厂址或改造厂房设施时，要考虑周围环境的卫生状况，即没有污染源。在设计和建设厂房时，生产区、生活区的总体布局要合理。厂房不论是外表面还是内表面，均应设计成易于清洁的，避免积尘而造成微生物污染；尽量减少出口，减少内外空气的自由交换；车间内布局也应使人员、原料及废物走向分开，避免交叉污染。

制药工业中许多设备与药品直接接触，可能成为微生物传播的媒介，加工制造或包装药品设备的每一个部件都可能成为细菌繁殖的场所，可能通过接触或经空气污染药品。设备的设计、选型、安装等应符合生产要求，易于清洗、消毒或灭菌；与药品直接接触的设备应光滑、平整、耐腐蚀及易清洗消毒。

三、微生物引起的药物变质

污染了微生物可以使药品的理化性质发生改变，使药物变质，从而影响药品的质量与疗效甚至对机体产生毒害作用。因此在药品的质量管理中，必须按照国家药品标准，严格进行药品的微生物检查，以确保达到卫生标准。

1. **药物变质的判断**

药物制剂如出现以下情况之一，即可判断该药已经被微生物污染。

(1) 药物发生可被觉察的物理性状及化学性状的改变。
(2) 微生物中发现有病原微生物或某些不得检出的特定菌种存在。
(3) 无菌制剂中发现有活的微生物存在。
(4) 非规定灭菌制剂中的微生物超出一定限度。
(5) 药物中的微生物已死亡，但存在微生物代谢产物，如热原存在。

2. **药物变质的外在表现**

药物由于严重的污染或微生物大量繁殖引起药物变质，主要现象有以下几种。

(1) 异味：某些药物变质后可产生特殊气体及味道。
(2) 变色：如药物被生产色素的微生物污染，导致变色。
(3) 糖浆剂形成聚合性的黏稠丝。
(4) 液体药物变质后可在液体表面形成膜状物，液体中出现菌团或沉淀。
(5) 变质的乳剂可有团块或沙粒感。
(6) 药物变酸或药物产生的气体引起塑料包装鼓胀等。

3. **药物变质的结果**

(1) 变质药物引起感染　无菌制剂染菌后，可导致患者感染或致菌血症、败血症。如：铜绿假单胞菌污染滴眼剂后，可致眼部感染甚至失明；外科用药（乳膏或乳剂）染菌后，可引起皮肤病及外伤患者的感染；消毒不彻底的冲洗液能引起尿路感染等。

(2) 药物中的微生物产生有害代谢产物　药物中许多表面活性剂、润湿剂、矫味剂均是微生物作用的底物，被降解后可产生有毒的代谢产物。如注射剂被革兰阴性菌污染后产生热原使患者出现热原反应。

(3) 药物失去疗效或者产生不良反应　药物理化性质改变后，可导致药效降低或毒副作用增加。如青霉素被产酶细菌降解后，失去药理作用的同时可能出现过敏反应。

4. **影响药物变质的因素**

(1) 染菌量　如果染菌量很大，尽管微生物尚未繁殖也能引起药物分解，因此，制剂生产及包装过程中，控制微生物的数量，有利于防止药物变质。

(2) 营养物质　当药物中含有大量的碳源、氮源和无机盐时，微生物代谢旺盛，从而影响药物的稳定性。

(3) 含水量　在片剂等固体药物中，如含水量超过 10%～15%，遇到合适温度，微生物就可以大量生长繁殖。

(4) pH 值的影响　药品的 pH 与微生物的生长繁殖有关。通常碱性条件不利于细菌、霉菌及酵母菌的生长。在中性条件下，有利于细菌的生长；在酸性条件下，有利于霉菌及酵母菌的生长。

(5) 温度的影响　大多数微生物在 -5～60℃温度范围内均可生长繁殖，可导致药物变质。

四、防止微生物污染的措施

1. 加强药品的生产管理

为了在药品生产的全过程中把各种污染的可能降至最低程度，必须实施药品生产质量管理规范（GMP）。根据药品生产的各环节如原料、操作人员、工作环境、操作方法、厂房建设、包装材料及卫生环境等，加强管理，制订有效措施，防止污染。

2. 合理使用防腐剂

在药物中加入防腐剂的目的是限制药品中微生物的生长繁殖，同时减少微生物对药物的损坏作用。苯甲酸、尼泊金、山梨醇、乙醇、季铵盐、氯己定等为常用的防腐剂。理想的防腐剂应具备如下特点：

(1) 对人体没有毒性或刺激性。
(2) 对药物中的各种微生物均有良好的抗菌活性。
(3) 具有良好的稳定性。
(4) 不受处方及其他成分的影响。

3. 进行药品的微生物学检验

在药品的生产或贮存过程中，应按规定对所贮存药物进行各项微生物学检验，如对灭菌制剂进行无菌检验，对非灭菌制剂进行细菌及霉菌总数检查和病原菌限制性检查，对注射剂进行热原测定，以此来评价药品被微生物污染与损害的程度，控制药品的卫生质量。

4. 合理贮存药物

即便是合格的药品，若因贮存不当，也可被微生物污染导致药物失效变质。因此，应根据不同的药物及剂型，采取合理的贮存方法，如：干燥、冷藏、防潮、避光，减少污染的机会。

五、热原与细菌内毒素

1. 热原

凡注射进入机体，引起恒温动物体温异常升高的物质都称为热原。热原包括细菌性热原、内源性高分子热原、内源性低分子热原及化学热原等。注射液中的热原主要是指细菌性热原，主要指细菌体中的脂多糖。脂多糖多由革兰阴性菌产生，少数革兰阳性菌也能产生。

临床上在进行静脉滴注大量输液时，如果药液中含有热原，患者在 0.5～1h 内可出现冷战、高热、出汗、昏晕、呕吐等症状，高热时体温可达 40℃，严重者甚至可休克死亡，这种现象称为热原反应。

热原耐高热，高压蒸汽灭菌 121℃，20min 不能使其破坏，加热 180℃，4h 或 250℃，45min 才能使其失去作用；可通过一般细菌滤器，但没有挥发性，所以，除去液体中的热原的最好方法是蒸馏法。

1923 年 Seibert 提出了用家兔检测热原的方法，将一定剂量的供试药品，静脉注入家兔体内，在规定时间内，观察家兔体温升高的情况，以判定供试药品中所含热原的限度是否符合规定。因为家兔与人对热原的反应相似，所以各国药典规定注射剂中热原检查方法为家兔升温法。

2. 细菌内毒素

细菌内毒素是革兰阴性细菌细胞壁的脂多糖成分，当细菌死亡或菌体裂解时会释放出来，且产生的热原致热作用最强。内毒素属于热原，热原不仅是内毒素。在药检的范畴内，细菌内毒素是主要的热原物质。鲎试验是目前检测内毒素最灵敏的方法，可用于对药品内毒素污染的监测。鲎试剂是从鲎的血液中提取变形细胞溶解物经低温冷冻干燥而制成的生物试剂，能快速地检测出产品中微量的内毒素。

任务二　无菌室要求

一、无菌室

无菌室是微生物检测的重要场所与基本的设施，是微生物检测质量的重要保证。无菌室的要求标准有以下几点：

无菌室要符合 GMP 洁净度标准要求：采光良好、避免潮湿、远离厕所及污染区。面积一般不超过 $10m^2$，不小于 $5m^2$；高度不超过 2.4m。由 1～2 个缓冲间、操作间组成；操作间和缓冲间之间应具备灭菌功能的样品传递箱；缓冲间内应有洗手盆、毛巾、无菌衣裤放置架及挂钩、拖鞋等。室内要求安装合乎要求的空调及空气过滤设备。无菌室、缓冲间均设有日光灯及紫外灯，紫外灯离工作台以 1m 为宜，其电源开关均应设在室外。无菌室与缓冲间进出口应设拉门，两门应错开，避免空气对流造成污染。

无菌室的内表面应平整光滑、无裂缝、接口严密、无颗粒物脱落，并能耐受清洗和消毒，墙壁和地面的交界处应为弧形或采取其他措施，以减少灰尘聚积。无菌室应保持清洁整齐，室内仅存放必需的检验用具。无菌室的仪器用具必须固定放置，不可随意挪动。

无菌室每周和每次操作前用 0.1% 新洁尔灭或 2% 甲酚液或其他适宜消毒液擦拭操作台及可能污染的死角。

二、无菌室的准备工作

对于微生物检测工作者和使用管理者来讲，主要工作是日常的管理与使用。无菌试验前及操作过程中需检查空气中菌落数，以此来判断无菌室是否达到规定的洁净度。实验人员进入无菌室不得化妆，不得戴手表、戒指等首饰。进入无菌室前，必须于缓冲间更换消毒过的工作服、工作帽及工作鞋。操作应严格按照无菌操作规定进行，操作中少说话，动作轻缓，以保持环境的无菌状态。凡进入无菌室的物品必须先在缓冲间内对外部表面消毒灭菌，再经传递窗消毒及无菌空气吹干后送入无菌室；带纤维、易发尘物品不得带进无菌室。供试品在微生物学检查前，应保持外包装完整，不得开启，以防污染；检查前，用 75% 的酒精棉球消毒外表面。

任务三　注射液无菌检查技术

一、基本原则

无菌制剂是指直接注入体内或直接接触创面、黏膜等的一类制剂，由于无菌制剂直接作用于人体血液系统或敏感器官，使用前必须保证处于无菌状态，否则将危及患者健康。

无菌检查的基本原则是采用严格的无菌操作方法，取一定量的待检测药物，接种于适合各种不同微生物生长的培养基中，于合适的温度下培养一定时间后，观察有无微生物生长，以判断药品是否合格。无菌检查的取样方法及程序，必须按照国家药典的规定进行。无菌检查要求在空气洁净度 B 级背景下的 A 级单向流洁净区或隔离系统中进行。

二、基本方法

1. 实验材料

（1）葡萄糖注射液。

（2）培养基：需氧菌、厌氧菌培养基（硫乙醇酸盐流体培养基），真菌培养基（胰酪大豆胨液体培养基）。

（3）菌种：金黄色葡萄球菌［CMCC（B）26003］菌液。

（4）其他：无菌生理盐水，无菌吸管、针头、注射器等，酒精棉球，无菌镊子，酒

数字资源 8-2
无菌检查视频

精灯。

2. 实验方法

（1）供试液过滤　取 3 个无菌检查使用的自动集菌培养器并编号，1 号培养器用于检查需氧菌、厌氧菌，2 号培养器用于检查真菌，3 号集菌培养器用作阳性对照。开启自动集菌仪过滤药液。

（2）加培养基　向 1 号（用于需氧菌、厌氧菌检查）和 3 号（用于阳性对照）集菌培养器各分别加入硫乙醇酸盐流体培养基 100ml；向 2 号集菌培养器（用于真菌检查）中加入胰酪大豆胨液体培养基 100ml。

（3）阳性对照试验　在阳性菌接种室内向 3 号集菌培养器内加入金黄色葡萄球菌对照液 1ml 作为阳性对照，30～35℃，培养 24～48h。

将供试品培养基和对照试验培养基按规定要求分别进行培养（表 8-1）。

表 8-1　无菌检验用培养基种类培养温度及培养时间

培养基	需氧菌、厌氧菌培养器（1号）	真菌培养器（2号）	阳性对照培养器（3号）
胰酪大豆胨液体培养基	—	100ml	—
硫乙醇酸盐流体培养基	100ml	—	100ml
培养条件	30～35℃	20～25℃	30～35℃

（4）培养　硫乙醇酸盐流体培养基于 30～35℃、胰酪大豆胨液体培养基于 20～25℃下，各培养 14 天。

三、结果判断

培养期间应逐日观察各培养基是否有菌生长。若阳性对照培养基显浑浊并确有菌生长，供试品培养基均澄清，或虽显浑浊但经确证无菌生长，判定供试品符合规定；若供试品任一培养基显浑浊并确证有菌生长，判定供试品不符合规定。

四、注意事项

（1）检验中应严格无菌操作。

（2）操作人员应根据无菌操作要求更衣、消毒后进入无菌室，戴上无菌手套，用酒精棉消毒双手和操作台面，避免染菌。

任务四　口服液中细菌总数测定技术

一、基本原则

口服药属于非无菌产品，按照药典的规定只需要进行微生物限度检查，包括需氧菌总数、霉菌及酵母菌总数、大肠埃希菌、沙门菌等控制菌的检查。细菌总数的测定是了解被检药品在单位体积（每1ml）内，所含有的活菌数，以判断待检药物被细菌污染的程度。

二、基本方法

1. 实验材料

四季抗病毒口服液，无菌吸管、试管、平皿，无菌生理盐水，胰酪大豆胨琼脂培养基等。

2. 实验方法

（1）用吸管取待检口服液10ml，加到90ml无菌生理盐水中，混匀，制成1∶10的均匀待检液。

（2）在试管中，用无菌生理盐水将待检液做连续的10倍递增稀释，制成1∶100、1∶1000的稀释液。

（3）取1∶10、1∶100、1∶1000的三个不同稀释倍数的待检液各1ml，分别注入无菌试管中，再分别注入约45℃的培养基约15ml，混匀，倾到无菌平皿中。

（4）将平板放置于30~35℃下温箱中倒置培养3天。每个稀释级应做2~3个平行试验。

三、结果判断

观察菌落生长情况，计数并报告计数平板上的菌落数，需氧菌总数测定宜选取平均菌落数小于300cfu的稀释级，取两位有效数字报告。如各稀释级的平板均无菌落生长，或仅最低稀释级的平板有菌落生长，但平均菌落数小于1时，以＜1乘以最低稀释倍数的值报告菌数。实验结果记录表见表8-2。

表8-2　实验结果记录表

药物	不同稀释度菌落数			菌数/（个/ml）
	1∶10	1∶100	1∶1000	

四、注意事项

（1）严格无菌操作。
（2）菌落蔓延生长成片的平板不宜计数。

任务五　口服液中霉菌、酵母菌总数测定技术

一、基本原则

霉菌和酵母菌总数的测定是判定供试药物中，单位体积或单位重量所含活霉菌和酵母菌的总数，以判断待检品被真菌污染的程度，从而检测口服液的药品质量。

二、基本方法

1. 实验材料

四季抗病毒口服液，无菌吸管及平皿，无菌生理盐水，沙氏葡萄糖琼脂培养基，酒精灯等。

2. 实验方法

（1）供试液的制备方法及稀释方法同细菌总数测定试验，制备 1∶10、1∶100、1∶1000 三个稀释级的供试液。
（2）取各稀释级的供试液 1ml 分别注入无菌平皿，每个供试液接种 2～3 培养皿。
（3）将熔化并冷却至约 45℃ 的沙氏葡萄糖琼脂培养基倾入培养皿，转动平皿，使药品的稀释液与培养基充分混合均匀。
（4）待平板凝固后，将平皿倒置于 20～25℃ 的培养箱中，培养 5 天。

三、结果判断

观察菌落生长情况，计数并报告计数平板上的菌落数，霉菌和酵母菌总数测定宜选取平均菌落数小于 100cfu 的稀释级，以最高的平均菌落数乘以稀释倍数的值计算 1ml 供试品中所含的细菌数，取两位有效数字报告。如各稀释级的平板均无菌落生长，或仅最低稀释级的平板有菌落生长，但平均菌落数小于 1 时，以＜1 乘以最低稀释倍数的值报告菌数。实验结果记录表同表 8-2。

四、注意事项

（1）注意无菌操作。
（2）菌落如蔓延生长成片的平板，不宜计数。

任务六　口服液中大肠埃希菌的检查技术

大肠埃希菌为口服液的控制菌，大肠埃希菌主要来源于人和动物的粪便，若待检品中检出大肠埃希菌，表明该药品有被粪便污染的可能，患者服用后，有可能被粪便中的其他肠道致病菌和寄生虫卵等病原体感染的危险，因此，口服液中不得检出大肠埃希菌。

一、基本原则

大肠埃希菌的形态和培养特征的观察以及生化反应等项目是鉴别的基本方法。一般的检查程序为：药物的准备及预处理→增菌培养→分离培养→纯培养→染色镜检生化反应→结果判断。

二、基本方法

（一）实验材料

四季抗病毒口服液，酒精灯，无菌吸管、试管、接种环，胰酪大豆胨液体培养基，麦康凯液体培养基，麦康凯琼脂培养基平板，营养琼脂斜面培养基等。

数字资源 8-3
大肠埃希菌检查视频

（二）实验方法

1. 供试液制备

取供试品，制成 1∶10 供试液。

2. 增菌培养

取 1ml 供试品的供试液，接种至适宜体积（经方法适用性试验确定）的胰酪大豆胨液体培养基中，混匀，30～35℃，培养 18～24h。

3. 选择和分离培养

取上述培养物 1ml 接种至 100ml 麦康凯液体培养基中，42～44℃培养 24～48h。取麦康凯液体培养物划线接种于麦康凯琼脂培养基平板上，30～35℃培养 18～72h。选择鲜桃红色或红色中心深桃红色、圆形、扁平、边缘整齐、湿润的光滑型菌落为可疑大肠埃希菌的菌落。

4. 纯培养

挑取 2~3 个可疑大肠埃希菌的菌落，分别接种在营养琼脂斜面培养基上，30~35℃培养 18~24h。

5. 染色镜检

制备大肠埃希菌培养物的涂片，进行革兰染色。

6. 生化反应

（1）乳糖发酵试验　将上述纯培养物接种在乳糖发酵管中，30~35℃培养 24~48h，凡大肠埃希菌，可发酵乳糖产酸产气。

（2）靛基质试验　将上述纯培养物接种在蛋白胨水培养基中，在 30~35℃培养 24~48h，加入 0.3~0.5ml 靛基质试液（对二甲基氨基苯甲醛），观察液面。若培养基液面呈玫瑰红色为阳性反应，呈试剂本色为阴性反应。

（3）甲基红试验　将纯培养物接种在磷酸盐葡萄糖胨水培养基内，在 30~35℃培养 24~48h，在 1ml 培养液中加入 1 滴甲基红试剂，立即观察结果。阳性反应呈鲜红色或橘红色，阴性反应呈黄色。

（4）乙酰甲基甲醇生成试验（V-P 试验）　将纯培养物接种在磷酸盐葡萄糖胨水培养基内，在 30~35℃培养 24~48h，在 2ml 培养液中加入 α-萘酚乙醇液 1ml，混匀，再加入 40% 的氢氧化钾溶液 0.4ml 后观察结果。培养液若在加入试剂后的 4h 内呈红色为阳性反应，无红色为阴性反应。

（5）枸橼酸盐利用试验　将纯培养物接种在枸橼酸盐斜面培养基上，30~35℃培养 24~48h，观察结果。斜面有菌生长，培养基由绿色变为蓝色为阳性反应；斜面无菌生长，培养基仍是绿色为阴性反应。

三、结果判断

经过染色镜检证实为革兰阴性的无芽孢短杆菌，乳糖发酵试验产酸产气或产酸不产气，IMViC 试验结果为"＋＋－－"，可判定供试品中含有大肠埃希菌。

四、注意事项

（1）注意无菌操作。

（2）枸橼酸盐斜面培养基中，所用琼脂不应含有游离糖，用前可用水浸泡或冲洗除糖。

知识拓展

微生物限度检查

微生物限度检查是指对非规定灭菌制剂及其原、辅料受到微生物污染程度的一种检查方法，检查的项目包括微生物计数（细菌数、霉菌数、酵母菌数）和控制菌的检查。

（1）需氧性细菌数检测：细菌总数测定是检测药物卫生质量的重要指标之一。药物细菌总数是检查药物在单位重量或体积（g 或 ml）内所含的需氧性活细菌的数量。

（2）霉菌数及酵母菌数检测：药物中污染霉菌和酵母菌的数量是判定药物受到污染程度的标志之一，是进行药物卫生学综合评价的依据之一。

（3）控制菌包括耐胆盐革兰阴性菌、大肠埃希菌、沙门菌、铜绿假单胞菌、金黄色葡萄球菌、梭菌和白念珠菌七种。对某一具体制剂不必全部检查这七种菌，需要检查的控制菌的种类与药物剂型、给药途径、原料来源及医疗目的有关。

微生物限度检查要求在不低于洁净度 D 级背景下的 B 级单向流空气区域内进行。

学习总结

知识点导图

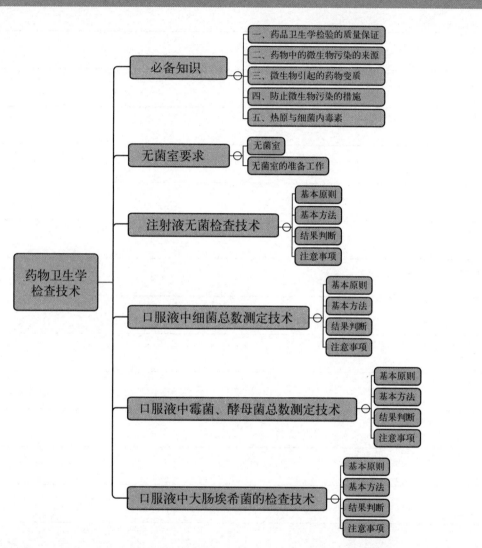

自学引导

重难点释疑	
课后巩固指导	

自学梳理

课后实践

一、复习思考题
1. 药物被微生物及其代谢产物污染后会产生哪些危害？
2. 举例说明哪些药品需要进行无菌检查。
3. 制药工业中有哪些环节可能造成药物的微生物污染？
4. 口服液为什么要进行大肠埃希菌检查？

扫一扫

答案解析

二、实践练习题
1. 口服药物中大肠埃希菌的检查程序是什么？
2. 实验人员进入无菌室前要注意哪些事项？
3. 口服液中为何不得检出大肠埃希菌？

三、实操试题及评分标准
现有一种口服液，请检测该口服液中细菌总数。

技能十 口服液中的细菌数检测

序号	操作项目	操作内容	分值	分项分值	评分要点	得分
1	准备	1. 规范着装	15	5	1. 着工作服顺序正确，仪容整洁	
		2. 准备实验		10	2. 准备所需实验器材、试剂等物品并摆放有序合理，打开超净工作台内紫外灯，灭菌	
2	稀释	将口服液稀释	30	10	1. 瓶口正确消毒，开盖	
				20	2. 用吸管取待检口服液10ml，加入90ml无菌生理盐水中，摇匀（严格无菌操作）	
					3. 连续做10倍递增稀释，制成1∶100、1∶1000的稀释液（严格无菌操作），每稀释一次更换一支吸管	
3	制含药平板	1. 制备含药平板	20	17	1. 取上述不同稀释倍数的待检液分别注入无菌平皿中，每个稀释级做三个平板，操作规范	
					2. 将约45℃培养基倒入平皿中，用手托平	
		2. 培养		3	3. 待培养基凝固后，标记	
					4. 放入恒温培养箱中，30~35℃倒置培养72h	

续表

序号	操作项目	操作内容	分值	分项分值	评分要点	得分
4	结果判断	1. 计算	20	10	1. 选择菌落数小于300的平板计算，求出平均菌落数，乘以稀释倍数	
		2. 判断		10	2. 根据药典规定，判定该口服液是否合格	
5	文明操作	1. 有无器皿的破损	15	5	1. 无损坏	
		2. 操作结束后整理现场		10	2. 清理操作台面	
	总分		100			

项目九
中药霉变检查与防治技术

学习目标

知识目标 1. 学会中药入库验收检查方法
2. 学会防止中药霉变的方法
能力目标 会针对不同类别中药选择适当的检查方法
素质目标 1. 增强药品质量安全意识，逐步树立起牢固的职业责任感
2. 养成良好的行业道德素养

扫一扫

教学PPT

情景导入

2003年2月16日，陈某因患感冒到某市某医院就诊，付大夫给陈某开具了三剂中药，每剂中药中含有10g射干。陈某服用中药后病情不见好转，并且手背手腕多处出现皮疹。2月26日，陈某再次找到付大夫，又开了5剂中药，中药中仍含有射干。次日，陈某煎药时发现中药中的射干已经发生霉变。于是，陈某带着霉变的射干找到医院领导，并陈述其全身出现皮疹，医院得知该情况后向陈某表示了歉意，更换了射干，并给陈某免费治疗皮疹。3月底，陈某的皮疹症状消退。4月11日，陈某感觉咽喉不适，经医院诊断为慢性咽喉炎。此后，陈某不间断地到多家医院检查、就医。陈某认为，自从服用医院出售的已严重霉变的中药射干后，自己出现全身过敏、双眼玻璃体混浊、慢性咽喉炎以及多处脏器受损症状，至今，病情尚未痊愈，精神上也遭受了打击。

导学讨论：1. 分析案例中事件发生的原因。
2. 说说如何防止类似事件再发生。

情景解析

_____

_____

重难点分析

学习重点　1. 中药入库验收检查方法
　　　　　2. 中药分类检查方法
学习难点　1. 中药霉变原因
　　　　　2. 中药分类检查方法

思政小课堂

在本项目中将学习引起中药霉变的原因，中药在库、入库检验方法，中药分类检查方法及防止药材霉变的常用方法等基本知识。中药霉变是常见问题，因而中药霉变的检查与防治是一项非常重要的技能。希望同学们在学习专业知识的同时，逐步养成良好的道德素养，如讲求个人卫生，在进入实训室前，规范着装；实训中严谨认真，主动学习，养成良好的劳动习惯，培养诚信意识；实训结束认真清理现场，如实填写报告等。通过微小但是优秀的习惯养成，为日后的成功打好基础。

在中药的贮存过程中，在药材、饮片、成药上常见到生霉的现象，这是由于霉菌在中药、成药上大量繁殖，分解和同化中药、成药中的营养物质，使其腐烂造成的。中药、成药生霉后疗效会大大降低，因此在中药的贮存过程中，生霉是一个较严重的问题。应根据中药的种类、霉菌的类型、营养代谢过程等的不同采取积极、有效的方法防止霉变的发生。

任务一　必备知识——中药霉变及其危害

一、引起中药霉变的微生物

中药发霉，系指在药材上寄生和繁殖了霉菌，通常将因发霉而引起的变质现象称为霉变。在发霉的药材上，往往能见到许多毛状、线状、网状物或斑点，这是各种不同霉菌孢子萌发的菌丝。发霉会使药材颜色变化、气味走失，严重时则变质败坏。因此，做好中药材商品的养护工作，使其不发生霉变，是中药材经营工作中的重要环节之一。

直接影响中药霉腐变质的微生物，主要是霉菌。霉菌分布很广，在空气中就有大量霉菌孢子飘散，它对营养条件要求不高，易在多种物质上生长。霉菌的菌体结构比较复杂，菌落呈绒毛状或疏松的棉絮状，孢子有多种颜色。常见的霉菌有以下几种。

1. 曲霉

曲霉分解有机质的能力极强，是危害中药材的重要霉菌，有的种系在代谢过程中还能产生毒素，进入人体可以引起中毒。常见的曲霉有以下几种。

（1）灰绿曲霉群　菌落呈灰绿、鲜黄或橙色，菌丝发达，呈绒毛状。该菌落具有嗜干性的特点。因此是危害中药材的主要菌类之一。

33℃、相对湿度在70%～80%时，孢子就可以在多种药材上萌发或繁殖，如人参、党参、麦冬、天冬、黄芪等，最先出现的霉菌就是以灰绿曲霉群为主。该群中常见的曲霉有阿姆斯特丹曲霉、赤曲霉、葡萄曲霉、薛氏曲霉等。

（2）棒曲霉群　菌丝呈茸毛状，淡蓝绿色，气生菌丝直立，顶端形状成长圆形或冰棒形的顶囊，内有分生孢子。棒曲霉对含淀粉类的药材破坏性较大，如天花粉、芡实等。对含蛋白质较高的动物类药材也有一定危害。

（3）黑曲霉群　菌丝呈絮状或绒毛状，黑色、黑褐色或紫褐色。菌丝常呈不规则的形状，形成近似圆形的菌核，白色、浅黄色、灰色至黑色。肉眼见到菌丝顶部的黑色小点，大多是分生孢子。

黑曲霉具有多种活性强大的酶系，如淀粉酶、蛋白酶、果胶酶等，对植物类药材的破坏力较强，常常引起水分较高的药材霉变。

另外，白曲霉、杂色曲霉、烟曲霉、局限曲霉、黄曲霉等，伴随着产生的有机酸和热量使药材变色、变味、泛油、变质等。

2. 青霉

青霉在自然界分布很广，空气、土壤及各类物品上都能找到，对有机营养物质具有较强的霉腐能力，而且大部分种类在代谢过程中能产色素和严重的霉臭气味，所以，也是引起药材等商品霉腐的一类主要霉菌。

常见危害药材等商品的青霉菌种类有灰绿青霉、黄绿青霉、牵连青霉、白边青霉和绳状青霉等，一般常和曲霉生长在一起。这些青霉有的还会产生毒素，使药材生霉后具有毒性。

青霉一般属于中温性的，而绿青霉能在较低的温度下生长，孢子萌发的最低温度为0～4℃，也有少数青霉能在高温下生长。青霉对水分要求比曲霉高一些，孢子萌发最低相对湿度为80%～90%。

3. 毛霉

毛霉在自然界中分布也甚广，对含蛋白质高的药材有较强的分解能力。常见危害药材的毛霉种类有高大毛霉、总状毛霉等，主要是危害受潮的中药材，以及其他商品。

4. 根霉

根霉在自然界里分布很广，分解淀粉和脂肪的能力较强，对中成药及含淀粉、脂肪较高的原料药材有较大的危害。

5. 木霉

木霉也属于霉菌的一个属，广布于自然界中。木霉是木材、中药材、皮革及其他纤维性物品的腐烂菌，是目前生产纤维素酶的主要菌种。

木霉的营养菌丝有隔，气生菌丝分化成直立的分生孢子梗，孢子梗长出对称性侧枝，侧枝末端长出分枝的瓶形小梗，在小梗上面长出聚集成簇的分生孢子头，每头聚有10～20个球形或椭圆形孢子。

木霉的菌株能强烈分解纤维素和木质素等复杂的有机物，所以对木质结构的茎木类药材以及使用的垫板、枕木有一定的危害。

二、中药霉变及其危害性

在自然界中，霉菌孢子分布很广，一般物体上、空气中到处都存在，如果散落到药材上，只要有适宜的温度和湿度条件，它们很快就会在药材上繁殖起来。当药材本身含水量在15％以上，空气相对湿度在70％以上，温度在20～35℃时，往往最易生霉。霉菌寄生在药材上，和其他微生物一样，需要从周围摄取营养物质，将其合成为自身的细胞物质（同化作用），并向周围环境排泄代谢产物。只有在这种不断的新陈代谢中微生物才能生存和发育。微生物新陈代谢的基本过程就是使药材霉烂的过程。在这个过程中，霉菌首先依赖于酶的作用。

1. 酶

酶是活细胞合成的蛋白质，具有专一的催化作用，是生物催化剂。

微生物的一切生命活动都离不开酶。微生物所需的营养，一般都是大分子，必须由微生物分泌出酶，把大分子的物质分解成小分子的化合物，才能为微生物所吸收，小分子化合物进入微生物细胞后，也要靠酶把它们再分解，从中释放出能量，并获得许多中间产物。以后又在酶的催化下，把部分能量和中间产物用于构成微生物细胞的结构物质和代谢产物。

各种微生物都具有多种酶系统，以完成各种生化反应。

2. 同化作用

微生物没有专门的摄食器官和排泄器官，营养物质的摄取和代谢产物的排泄，是在整个细胞壁表面依靠渗透和扩散作用的方式来实现的。

微生物的细胞壁和细胞质膜是半透性物质。在渗透过程中，水分子向溶液浓度较高的一面渗透或扩散，而水中溶解的物质则向浓度较低的方向移动或渗透。

在摄取营养物质时，微生物细胞中胶体物质不能渗出，并且营养物质浓度小于周围环境，细胞内的水分也处于结合状态。因此，水分子和营养物质便渗入细胞。另一方面，细胞中代谢产物的浓度高于周围环境，代谢产物便能从细胞内渗透（排泄）到微生物体外。霉腐微生物就是借助这种方式摄取营养物质和排泄代谢产物的。渗透和扩散作用只是一种现象，问题的实质是微生物营养物质的摄取和排泄不是被动的、机械的渗透和扩散，而是由微生物有选择性吸收和排泄决定的。

3. 微生物的呼吸

霉腐微生物和其他微生物一样，整个生命活动的过程要消耗一定的能量，能量的来源是各种有机物质（蛋白质、脂肪、糖等）的转化，其转化过程要通过呼吸作用在酶的催化作用下，氧化分解为简单的物质，以满足微生物细胞需要的能量，因此必须不断地进行呼吸。

（1）需氧微生物的呼吸　这类微生物在分解体内的有机物释放能量时，必须有空气中的氧参加，最终产物是二氧化碳、水和热能。

需氧微生物只能在药材和成药表面生长，不能在药材和成药内部缺氧的条件下繁殖。在需氧呼吸中产生水分，能造成药材水分的增加，加速药材霉变。同时，微生物在呼吸过程中产生的热量，除用来维持生命活动外，多余的热量往往引起药材发热，因此，发霉药材的货垛总是比正常药材货垛温度要高一些。

（2）厌氧微生物的呼吸　这类微生物在呼吸过程中不需要有氧气，有了氧它反而不能生长。厌氧呼吸不能彻底分解有机物质，释放出来的热量也少。

厌氧微生物可在药材内部缺氧的条件下繁殖，如在液体蜂蜜内部引起发酵，有些含糖制剂的成药，在厌氧微生物的破坏下，往往挥散着酒味和酸酵气味。

（3）兼性厌氧微生物的呼吸　这类微生物的呼吸作用，在有氧或无氧条件下均可以进行，有氧则与需氧微生物一样进行有氧呼吸，无氧时进行厌氧呼吸。

4. 霉变对中药的危害性

微生物在自然界成为生物的一个大类而存在，它对中药的质变作用远远不止霉、腐两点，范围也不仅限于霉腐微生物，这是必须了解的。现仅根据霉腐微生物的直接和间接作用，将其对药材所带来的危害表现归纳如下。

（1）霉腐微生物对药材有机物的分解和进行的营养代谢活动，使中药材中的有效成分降低，甚至腐烂失效，从而影响治疗效果。

（2）经霉腐微生物危害的药材，即使经加工处理以后再作药用，也会使药材的气味变淡，色泽转黯，品质降低，影响疗效。

（3）霉腐微生物对药材表层物质的分解和消耗，同时破坏了药材的组织构造，使内部所含糖质和油分容易溢出，进而造成药材的泛油变质。

（4）霉腐微生物在药材上的腐败和分泌物，同样会造成对药材的污染，成为不洁成分，影响中成药生产的质量。

（5）从经济方面看，中药的霉变会增加中药的损耗，增大加工费用，甚至造成较大的经济损失。

因此，我们应当努力学习和掌握这方面的知识，才能提高对药材霉腐质变的认识，进而采取有效的防治措施，防止中药的霉腐质变，把中药的保管工作搞好。

任务二　入库验收检查方法

一、入库验收

中药入库时应严格进行验收工作，除了进行一般的检验外，应着重检验其水分大小、色泽气味变化等。以便及时发现问题，及时采取适当的处理方法处理中药，防止中药入库后发生霉变。入库检验时应做到以下几点。

(1) 辨别是新货还是陈货，对当年产的新货或当地直接采集的中药，更应注意检验其水分含量和是否干透。

(2) 检验包装容器周围四角部分有无水渍和发霉现象，同时也要注意检查有无异味等。

(3) 取样检验含水量是否正常，内外部是否发霉。并根据各种中药的不同性状特点，从形状、色泽、气味、重量、软硬程度以及相互撞击时声响等方面进行检查。

(4) 如发现有发霉变质的中药，成件的应单独堆放，一件内有部分发霉变质的中药，应尽量进行挑选，并及时采取相应措施。水分过大的需进行干燥。包装不适合的要整修或改换包装。

二、在库检验

中药经检验合格入库后，在贮存过程中，也会因受潮及温度等的影响发生霉变，因此，必须做好经常性的在库检验工作。主要从以下几方面入手。

(1) 了解易发霉中药的不同性质，掌握具体品种的水分大小、存贮时间、存贮条件等全面情况，以便有目的、有重点地进行检查。

(2) 检查库内地面是否潮湿，库房顶盖是否漏雨，温度是否过高，货垛的下垫高度是否合适，以及包装容器外部是否有水渍、潮湿现象等。

(3) 对大垛中药应从上部和下部取样检查，重点中药必须拆包或开箱检查。露天货垛应检查货垛地势的高低和排水情况是否良好，垛顶和四周苫盖是否严密，垛底是否受潮等。

(4) 根据具体情况，还应做定期或不定期的检查，平均每月检查一次。梅雨季节应每五天检查一次，另外，每月再全面普查一次。

任务三　分类检查方法

数字资源 9
分类检查法视频

一、根及根茎类中药的检查

根及根茎类中药的发霉，常有一定的部位，应根据具体品种采取相应的检查方法进行检验。如怀牛膝、木香、玉竹、天冬、麦冬、羌活、远志、甘草等在头尾或折断处发霉。当归、独活等头部粗大，不易干燥，而尾须部易吸潮返软，故发霉现象常在头、尾部产生。天花粉、山药等药材都含有淀粉，易吸潮而发霉。有些中药发霉后从表面可以看出，而有的中药则需折断才能观察到。

如山柰若表面出现黑色霉点，折断处呈灰黄色则表明已霉变。知母如身瘦无肉，质地松泡，折断处呈黑色则已霉变。

检验黄精时要注意，炙黄精比生黄精吸潮率高，更容易发霉。若炙黄精外表缺少滋润，质地较硬，中心呈灰白色，则说明没有炙透。成件的炙黄精若嗅到酒味或酸味，则是受热发酵的现象。而质脆干枯、一折易裂则表明已变质。

检验成捆的怀牛膝时，应先拆开观察里面有无黑色霉点，然后取出一两把，握住扎绳的地方将其竖起来，如弯曲下垂的，说明已受潮或没干透，头尾或折断处起白点，则表明已霉变。

二、果实和种子类中药的检查

不带外壳或外壳破碎的果实、种子类中药如白果、巴豆、使君子、柏子仁、火麻仁等容易霉变。外壳完整而种仁未干透的果实、种子类中药也易霉变。

对带壳的果实、种子类中药如橘核、千金子、女贞子、栀子等，检验时可将手伸入货包中心，试其有无发热现象，随即顺手抓出一把，将壳捣破，观察种仁有无发霉现象，用指甲试掐几下，脆而易裂的，说明是干货；如种仁质轻而已皱缩，呈灰黑色，捣之即成粉，则表明已霉变。

栀子发霉外表不易看出，应击破观察，霉迹多在种子团部位，因为种子团不易干燥，其中青栀比红栀容易发霉。五味子中因北五味子滋润多汁，容易发霉；南五味子干瘪少润，则不易发霉。

柏子仁、使君子仁、郁李仁、甜杏仁、苦杏仁、桃仁、核桃仁等不带壳果实种子类药材，检验时应先看种皮，如易碎裂脱皮，说明是比较干的药材。如将种仁放在纸上压碎，纸上油迹外圈有水浸现象，则是未干透的，极易发霉，应摊开晾干后再继续贮存。

除了从外观上检验外，可用口尝、鼻嗅等方法进行检验。但要注意有毒的药材如巴豆不能口尝，以免中毒。刺激性药材不能鼻嗅，以免刺激呼吸道。

三、花类药材的检查

花类药材极易受潮发霉，特别是靠近包装四周或盖缝不严密处更易受潮发霉，检验时应加以注意。

洋金花常以数十朵捆扎成小把进行包装，在把的中心及花的基部往往最易霉变。检验时应把小把拆开，观察捆扎处的花瓣和花的基部有无白色或黑色斑点，如有斑点则表明药材已发霉。再用手搓后进行观察，如花不易碎，表明药材潮湿；如花已变为黑色，又无油质，且极易碎烂，表明是霉变后又干燥的药材。

厚朴花质脆，花瓣极易脱落和破碎。检验时应轻轻倒出，用手掐花瓣，若柔软而不易碎，则是未干透或受潮的；如已变为黑色，则表明已经发霉。

四、全草及叶类药材的检查

这类药材一般都是零星收集、打捆成件的。因此干湿程度不一，应重点检验干燥程度。

如大蓟、小蓟等都是捆扎成件的，有时外表四周干燥，而内部却是潮软的。所以这类药材检验时应将原件打开进行检查。而且这类药材叶容易干燥，茎却不易干燥。可将茎枝折断看其纤维有无韧性和听其发出的响声。一般能折断有脆性、纤维不连的为干燥药材。性韧折时声哑或有纤维相连则为潮软未干燥的药材。

马齿苋、鹅不食草、蒲公英、大青叶等可用手捏检验其软润程度来衡量其干燥程度。

桑叶有整装（数十片为一叠，中心用竹丝掐住，呈整齐的叠片状）和散装两种。散装的易干燥，整装的不易干透易霉变，检验时应取中心部分的药材进行检验。

由于全草及叶类药材霉变后很难处理，因而造成的经济损失更大，所以更应注意及时检查，并做好养护工作。

五、茎、皮、藤木类药材的检查

茎、皮、藤木类药材霉变主要是由于药材未干透或贮运期间受潮引起的。其中首乌藤、桑白皮、椿皮等最易发霉。

首乌藤霉斑多见于茎枝表面的叶痕处，开始为白色棉毛状，很快变为黑色。霉变后茎枝变脆。

椿皮、白鲜皮等发霉时，常在皮的内侧或两端断面处，若皮是卷合状的，应掰开进行检验。

六、动物类药材的检查

动物类药材是指动物的身体或一部分，如皮、肉、骨、内脏等。多因加工不净或干燥不透而引起霉变。

如紫河车若加工不净，表面带有血筋就容易发霉。霉变常发生在表面及缝隙间。

九香虫、土鳖虫等发霉时，除了在虫体表面可见白色或绿色的霉迹外，严重时可发展到虫体腹内，可剖开检查。

蜈蚣霉变后头足容易脱落，且霉迹无法处理，因此在贮存时要特别防潮以防霉变。

任务四　防止药材霉变的方法

防止中药霉变最积极有效的措施就是创造一个有利于中药保藏的温、湿度环境。因此要求库房应具备通风、密闭、降温、防潮、隔热等设备。以保证库内温度控制在30℃以下，湿度在70%以下。常用的方法有以下几种。

一、干燥防霉法

药材的干燥是中药防霉最重要的措施，因此，一方面在采集地采集后要进行干燥，使含水量达到规定的标准。另一方面中药入库验收时，如果发现中药含水量超过安全限度，应进行加工整理和干燥降低含水量，以免中药在贮存过程中发霉变质。中药常用的干燥方法有曝晒、摊晾、高温烘干、石灰干燥、木炭干燥、翻垛通风、密封吸湿等。

1. 曝晒

利用太阳的热能散发中药中的水分，同时利用太阳光中的紫外线杀死霉菌。因此曝晒可以达到防霉、治霉的双重目的。

曝晒时应根据中药潮湿程度的不同分别采取整件或拆件曝晒。曝晒过程中要随时检查药材本身的含水量是否已达到规定标准，不可晒得过干，否则药材易脆裂而增加其损耗率。曝晒后要根据药材吸潮快慢程度的不同，分别采取趁热装箱或散热后打包装箱的方法。如枸杞子、麦冬等易重新吸潮，曝晒后应趁热装箱，压实、密封。如白术、羌活、牡丹皮等吸潮较慢可待热量散失后再进行包装。

曝晒只能用于日光直晒对质量没有影响的药材的干燥。

2. 摊晾

将药材置于室内或阴凉处，借温热空气的流动，吹去水分使中药干燥的方法。本法适用于曝晒会使成分损失或引起质地脆裂、走油、变色等变化的芳香性叶类、花类、果皮类中药的干燥。

如陈皮经曝晒则干枯变色，因此只能用拆包摊晾的方法进行干燥。又如酸枣仁、柏子仁、苦杏仁等曝晒易走油，因此只能放在通风阴凉处摊晾。

3. 高温烘干

对含水量较高而又不能曝晒的中药或因阴雨连绵无法用日光曝晒时可用加热增温的方法除去中药中的水分。常用的有火盆烘干、烘箱烘干或干燥机烘干三种方法。

4. 石灰干燥

易变色、易走油、易溢糖而生霉、回潮后不宜曝晒或烘干的中药，可采用石灰箱、石灰缸或石灰吸潮袋进行干燥。如牛膝、厚朴花等曝晒易脆断可用石灰吸潮进行干燥。

5. 木炭干燥

用皮纸将烘干后的木炭包好，放在易潮易霉变的药材内，这样可以吸收侵入的水分而防止霉变。

木炭价格较低，吸湿饱和后，可取出干燥后重复使用。木炭使用方便，既可吸收中药外部的湿气，又可防止药材包装的内潮发热，还可保证药材缓慢失水而不致因失水过多而改变原有的性状。因此，木炭干燥被广泛应用于中药的收购、运输、贮存等过程中。如：成件的核桃仁在每件包装中放干木炭 1～1.5kg，即可吸潮防霉。

6. 翻垛通风

翻垛就是将垛里面的药材翻到垛外面，或堆成通风垛，使水分及热量散发。通风应打开窗户或通风洞，并在晴天或温度较低的上午或傍晚进行。

7. 密封吸湿

在药材本身干燥的情况下，可在梅雨季节前采用密封的方法贮存药材。使药材与外界空气隔离，减少湿气侵入药材的机会以防霉变。药材量大时，可以整库密封。药材量小时可采用密封垛、密封货架、密封包装等方式。

如易发霉的牛膝、黄精、玉竹等，在夏季可装在衬有防潮纸的木箱或缸内密封保存。

密封的同时也可利用石灰、氯化钙、硅胶等吸湿剂吸潮，以增强防霉的效果。

如糖参易吸潮发热和返糖，可将其在低温处干燥后与适量氯化钙放入大缸内密封保存，效果良好。

二、冷藏防霉法

麝香、人参、燕窝等贵重药材，在夏季梅雨来临之前，可将药材贮藏在冷藏库或冰箱中，以防霉变。冷藏时药材的包装一定要密封，最好用内衬牛皮纸或沥青纸的干燥木箱放药材，并用猪血密封箱缝，以防潮气的侵入。冷藏时的温度一般为 5℃ 左右，不能低于 0℃，以免因受冻而降低药材的质量。

要注意药材从冷库或冰箱中取出后，应将药材放到温度回升至室温时，再开箱取药，以免药材因骤热而造成表面结露的现象，使药材更易霉变。

三、蒸治防霉法

五味子、白果等果实种子类药材，可采用热蒸的方法防止药材霉变。如五味子先用手搓散或加醋拌匀使其润软后，放入蒸笼内至热气透顶时倒出晾干后再进行贮存。而白果则要蒸至半熟，因蒸得太久白果会裂口，不易保管贮存。

四、药物防霉法

药物防霉就是利用无机或有机药物抑制霉菌的生长、繁殖，用于抑制霉菌生长、繁殖的无机或有机药物称为防霉剂。用于药材防霉的防霉剂要符合下列要求。

（1）必须对人体无害。

（2）对中药中的有效成分无不良影响。

（3）毒性小、效力高、价格低廉、防霉效果持久。

常用的防霉剂有硫黄、尼泊金、氨水、醋酸钠、对硝基酚等。可采用熏蒸或用水、稀乙醇稀释后喷洒的方法防治中药霉变。

虽然硫熏养护对中药防霉效果明显，但是少硫或无硫中药已是一种趋势。《中国药典》（2020 年版）通则规定，除另有规定外，中药材及饮片（矿物类除外）的二氧化硫残留量不得超过 150mg/kg。正文还规定白及、白术、白芍、党参、粉葛、牛膝、天冬、天花粉、天麻、山药（毛山药和光山药）的二氧化硫残留量不得超 400mg/kg。采用药物防霉法要注意的是残留在药材上的防霉剂的毒性、防霉剂给大气环境及操作人员的身体带来的危害等。因此，提倡使用毒害小或无毒害防霉方法，合理贮存。

除以上方法外，还可以采用给仓库和包装中充惰性气体、用紫外照射技术等现代方法处理，防止药材霉变。

药材的货垛下垫的高度要达到 35cm 以上，若库内地面潮湿应加至 40cm 以上，并加强通风或用生石灰、炉灰、木炭等吸潮。货垛垫高后，垫木上应铺上木板、芦席、油毡等隔潮。货垛不能堆得过高，一般不超过 4m。易霉变中药的货垛要有明显的标志，以便在气温过高、湿度过大时进行调节。露天堆放的要特别注意防潮，货场要选择地势较高、干燥通风、排水良好的地方，做好下垫隔潮措施，高度应不低于 50cm，垛上用苫盖好，四周要盖严，防止风吹、日晒和雨淋。

知识拓展

《中国药典》（2020 年版）中与霉变相关的品种归纳

《中国药典》中与霉变相关的品种归纳

水蛭、陈皮、胖大海、桃仁、僵蚕、柏子仁、莲子、使君子、槟榔、麦芽、肉豆蔻、决明子、远志、薏苡仁、大枣、地龙、蜈蚣、全蝎、酸枣仁、马钱子、蜂房、九香虫、土鳖虫、延胡索

《中国药典》【贮藏】项下"防霉变"品种

大青叶、天冬（天门冬）、天南星、制天南星、五加皮、五味子、乌梢蛇、巴戟天、水牛角、玉竹、石菖蒲、仙茅、瓜蒌、瓜蒌子、炒瓜蒌子、瓜蒌皮、玄参、地龙、熟地黄、竹茹、防己（粉防己）、芫花、连钱草、佛手、沙棘、灵芝、陈皮、鸡血藤、板蓝根、虎杖、罗汉果、使君子、金荞麦、金钱白花蛇、南五味子、南板蓝根、厚朴花、香橼、胖大海、独活、前胡、洋金花、莲须、鸭跖草、娑罗子、黄精、黄藤、菊花、梅花、甜瓜子、商陆、紫花前胡、蒺藜、蜈蚣、蕲蛇、橘核

学习总结

知识点导图

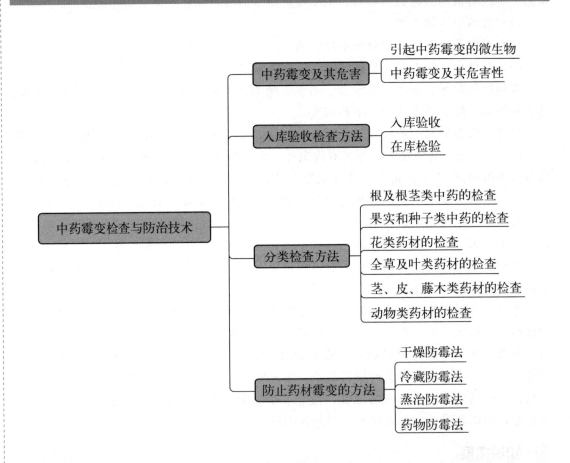

自学引导

重难点释疑	
课后巩固指导	

自学梳理

课后实践

一、复习思考题
1. 中药霉变的防治方法有哪些？
2. 常见的中药霉菌的种类有哪些？
3. 霉菌的呼吸对中药的变质有何影响？

扫一扫
答案解析

二、实践练习题
1. 如何进行入库验收？
2. 如何进行在库检验？
3. 如何进行分类检查？

三、实操试题及评分标准
现有一批枸杞子、酸枣仁、牛膝，经检验其水分含量超标，如何处理？

技能十一 中药干燥防霉技术

序号	操作项目	操作内容	分值	分项分值	评分要点	得分
1	准备	1. 实验着装	10	5	1. 着工作服顺序正确，仪容整洁	
		2. 整理实验台面		5	2. 各种实验器材、试剂摆放有序合理	
2	曝晒枸杞子	1. 将枸杞子拆件，摊平	30	15	1. 根据潮湿程度，整件或拆件曝晒	
		2. 曝晒，装箱		15	2. 曝晒过程中要不时检查含水量是否达标，以免曝晒过度，并要趁热装箱	
3	摊晾酸枣仁	1. 将酸枣仁摊于室内	20	10	1. 要置于阴凉通风处，不可过干而导致易脆裂	
		2. 装箱防霉		10	2. 在包装中可放入烘干后的木炭防霉	
4	石灰干燥牛膝	1. 将牛膝拆包，放于石灰箱中，盖紧	30	15	1. 石灰箱应置于干燥处	
		2. 整包装箱		15	2. 在包装中可放入烘干后的木炭防霉	
5	文明操作	1. 有无器皿的破损	10	5	1. 无损坏	
		2. 操作结束后整理现场		5	2. 清理操作面	
	总分		100			

项目十
细菌生化检验技术

学习目标

知识目标 1. 学会细菌生化试验方法
2. 学会常用的细菌生化试验设计原理

能力目标 1. 会配制指示剂
2. 会对细菌生化试验结果进行判定

素质目标 1. 逐步树立牢固的职业责任感和行业道德感
2. 培养严谨认真的工作态度

扫一扫

教学PPT

情景导入

2008年，云南省某医院使用黑龙江省某制药厂刺五加注射液后发生严重不良事件。经查，这是一起由药品污染引起的严重不良事件。

该药业公司生产的刺五加注射液部分药品在流通环节被雨水浸泡，使药品受到细菌污染，后被更换包装标签并销售。2008年7月，昆明特大暴雨造成库存的刺五加注射液被雨水浸泡。该药业公司云南销售人员张某从其药业公司调来包装标签，更换后销售；中国药品生物制品检定所、云南省食品药品检验所在被雨水浸泡药品的部分样品中检出多种细菌。此外，该药业公司包装标签管理存在严重缺陷。该药业公司管理人员质量意识淡薄，包装标签管理不严，提供包装标签说明书给销售人员在厂外重新贴签包装。该药业公司的上述行为严重违反《药品管理法》的规定，最终该药品依法按假药论处。

导学讨论：1. 分析案例中事件发生的原因。
2. 说说如何防止类似事件再发生。

情景解析

重难点分析

学习重点　常用的细菌生化试验方法
学习难点　IMViC 试验方法及结果判定

思政小课堂

在本项目中同学们将学习细菌生化检测技术，主要介绍常用的细菌生化试验方法及必备知识。作为一名未来的医药工作者，同学们在认真学习本项目知识内容的同时，除了要掌握过硬的职业技能外，还应该树立良好的职业道德，特别是要牢固树立起责任意识和爱心观念，对自己的工作负责，对人民群众的用药安全负责。

近年来，制药企业不断出现药品质量事故，严重威胁到人民群众的用药安全。药品质量问题再次引起了全社会的关注。细菌生化检测是药品质量检测的一项重要内容。

不同的微生物具有不同的酶，因而对营养物质的分解程度不同，所以其代谢产物各有差异，通过生化检验可检测不同的代谢产物，从而借以区别和鉴定微生物种类，这在药品的卫生学检查中是极其重要的。本项目主要学习细菌生化检测技术。

任务一　必备知识——细菌生化检验

一、概述

微生物的细胞组成和营养物质需求大同小异，但对营养物质的利用方式却有差别，有时甚至是很大的差异。这是因为各种微生物所含的酶系不完全一样，对相同营养物质的分解途径和代谢产物也就不一样。细菌生化检验就是基于不同细菌所含酶的差异，分解营养物质后形成不同的代谢产物，通过生化反应现象的不同，对其进行鉴别。这种鉴别对药物的卫生学检查和临床上对致病菌的确定都是必不可少的。在此需要特别强调的是，任何单一的反应现象都不能作为确定某一菌株的唯一证据。

二、类型

细菌生化检验主要是利用生化试验检测细菌对糖、蛋白质的代谢产物,以此鉴别不同细菌。如大肠埃希菌和产气杆菌两者大小、形态相似,均为革兰阳性菌,难以用形态学方法区别,如果用生化试验测试则有显著不同,常见的细菌生化检测试验有糖代谢试验、氨基酸和蛋白质试验、碳源和氮源利用试验以及酶试验。

1. 糖代谢试验

糖是细菌良好的碳源和能源,然而不同的细菌含有不同的糖酶,因此分解各种糖的能力不同,产物也不同。

2. 氨基酸和蛋白质试验

利用不同细菌含有不同的氨基酸酶或蛋白酶,能分解不同的氨基酸或蛋白质这一特性,鉴别细菌的试验。

3. 碳源和氮源利用试验

利用某些细菌不能利用含某一碳化合物或氮化合物作为唯一碳源或氮源的培养基借以区别细菌的试验。

4. 酶试验

利用细菌所分泌的酶类进行细菌鉴别的试验。

任务二 常用的生化试验方法

数字资源 10
糖发酵试验视频

一、糖代谢试验

1. 糖发酵试验

(1) 原理 不同种类的细菌对糖的分解利用能力不同,对同一种糖,有的能分解,有的不能分解。即使能分解的,其途径也不尽相同。例如,大肠埃希菌分解葡萄糖、乳糖等,并产酸产气;伤寒杆菌只能分解葡萄糖,且只产酸不产气。这是由于大肠埃希菌分解葡萄糖等产生了甲酸,甲酸又经甲酸解氢酶的作用生成气体 CO_2 和氢气。伤寒杆菌不含甲酸解氢酶,虽能分解葡萄糖产酸,却不能产气。

$$\underset{\text{葡萄糖}}{C_6H_{12}O_6} \xrightarrow{\text{大肠埃希菌}} \underset{\text{丙酮酸}}{CH_3COCOOH} \longrightarrow \underset{\text{甲酸}}{HCOOH}$$

$$HCOOH \xrightarrow{\text{甲酸解氢酶}} CO_2 + H_2$$

(2) 方法

① 制备单糖发酵培养基:蛋白胨 1%、氯化钠 0.5%、葡萄糖 1%、1.6%溴甲酚紫

0.1%（体积分数）、蒸馏水配制成 pH 7.2，分装各试管，并在每支试管中放置倒置的德汉小管。115℃灭菌 15min。

② 接种：取上述灭过菌的试管 3 支，一支接种大肠埃希菌，一支接种伤寒杆菌，一支作空白对照。37℃恒温培养 24h。

③ 观察结果并判断（图 10-1）。

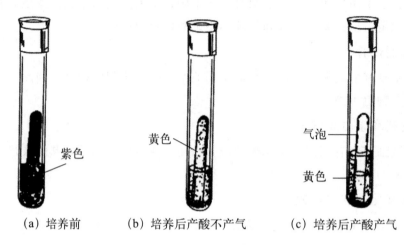

(a) 培养前　　(b) 培养后产酸不产气　　(c) 培养后产酸产气

图 10-1　糖发酵试验

2. V-P 试验（乙酰甲基甲醇试验、伏-普试验）

（1）原理　大肠埃希菌和产气杆菌都能分解葡萄糖，产酸产气。但产气杆菌可将丙酮酸经缩合、脱羧转变成乙酰甲基甲醇，乙酰甲基甲醇在碱性环境下可以被氧化成二乙酰，二乙酰可以与培养基中的精氨酸的胍基反应，生成红色化合物，此为 V-P 试验阳性。而大肠埃希菌不能产生乙酰甲基甲醇，故培养基的颜色不变化，故 V-P 试验阴性，借此鉴别大肠埃希菌。

$$2CH_3COCOOH \longrightarrow CH_3COCHOHCH_3 + 2CO_2$$
$$\text{乙酰甲基甲醇}$$

$$CH_3COCHOHCH_3 \xrightarrow[+KOH]{-2H} CH_3COCOCH_3$$
$$\text{二乙酰}$$

$$\begin{matrix} O=C-CH_3 \\ O=C-CH_3 \end{matrix} + NH-C\begin{matrix} NH_2 \\ NH_2 \end{matrix} \longrightarrow NH=C\begin{matrix} N=C-CH_3 \\ N=C-CH_3 \end{matrix} + H_2O$$

二乙酰　　　　胍基　　　　　红色化合物

（2）方法

① 制备培养基：蛋白胨 0.5g、磷酸二氢钾 0.5g、葡萄糖 0.5g、蒸馏水 100ml，pH 7.2~7.6，115℃高压蒸汽灭菌 20min。

② 取上述培养基两支，一支接种大肠埃希菌，一支接种产气杆菌，做好标记，置

37℃恒温培养 24h。

③ 结果观察及判断：取出培养物，在每管内各加入 40%KOH 10～20 滴，再加等量的 6‰α-萘酚无水酒精溶液，用力振摇，再置 37℃恒温培养 30min，呈红色者为阳性（＋），反之为阴性（－）。

3. 甲基红试验

（1）原理　在葡萄糖培养基中，大肠埃希菌和产气杆菌分解葡萄糖的代谢产物可使中性培养基 pH 值发生不同程度改变。指示剂甲基红遇酸变红，遇碱变黄。大肠埃希菌分解葡萄糖后产酸，培养基酸性增加（pH≤4.5），加入指示剂后，培养基变成红色，是为甲基红试验阳性（＋）；产气杆菌分解葡萄糖产酸后，可经脱羧生成中性的乙酰甲基甲醇，培养基酸含量减少，pH 值下降不多（pH＞5.4）。加入指示剂后产气杆菌的培养基呈橘黄色，是为阴性（－）。

（2）方法

① 制备甲基红指示剂：甲基红 0.1g，溶于 300ml 95％乙醇中，再以蒸馏水稀释至 500ml。

② 制备培养基：同 V-P 实验培养基。

③ 取培养基两支，一支接种大肠埃希菌，一支接种产气杆菌，做好记号，置 37℃恒温培养 24h。

④ 结果观察及判断：向各管加入甲基红指示剂 3～4 滴，呈红色者为阳性（＋），反之则为阴性（－）。

二、氨基酸和蛋白质试验

1. 吲哚试验

（1）原理　有些细菌如大肠埃希菌、变形杆菌等含有色氨酸酶，能分解蛋白胨水培养基中的色氨酸使其成为吲哚。指示剂对二甲基氨基苯甲醛遇吲哚变红，即玫瑰吲哚，为吲哚试验阳性。

色氨酸 $\xrightarrow[+H_2O]{\text{色氨酸酶}}$ 吲哚 $+ NH_3 + CH_3COCOOH$

2 吲哚 + 对二甲基氨基苯甲醛 → 玫瑰吲哚 + H_2O

(2) 方法

① 配制指示剂（寇氏试剂）：对二甲基氨基苯甲醛 5g、戊醇 75ml、浓盐酸 25ml，将对二甲基氨基苯甲醛加入戊醇中，置于 50～60℃ 水浴中，搅拌使之完全溶解，冷却，将浓盐酸一滴滴慢慢加入，边加边摇，然后放入棕色瓶中保存备用。

② 制备蛋白胨水培养基。

③ 取培养基两支，一支接种大肠埃希菌，一支接种产气杆菌，做好记号，置 37℃ 恒温培养 24h。

④ 观察结果并判断：取出培养物，分别加入指示剂 5 滴，混摇后静置片刻，表面呈红色者为阳性（＋），反之为阴性（－）。若培养时间长一些，效果会更明显，当指示剂加入时，不需振荡就会在培养物表面出现玫瑰花瓣样的形状。

2. 硫化氢试验

(1) 原理 有些细菌如沙门菌属能分解培养基中的含硫氨基酸，如胱氨酸、半胱氨酸、甲硫氨酸等，使其产生硫化氢（H_2S），当遇到醋酸铅或者硫酸亚铁时，能生成黑色的硫化铅或者硫化亚铁，则该试验为阳性。此试验常用来鉴别肠道杆菌的种类，沙门菌属通常是阳性，大肠埃希菌、产气杆菌为阴性。

$$SHCH_2CHNH_2COOH \xrightarrow[+H_2O]{\text{半胱氨酸脱硫酶}} CH_3COCOOH + NH_3 + H_2S$$

$$H_2S + Pb(CH_3COO)_2 \longrightarrow 2CH_3COOH + PbS\downarrow$$

$$H_2S + FeSO_4 \longrightarrow H_2SO_4 + FeS\downarrow$$

(2) 方法

① 制备醋酸铅培养基：1.5%～2% 普通琼脂培养基 100ml、硫代硫酸钠 0.25g、10% 醋酸铅溶液 1ml，将普通琼脂培养基加热熔化，冷却至 60℃ 时加入硫代硫酸钠混合，灭菌。取出无菌培养基待冷却到 50℃ 时，无菌操作加入醋酸铅溶液（需预先 110℃ 高压灭菌 15min），混匀后，分装试管，每管 3ml。

② 取培养基四支，两支穿刺接种大肠埃希菌，两支接种乙型副伤寒杆菌，做好记号，置 37℃ 恒温培养 24h。

③ 观察结果并判断：取出培养物，有黑褐色硫化铅者为阳性（＋），反之为阴性（－）。

3. 明胶液化试验

(1) 原理 明胶是一种能在温水中溶解形成凝胶性质的蛋白质，明胶培养基在 24℃ 以下会凝固成固体，高于此温度就液化。有些微生物由于具有明胶酶可以直接分解明胶，穿刺接种于明胶培养基中，经 20℃ 培养，如果细菌能分解明胶就会发生明胶液化现象。

(2) 方法

① 制备明胶培养基。

② 取明胶培养基五支，两支接种大肠埃希菌，两支接种枯草杆菌，一支作空白对照。做好记号，置 20℃ 恒温环境下培养 2～5 天。

③ 观察结果并判断：如菌已生长，明胶表面无凹陷，且为稳定的凝块，则为明胶水解阴性；如明胶凝块部分或全部在 20℃ 以下变为可流动的液体，则明胶水解阳性；如菌已生长，明胶未液化，但明胶表面菌落下出现凹陷小窝（需与对照管比较，因培养过久的明胶也会因水分散失而凹陷），也是轻度水解，按阳性对待（图 10-2）。

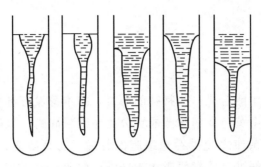

图 10-2 明胶穿刺液化的形态

三、碳源和氮源利用试验

1. 枸橼酸盐利用试验

（1）原理　此试验是用来鉴别大肠埃希菌和产气杆菌的。在以枸橼酸钠为唯一碳源的培养基上，产气杆菌能利用其作为碳源和能源，并在此培养基上生长。产气杆菌分解枸橼酸钠产生 CO_2，再转变成碳酸盐，从而使培养基由中性变为碱性。在培养基中加入指示剂溴麝香草酚蓝（遇酸变黄，遇碱变蓝），当培养基变为深蓝色，即为枸橼酸盐利用试验阳性。大肠埃希菌不能以枸橼酸盐作碳源，所以在此培养基中不能生长。

（2）方法

① 制备枸橼酸盐培养基。

② 取上述斜面三支，一支接种大肠埃希菌，一支接种产气杆菌，一支作空白对照，做好标记，置 37℃ 恒温培养 48h。

③ 观察结果：如培养基颜色由淡绿色变为深蓝色为阳性（＋），反之则为阴性（－）。

2. 酵母对氮源的利用

（1）原理　蛋白质不能直接进入细胞，活酵母的蛋白酶不能分泌到体外，所以一切酵母对蛋白质都不能分解利用。对于较简单的含氮化合物，酵母虽可以利用，但也因种属差异而利用程度不一致。在有生长因子存在时，酵母能利用铵盐、尿素，但不能利用硝酸盐。

（2）方法

① 制备培养基：无氮合成培养基（磷酸氢二钾 0.1％、硫酸镁 0.07％、豆芽汁 0.5ml％、葡萄糖 2％、琼脂 2％）分装在 4 支试管中，每管 5ml。

② 添加氮源：一支加硫酸铵，一支加硝酸钾，一支加尿素，一支含无氮合成培养

基作对照，115℃高压蒸汽灭菌20min后制成斜面。

③ 接种酿酒酵母于上述试管中，25℃恒温培养7天。

④ 观察结果：培养2~5天后，若各管生长情况与空白对照管一样，说明酵母不能利用相应的氮源。

四、酶类试验

1. 原理

致病菌在代谢过程中能合成一些特殊的酶类。酶本身没有毒性，但它有助于细菌在宿主体内侵袭扩散。如金黄色葡萄球菌能够分泌血浆凝固酶，该酶使凝固的血浆附着在菌体表面，从而保护细菌使之免受吞噬细胞的吞噬。乙型溶血性链球菌能够产生链激酶，此酶可将人血浆中纤维蛋白酶原激活为纤维蛋白酶，使细菌周围的纤维蛋白屏障溶解，从而导致细菌和毒素的扩散。

（1）葡萄球菌凝固酶试验　用生理盐水将血浆4倍稀释，取0.5ml放入试管。挑取5个待测菌落于稀释的血浆中，混成菌悬液。置37℃水浴4h后取出观察结果。凝固者为阳性（＋）。不凝固者，待24h后再观察，仍不凝固即为阴性（－）。同时做对照试验。在判断结果时，在见到明显的纤维蛋白凝胶块后方可判为阳性；若出现羊毛状或纤维状沉淀物并非真正凝固，仍判为阴性。另外要注意，有些金黄色葡萄球菌可以产生溶纤维蛋白酶，将已经凝固的纤维蛋白块溶解。

（2）溶血性试验　根据链球菌在血琼脂培养基上生长繁殖后，产生溶血与否及其溶血性质可将其分为：①甲型溶血性链球菌，在血琼脂平板上菌落周围有草绿色溶血环，称为甲型溶血或α溶血，故这类链球菌亦称为草绿色链球菌，属于条件致病菌；②乙型溶血性链球菌，在血琼脂平板上菌落周围形成一个界限分明、完全透明的无色溶血环，称为乙型溶血或β溶血，故这类链球菌亦称为溶血性链球菌，属于强致病菌；③丙型链球菌，不产生溶血素，故称不溶血性链球菌，几乎无致病性。

2. 方法

① 配制血琼脂培养基：冷却至50℃左右，无菌操作加入5%（体积分数）预温至37℃左右的无菌脱纤维羊血，混匀后制成平板。对于直径为9cm的平皿应加入15ml左右的培养基。

② 将待测试验菌接种在血琼脂上，然后再用接种针在已经接种过的平板上扎2~3处（使细菌被接种在琼脂层深处），37℃孵育24h。

③ 观察结果并判断：在接种针穿刺处羊红细胞完全溶解，形成无色透明区的为β溶血；羊红细胞部分溶解或不溶解而呈草绿色环的为α溶血；不溶解无溶血环的为丙型链球菌。

细菌的生化反应是鉴别细菌的重要手段。其中吲哚试验（I）、甲基红试验（M）、V-P试验（Vi）和枸橼酸盐利用试验（C），简称IMViC试验，常用于大肠埃希菌和产气杆菌的鉴别。典型大肠埃希菌的IMViC试验结果是"＋＋－－"，不典型的也可以是

"＋－－－"；而产气杆菌则是"－－＋＋"。

现代临床细菌学在对细菌进行鉴定时，可根据细菌生化反应结果差异，进行阴阳性对照数值编码，形成以生化反应为基础的各种数值编码鉴定系统，较传统方法更为高效、便捷。

知识拓展

细菌的鉴定方法

（1）生化鉴定　为细菌鉴定中最重要的一种鉴定手段，主要借助细菌对营养物质分解能力的不同及其代谢产物的差异对细菌进行鉴定。

（2）血清鉴定　一般用于含有较多血清型的细菌。常用玻片凝集试验，也可以用免疫荧光法、协同凝集试验、间接血凝试验等方法灵敏地检测样本中细菌的特异性抗原。用已知的抗体检测未知待检测的细菌，或者采用已知抗原检测血清样本中的抗细菌抗体的效价，特异性比较高，一般可结合生化鉴定结果给出鉴定结论。

（3）分子生物学检测　一般适用于人工培养基无法生长或者生长速度过于缓慢以及营养要求高不容易培养的细菌。检测方法含有核酸杂交、生物芯片以及基因测序等。通过序列比对可得出鉴定结论，较为高效便捷。

（4）微生物自动鉴定系统鉴定　可快速、准确地对临床近千种常见分离菌进行鉴定，目前已在临床实验室广泛使用。

（5）质谱技术　利用新兴的电力生物质谱对细菌核酸、蛋白质、多肽等物质进行质谱分析。

学习总结

知识点导图

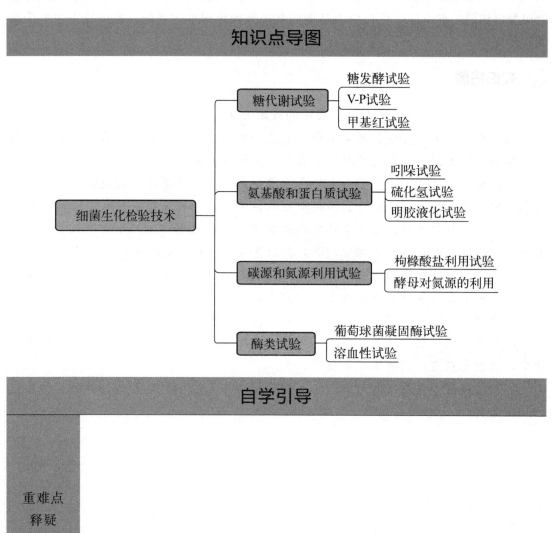

自学引导

重难点释疑	
课后巩固指导	

自学梳理

课后实践

一、复习思考题

1. 为什么单一的试验结果不能作为确定待测菌的唯一依据？
2. 鉴别大肠埃希菌的试验有哪些？
3. 做细菌的生化检验，也需做对照试验吗？为什么？

二、实践练习题

如何进行 IMViC 试验？

扫一扫
答案解析

三、实操试题及评分标准

现有两支保藏菌种，分别为大肠埃希菌和产气杆菌，但由于标签字迹模糊，已无法分辨清楚，请问该如何区分两支菌种？

技能十二　IMViC 试验技术（100 分）

序号	操作项目	操作内容	分值	分项分值	评分要点	得分
1	准备	1. 实验着装	10	5	1. 着工作服顺序正确，仪容整洁	
		2. 整理实验台面		5	2. 各种实验器材、试剂摆放有序合理	
2	配培养基并灭菌	1. 配制蛋白胨水培养基	20	5	1. 明确组分，准确称取，方法正确	
		2. 配制磷酸盐葡萄糖胨水培养基		5		
		3. 配制枸橼酸盐培养基		5		
		4. 培养基高压蒸汽灭菌		5	2. 将培养基正确放入锅内 3. 高压蒸汽灭菌	
3	配指示剂	1. 制备寇氏试剂	10	5	1. 准确称量药品 2. 将对二甲基氨基苯甲醛加入戊醇中，置于 50~60℃ 水浴中，搅拌溶解，冷却，将浓盐酸缓慢加入，边加边摇，然后放入棕色瓶中保存备用	
		2. 制备甲基红指示剂		5	3. 将称量的甲基红溶于 300ml 95% 乙醇中，再以蒸馏水稀释至 500ml 备用	

续表

序号	操作项目	操作内容	分值	分项分值	评分要点	得分
4	接种培养	1. 两支菌种无菌操作接种,标记,并做空白对照	30	25	1. 无菌操作	
		2. 置37℃恒温培养		5	2. 设定培养箱温度,正确培养	
5	结果分析	1. 培养后,加入相应的指示剂	20	5	1. 吲哚试验加寇氏试剂5滴,混摇后静置	
				5	2. 甲基红试验加甲基红指示剂4滴	
				5	3. V-P试验加入40% KOH 10~20滴,再加等量的6% α-萘酚无水乙醇溶液,用力振摇,再置37℃恒温培养30min	
		2. 观察结果		5	4. 通过培养基颜色,判断结果	
6	文明操作	1. 有无器皿的破损	10	5	1. 无损坏	
		2. 操作结束后整理现场		5	2. 清理操作台面	
	总分		100			

项目十一
抗生素效价测定技术

学习目标

知识目标
1. 知道抗生素的效价和单位
2. 知道发酵的概念及类型

能力目标
1. 会使用管碟法进行抗生素效价测定
2. 会使用浊度法进行抗生素效价测定
3. 会从环境样品中分离抗生素产生菌

素质目标
1. 培养认真、仔细的药物检测态度
2. 树立实事求是的价值观

扫一扫

教学PPT

情景导入

抗菌药物（antimicrobial agent）指具有抑菌或杀菌活性，用于治疗及预防感染性疾病的药物，包括人工合成的药物和抗生素（antibiotic）。抗生素是由微生物产生的对特定微生物有抑制和杀灭作用的生物活性物质。1929年英国细菌学家亚历山大·弗莱明发现青霉菌能抑制金黄色葡萄球菌的生长。1940年，霍华德·华特·弗洛里等将青霉菌培养液提纯得到青霉素纯品。随后，链霉素、氯霉素、金霉素、土霉素、红霉素等抗生素相继被发现，在人类感染性疾病的治疗及传染病的控制中做出了巨大贡献，所以抗生素的发现及应用被誉为20世纪最伟大的成就之一。

然而，由于细菌的自然选择及抗生素不合理使用等因素，细菌耐药性日趋严重和普遍，不仅出现多重耐药菌，甚至出现了对现有所有抗菌药物都耐受的"超级细菌"，抗生素的不合理使用使得感染性疾病的治疗愈加困难。耐药超级细菌是人类目前面临的重要威胁之一。

减少抗生素的使用并针对性给药似乎是保持其有效性并限制耐药性出现的少数方法之一。

导学讨论：1. 分析"超级细菌"出现的原因。
2. 除了减少抗生素的使用，应对"超级细菌"还有其他途径吗？

情景解析

_____

_____

重难点分析

学习重点　1. 抗生素及抗生素效价的定义
　　　　　2. 抗生素效价的测定方法
学习难点　1. 抗生素效价的测定方法
　　　　　2. 发酵的类型
　　　　　3. 从样品中分离抗生素产生菌

思政小课堂

在本项目中同学们将学习有关抗生素的知识，首先我们会介绍抗生素的定义、分类、特点及抗生素主要产生菌的分离与筛选；由于抗生素主要由发酵获得，所以接下来我们会学习发酵类型、发酵产品及发酵工艺；最后介绍《中华人民共和国药典》四部中抗生素效价测定的2种检测方法，即管碟法与浊度法。

目前，由于耐药病原菌的不断增多，给临床感染性疾病的治疗带来极大挑战，所以新型抗生素的研发已迫在眉睫，为此许多科学家已积极投身此项工作，也希望同学们努力学习，树立远大理想，将来为人类社会进步贡献力量。

抗生素效价的测定是抗生素质量检查的重要环节之一。它是通过测定抗生素含量进行的，而测定抗生素含量的方法有物理、化学及微生物学的方法。抗生素效价的微生物学测定法是指利用抗生素对某种微生物具有抗菌性能的特点来测定抗生素含量的方法。

任务一　必备知识——抗生素

一、抗生素

（一）抗生素的定义

抗生素，是指由某些微生物产生的能抑制或杀灭特定微生物的生物活性物质。从其生产来源而言，主要为微生物（细菌、真菌和放线菌属）产生；某些由微生物产生的抗生素还可经化学方法通过改变分子结构形成各种衍生物，即半合成抗生素，如氨苄西林；甚至某些结构简单的抗生素可以用化学方法合成，即全合成抗生素。从抗生素所具有的生物活性而言，不仅可以抗细菌、真菌、病毒、原虫和癌细胞，还可以抑制某些酶的活性，可用作杀虫剂、除草剂等。

（二）医用抗生素的特点

1. 差异毒力较大

差异毒力也称选择性毒力，即对微生物或癌细胞有强大的抑制或杀灭作用，而对人体和动物体只有轻微损害或完全没有损害。

差异毒力由抗生素的作用机制决定，如青霉素类抗生素能抑制革兰阳性菌细胞壁的合成，而人与哺乳动物的细胞无细胞壁，故不会受到青霉素的作用，因此，青霉素可用于临床。抗生素的差异毒力越强，越有利于临床应用。

2. 抗菌活性强

抗菌活性是指药物抑制或杀灭微生物的能力。极微量的抗生素就可对微生物起作用。抗菌活性的强弱常以最小抑菌浓度（MIC）来衡量。MIC 指抗生素能抑制微生物生长的最低浓度，以 $\mu g/ml$ 表示。MIC 值越小，表示抗生素的作用越强。

3. 抗菌谱不同

由于各种抗生素对微生物的作用方式不同，因而每种抗生素都具有特有的抗菌谱。所谓抗菌谱即指某种抗生素所能抑制或杀灭微生物的范围和所需剂量。抗菌范围广者称广谱抗生素，即对多种类群微生物有抑制和杀灭作用；抗菌范围窄的称窄谱抗生素，如青霉素主要抑制革兰阳性菌，多黏菌素只能抑制革兰阴性菌。而抗癌抗生素的抗瘤范围则称为抗瘤谱。

（三）抗生素产生菌的分离和筛选

绝大多数抗生素是由微生物产生的。这些微生物主要包括细菌、真菌及放线菌属，其中 70% 的抗生素是由放线菌产生的。由于微生物广泛存在于湖泊、海洋、土壤等自然界。所以抗生素产生菌的分离样品可以是多种类型的，现以土壤样品为例来介绍放线菌的分离和筛选的大致过程。

1. 土壤放线菌的分离

采集土样时，先去除表面土壤及杂草落叶，取离地表 5~10cm 深的土壤 30~50g，装入无菌采样袋，低温运至实验室。取土壤样品 5~10g，用无菌水稀释至 10^{-4}~10^{-3}，取适量涂布于 ISP2 琼脂平板上，培养，待长出菌落后，用竹签挑取疑似菌落分区划线于 ISP2 琼脂平板上，直到获得纯种，保存于试管斜面和甘油中。

2. 筛选

从已分离的菌株中选取抗生素产生菌的过程称为筛选。筛选可采用琼脂扩散法，即用无菌滤纸片蘸取各放线菌的摇瓶发酵液及菌丝体提取液置于接有待检菌的平板上，观察有无抑菌圈的产生。待检菌可选择具有代表性的菌种及临床上分离出来的耐药菌，如用金黄色葡萄球菌代表革兰阳性菌，大肠埃希菌代表革兰阴性菌，白念珠菌代表酵母状真菌等。

3. 鉴别

经过筛选得到的阳性菌株须经过早期鉴别才能排除已发现过的抗生素。鉴别方法为从抗生素产生菌方面进行形态、培养、生化功能等试验。从抗生素方面可利用液相色谱串联质谱（LC-MS/MS）、超高效色谱-二极管阵列检测器（UPLC-DAD）等方法分析鉴定抑菌活性物质的结构。与已知菌、已知抗生素进行比较鉴别。

4. 分离精制

通过分离、筛选及早期鉴别认为可能是新型抗生素的，要对其产生菌进行发酵培养，从发酵液或菌体中提取抗生素，加以精制、纯化。

5. 药理试验和临床试用

将所得抗生素纯品先进行动物毒性试验、动物治疗试验和临床前的药理试验。经过试验，对毒性小、疗效高，且各项试验指标都合格的抗生素经有关部门审查，可进行临床试验，临床试验疗效较好者，可投入生产。

（四）抗生素的制备

抗生素的制备分为发酵和提取两个阶段。发酵是指抗生素产生菌在一定培养条件下生长繁殖，合成抗生素的过程。制备是用理化方法，对发酵液中的抗生素进行提取和精制的过程。

二、抗生素的效价和单位

抗生素的活性高低可用效价和单位表示。

效价是指抗生素有效成分的含量，即在同一条件下比较抗生素的检品和标准品的抗菌活性，从而得出检品的效价，常用百分数表示：

$$效价 = 检品的抗菌活性/标准品的抗菌活性$$

单位是衡量抗生素有效成分的具体尺度，是效价的表示方法。各种抗生素单位的含义可以各不相同。

（1）质量单位 以抗生素的生物活性部分的质量作为单位。$1\mu g = 1U$，$1mg = 1000U$。用这种表示方法，对同一种抗生素的不同盐类而言，只要它们的单位相同，即使盐类质量不同，它们的抗生素有效含量是相同的，如链霉素硫酸盐、土霉素盐酸盐、卡那霉素和红霉素的游离碱以及新生霉素的游离酸均以质量单位表示。

（2）类似质量单位 是以特定的抗生素类纯品的质量 $1\mu g$ 作为 $1U$。如纯金霉素盐酸盐及四环素盐酸盐（包括无活性的盐酸根在内）$1\mu g$ 为 $1U$。

（3）质量折算单位 以原始的活性单位相当的实际质量为 $1U$ 加以折算。如青霉素的单位，最初是以在 50ml 肉汤培养基内能完全抑制金黄色葡萄球菌生长的最小青霉素量为 $1U$。青霉素纯化后，这个量相当于青霉素 G 钠盐纯品 $0.5988\mu g$，因而定

$0.5988\mu g \approx 0.6\mu g$ 为 1U。

（4）**特定单位** 以特定的抗生素样品的某一质量作为 1U，如特定的一批杆菌肽 1mg＝55U。

除以上四种不同含义的单位之外，还有标准品和国际单位。标准品是指纯度较高的抗生素。每毫克含有一定量的单位，可作为测定效价的标准。每种抗生素都有其自己的标准品，有些抗生素，如青霉素、链霉素、双氢霉素已获得国际上的一致协议，将它们的效价单位称为国际单位（IU）。

三、抗生素分类

1. 按化学结构和性质分类

（1）**β-内酰胺类** 该类抗生素的化学结构含有 β-内酰胺环。如青霉素类、头孢菌素类、头霉素类、碳青霉烯类、单环 β-内酰胺类等。其抗菌机制主要是与青霉素结合蛋白共价结合、抑制转肽酶等活性、阻碍肽聚糖的联结，使细菌细胞壁缺损而使细菌最终死亡。

（2）**氨基糖苷类** 该类抗生素结构中含有氨基糖苷和氨基环醇。如链霉素、庆大霉素、妥布霉素等。其抗菌机制是抑制细菌蛋白质合成。

（3）**大环内酯类** 该类抗生素结构中以大环类酯作为配糖体。如罗红霉素、红霉素、交沙霉素和阿奇霉素等。其抗菌机制是抑制细菌蛋白质合成。

（4）**四环素类** 该类抗生素以四并苯为母核。如四环素、多西环素和土霉素等。其抑菌机制是抑制细菌蛋白质的合成。

（5）**氯霉素类** 如氯霉素和甲砜霉素。其抑菌机制是抑制细菌蛋白质的合成。

（6）**多肽类抗生素** 如万古霉素和杆菌肽等，其抑菌机制是干扰细胞壁的合成。如多黏菌素，其抑菌机制是损伤细胞膜的功能。

2. 按抗生素的生物来源分类

（1）**放线菌产生的抗生素** 放线菌是主要的抗生素产生菌。其中链霉菌属、小单胞菌属和诺卡菌属产生的抗生素最多，如两性霉素 B、链霉素、卡拉霉素和红霉素等。

（2）**细菌产生的抗生素** 如多黏菌素和杆菌肽。

（3）**真菌产生的抗生素** 如头孢菌素和青霉素。

任务二　发酵技术要点

数字资源 11-1
发酵技术要点视频

一、发酵的概念

1. 发酵的原始含义

发酵最初来自拉丁语"发泡"一词，是指果汁或麦芽谷物受酵母菌作用产生 CO_2

的现象。巴斯德研究酒精发酵之后提出发酵是酵母菌在无氧状态下呼吸产生能量的过程，产生的能量可供酵母菌生存，并在产能的过程中得到产物，即酒精和CO_2。

2. 生物化学中发酵的含义

生物化学中最先将酵母菌无氧呼吸的过程称为发酵。生物化学在讲到糖代谢过程中指出：糖在分解代谢中可产生还原型的$NADH_2$和丙酮酸，在厌氧条件下，丙酮酸作为受H体，接受$NADH_2$中的H被还原为乳酸，若有酵母菌存在，进一步还原为乙醇，而$NADH_2$被氧化生成NAD，使代谢继续进行，这种方式$NADH_2$被氧化与丙酮酸被还原是相连在一起的，如酵母菌对果汁的发酵，常称为酵母菌生醇发酵。近代生物化学所指的发酵并不局限于厌氧发酵，如利用醋酸发酵以及其他有机酸的发酵，就需要氧来进行氧化反应。生物化学上谈到在有氧条件下，$NADH_2$通过呼吸链将电子转移，最后将H给分子氧生成水，而丙酮酸则生成乙酰辅酶A进入三羧酸循环彻底氧化，最终产物为CO_2和水。当三羧酸循环中的有机物不能被彻底氧化而是进行不完全氧化时，则称为需氧发酵。因为从生化角度上看即使是需氧发酵也要经过厌氧发酵和需氧呼吸这两个代谢过程，只是需氧呼吸不彻底。因而最新的生化观点认为发酵是指有机物进行分解代谢释放能量的过程。

3. 工业微生物中发酵的含义

工业上将发酵的概念扩大到利用微生物及其代谢产物来制备各种产品的需氧或厌氧过程。即利用微生物细胞中产生的酶，将培养基中的有机物转化为细胞（菌体）或其他有机物的过程。厌氧发酵既能产生能量供给菌体，又能获得产物，如用酵母发酵生产乙醇；而需氧发酵可利用不同的微生物生产不同的代谢产物，如各种抗生素等医药产品、食品轻工等发酵产品。目前应用微生物工业把发酵由微生物扩大到植物、动物，因此工业微生物学将所有通过微生物或其他生物细胞（动、植物细胞）或经过生物工程改造的"工程菌"的培养来制备工业产品或转化某些物质的过程，统称为发酵。

二、发酵的类型

发酵是一个错综复杂的过程，根据不同的划分标准发酵可分为不同的类型。

（一）厌氧发酵和需氧发酵

根据发酵过程中是否需要氧气，发酵可分为两类：厌氧发酵和需氧发酵。

1. 厌氧发酵

厌氧发酵是指微生物在无氧条件下将培养基中的有机物转化为其他有机物的过程。如乙醇发酵。

2. 需氧发酵

需氧发酵是指在发酵过程中需要供给氧气进行生产的发酵工艺。大多数药品的生产均采用这种方式。如抗生素、维生素等。

（二）浅层发酵和深层发酵

根据发酵是在培养基表面或深层进行分为浅层发酵和深层发酵两类。

1. 浅层发酵（表面培养法）

浅层发酵是指在容器内装一薄层培养基，将菌种接于培养基上，适宜温度下培养的方法。所用培养基为液体、固体或半固体，但必须是无菌的。浅层发酵产量低，厂房要求面积大，且劳力耗费多，容易污染，故已被深层发酵所代替。

2. 深层发酵（深层培养法）

深层发酵是指微生物在液体深层中进行厌氧或需氧的纯种培养方法。一般深层发酵是在一个大型发酵罐中进行，可以自动化、机械化生产，是目前生产中常采用的方法。

（三）固态发酵和液态发酵

发酵按培养基是液态或固态分为固态发酵和液态发酵。

1. 固态发酵

固态发酵又称固体发酵，是指微生物在没有或几乎没有游离水的固态湿培养基上的发酵。固态培养基一般含水量为40%～50%，无游离水流出，堆肥、做酒曲和利用食用菌发酵谷物等都属于固态发酵。如利用地衣芽孢杆菌（*Bacillus licheniformis*）发酵麸皮、谷糠、豆饼粉来制备蛋白酶；利用米曲霉（*Aspergillus oryzae*）发酵麸皮、谷物及秸秆来制备淀粉酶。固态发酵历史悠久，但在现代工业中应用较少。

2. 液态发酵

利用液体培养基进行发酵的方法。目前深层发酵均采用液态培养基培养，如抗生素制备、氨基酸制备等。

（四）以发酵产品的类型分类

1. 微生物菌体发酵

微生物菌体发酵是一种以获取菌体为目的的发酵。如传统的酵母发酵可用于面包工业；大规模连续发酵生产的微生物菌体蛋白（如单细胞蛋白）可作为人类或动物的食品。例如我国已分离出虫草头孢菌，用它做发酵的菌种可生产冬虫夏草，且菌丝体内氨基酸、微量元素的含量以及药用效果都与天然虫草基本相同。此外，一些难以人工栽培的食药用菌也可通过液体发酵以获得其菌丝体。微生物菌体发酵为医药工业生产开辟了新的发展方向。

2. 微生物酶的发酵

微生物酶的发酵是指用发酵方法从微生物菌体中提取酶。人们最早是从动、植物组织中提取酶，如从植物麦芽中提取淀粉酶，从动物胃膜中提取蛋白酶。随着酶制剂的广泛应用，目前工业应用的酶大都来自微生物的发酵。如利用米曲霉、芽孢杆菌采用深层、液态、固态或好氧等发酵方式来获得β-淀粉酶，用于淀粉加工、退浆及制麦芽糖。利用青霉、曲霉或醋酸杆菌发酵生产葡萄糖氧化酶，用于蛋品、食品加工及医学检验。

3. 微生物代谢产物的发酵

微生物的代谢产物分初级代谢产物和次级代谢产物两种。初级代谢产物一般是指微生物吸收外界营养物质，通过合成与分解代谢，生成维持自身生命活动的物质，如氨基酸、蛋白质、核苷酸、类脂、糖类等。次级代谢的产物称次级代谢产物，次级代谢是指微生物以初级代谢产物为前体，合成一些对微生物的生命活动无明确功能的物质。微生物代谢产物的发酵是指利用发酵生产微生物的代谢产物，从中提取所需物质的一种方法。医药上利用初级代谢产物发酵生产氨基酸、核酸类物质及维生素等次级代谢产物是菌体在生长后期形成的具有一定特性的产物，它与菌体生长繁殖无明显关系，但有较大的经济价值，如最重要的次级代谢产物抗生素。

4. 微生物转化发酵

微生物转化发酵是利用微生物细胞中的酶将一种化合物的结构转变成另一种具有较高经济价值的化合物。这种发酵方法特异性强，且对环境无污染。

最早的生物转化是醋酸发酵，它是利用微生物将乙醇转化成乙酸；许多新的抗生素也是通过生物转化获得的，如用环状芽孢杆菌对卡那霉素进行转化可得到丁胺卡那霉素；目前，采用"二步发酵法"生产维生素 C 也是利用生物转化发酵法，即先将山梨醇转化为 L-山梨糖，再用两种菌株自然组合形成的菌种进行第一步转化，将 L-山梨糖转化为 2-酮基-L-古龙酸，再合成维生素 C。此外，一些甾类激素如醋酸可的松、黄体酮等的生产利用微生物转化法比单纯化学合成法减少许多步骤，因而微生物转化发酵法将促使这类药物更快地发展。

5. 生物技术中的生物细胞发酵

生物技术是在微生物发酵工业上建立起来的最新技术，如基因工程、细胞融合和固定化酶等。通过生物技术所获得的生物细胞作为新型发酵的产生菌可生产各种各样的产物。其中有不少新药，如治疗糖尿病的胰岛素，治疗侏儒症的生长激素，以及治疗癌症和病毒感染的干扰素，还有治疗癌症、自动免疫病的淋巴激活素等。这些新型发酵所用的发酵设备和发酵工艺都与传统工艺不同。

三、发酵的一般工艺

典型的发酵过程可以划分成五个部分。

1. 菌种活化和发酵生产所用培养基的配制

微生物发酵所用的微生物为菌种。菌种需先接种于斜面上培养活化，接下来接种于摇瓶中扩大培养。发酵原料需进行除杂、粉碎、水解及加工，之后根据配方加入水、无机盐等营养物，必要时调节 pH 及碳氮比，以配制适宜发酵培养基。

2. 培养基、发酵罐及其附属设备及材料的灭菌

发酵所用的培养基、发酵罐及相关设备和材料需灭菌，以保证无菌。

3. 扩大培养菌种，接种于发酵罐

将摇瓶中的菌种进一步扩大培养后，接种于发酵罐中。

4. 发酵过程的优化

测量和控制发酵温度、pH、溶解氧、搅拌的转速、无菌空气流量等条件使菌种在适宜的条件下进行发酵，同时还需注意控制罐压、补料、菌体浓度、状态及产物。

5. 后处理

后处理是指大规模发酵后直到产品形成的整个工艺过程。包括收集发酵液、过滤、初步分离、产品提纯及干燥结晶。后处理决定发酵产品的收率、质量和安全性。

五个部分之间的关系如图 11-1 所示。

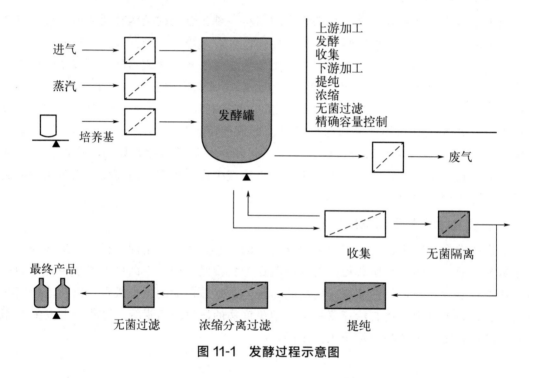

图 11-1 发酵过程示意图

四、常见发酵医药产品

常见的医药发酵产品主要有抗生素、维生素、核苷酸、激素等。除少数抗生素化学合成外，大部分抗生素都是用微生物发酵生产的，抗生素不仅能治疗细菌导致的感染性疾病，且能抗肿瘤，它们对人类医疗保健事业的贡献非常大。例如利用产黄青霉（*Penicillium chrysogenum*）和点青霉（*P. notatum*）发酵生产青霉素。利用卡那霉素链霉菌（*Streptomyces kanamyceticus*）发酵生产卡那霉素。利用头孢霉菌（*Cephalosporium sp.*）发酵生产头孢菌素 C。

氨基酸是构成生物有机体的重要组分。氨基酸的微生物工业生产菌种主要为谷氨酸

棒状杆菌、北京棒杆菌、钝齿棒杆菌及黄色短杆菌。生产方式有直接发酵、加前体法和酶转化法。

酶抑制剂、免疫调节剂、类激素、受体拮抗剂、抗氧化剂、抗辐射药物和生物表面活性剂等，也是在微生物生命活动过程中产生的，在医药方面也有很重要的价值。例如以蓝色犁头霉（*Absidia coerulea*）为菌种利用微生物酶转化法生产皮质醇。以氧化葡糖杆菌（*Gluconobacten melanogenus*）通过深层、液体和好氧的发酵方式生产L-抗坏血酸。利用谷氨酸棒状杆菌通过深层、液体和好氧的发酵方式生产肌苷酸。

任务三　抗生素效价测定

《中华人民共和国药典》（2020年版）规定，抗生素微生物检定法包括管碟法和浊度法。现参考《中华人民共和国药典》（2020年版）介绍这两种方法。

数字资源 11-2
抗生素效价测定方法——管碟法视频

一、管碟法

管碟法是利用抗生素在琼脂培养基内的扩散作用，以比较标准品与供试品对试验菌产生的抑菌圈的大小，以测定供试品效价的一种方法。该法是《中华人民共和国药典》（2020年版）中规定的第一种方法。

1. 菌悬液的制备

取相应菌种，接种于规定培养基中，规定条件培养后，洗下菌苔，制成菌悬液。抑菌圈的边缘是否清晰受试验菌的菌龄影响，因此菌种应为新鲜培养物。易变菌株在制备菌悬液前要进行单菌落的分离，选择典型菌落以保证菌悬液中菌群的一致性，使抑菌圈边缘清晰、整齐。管碟法需要制备以下菌悬液。

（1）金黄色葡萄球菌（*Staphylococcus aureus*）悬液　取金黄色葡萄球菌［CMCC（B）26 003］或［ATCC29 213］的营养琼脂斜面培养物接种于营养琼脂培养基斜面上，35～37℃培养20～22h。临用时，用无菌水或0.9%无菌氯化钠溶液洗下菌苔，备用。

（2）藤黄微球菌（*Micrococcus luteus*）悬液　取藤黄微球菌［CMCC（B）28 001］的营养琼脂斜面培养物接种于装有营养琼脂培养基的培养瓶中，26～27℃培养24h。或制备菌斜面，用0.9%无菌氯化钠溶液或指定培养基洗下菌苔，备用。

（3）枯草芽孢杆菌（*Bacillus subtilis*）悬液　取枯草芽孢杆菌［CMCC（B）63 501］营养琼脂斜面培养物接种于装有营养琼脂培养基的培养瓶中，35～37℃培养7日，用革兰染色法涂片镜检，应有芽孢85%以上。用无菌水将芽孢洗下，在65℃加热30min，备用。

（4）短小芽孢杆菌（*Bacillus pumilus*）［CMCC（B）63 202］悬液　制备方法同枯草芽孢杆菌悬液制备方法。

（5）大肠埃希菌（*Escherichia coli*）悬液　取大肠埃希菌［CMCC（B）44 103］的营养琼脂斜面培养物，接种于营养琼脂斜面上，在35～37℃培养20～22h。临用时，用无菌水将菌苔洗下。

（6）肺炎克雷伯菌（*Klebsiella pneumoniae*）［CMCC（B）46 117］悬液　制备方法同大肠埃希菌悬液制备方法。

（7）支气管炎博德特菌（*Bordetella bronchiseptica*）［CMCC（B）58 403］悬液　制备方法与大肠埃希菌悬液制备方法相似，不同点在于支气管炎博德特菌的培养温度为32～35℃。

（8）酿酒酵母（*Saccharomyces cerevisiae*）悬液　取酿酒酵母（ATCC 9763）的斜面培养物，接种于琼脂培养基斜面上。32～35℃培养24h，用无菌水将菌苔洗下置含有灭菌玻璃珠的试管中，振摇均匀，备用。

2. 标准品溶液的制备

标准品的使用和保存按其说明书规定执行。临用时按规定稀释。

3. 供试品溶液制备

称取供试品适量，用规定的溶剂溶解后，再按估计效价或标示量按规定稀释至与标准品相当的浓度。

4. 双碟的制备

取直径约90mm，高16～17mm的平底双碟，分别注入加热融化的培养基20ml，均匀摊布，凝固后作为底层。另取培养基适量加热融化后，放置至48～50℃，加入规定的试验菌悬液适量，摇匀，在每碟中加入5ml，使在底层上均匀摊布，作为菌层。置水平台冷却后，在每碟中以等距离均匀安置不锈钢小管，用陶瓦圈盖覆盖备用。

5. 检定法

（1）二剂量法

取上述制备的双碟不少于4个，在每1双碟中对角的2个不锈钢小管中分别滴装高浓度及低浓度的标准品溶液，其余2个小管中分别滴装相应的高低两种浓度的供试品溶液（图11-2）；培养后测量各抑菌圈直径（或面积），按照生物检定统计法进行可靠性测验及效价计算。

（2）三剂量法

取上述制备的双碟不少于6个，在每1双碟中间隔的3个不锈钢小管中分别滴装高浓度、中浓度及低浓度的标准品溶液，其余3个小管中分别滴装相应的高、中、低三种浓

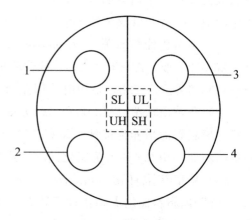

图11-2　二剂量法
1—标准品低剂量；2—待检品高剂量；
3—待检品低剂量；4—标准品高剂量

度的供试品溶液；规定条件下培养后，测量各抑菌圈直径（或面积），按照生物检定统计法进行可靠性测验及效价计算。

二、浊度法

该法是利用抗生素在液体培养基中对试验菌生长的抑制作用，通过测定培养后细菌浊度值的大小，比较标准品与供试品对试验菌生长抑制的程度，以测定供试品效价的一种方法。这种方法准确、快速，不受扩散影响，且自动化程度高，各国药典相继收载。我国药典 2005 年版开始收载此法，为抗生素微生物检定的第二法。

1. 菌悬液的制备

（1）金黄色葡萄球菌（*Staphylococcus aureus*）悬液　取金黄色葡萄球菌［CMCC（B）26 003］的营养琼脂斜面培养物接种于营养琼脂培养基斜面上，35～37℃培养20～22h。临用时，用无菌水或0.9%无菌氯化钠溶液洗下菌苔，备用。

（2）大肠埃希菌（*Escherichia coli*）悬液　取大肠埃希菌［CMCC（B）44 103］的营养琼脂斜面培养物，接种于营养琼脂斜面上，在35～37℃培养20～22h。临用时，用无菌水将菌苔洗下，备用。

（3）白念珠菌（*Candida albicans*）悬液　取白念珠菌［CMCC（F）98 001］的改良马丁斜面的新鲜培养物，接种于10ml规定液体培养基中，置35～37℃培养8h，再用该液体培养基稀释至适宜浓度，备用。所用液体培养基配方：蛋白胨 7.5g、氯化钠 5.0g、酵母膏 2.0g、葡萄糖 10.0g、牛肉浸出粉 1.0g、水 1000ml。

2. 标准品制备

标准品的使用和保存按其说明书规定执行。临用时按规定稀释。

3. 供试品溶液制备

称取供试品适量，按照各品种规定进行供试品溶液的配制。

4. 含试验菌液体培养基的制备

取规定的试验菌悬液适量，加到规定的液体培养基中，混合，使在试验条件下能得到满意的剂量-反应关系和适宜的测定浊度。已接种试验菌的液体培养基需立即使用。

5. 检定法

标准曲线法　除另有规定外，取适宜的大小厚度均匀的已灭菌试管，在各品种项下规定的剂量-反应线性范围内，以线性浓度范围的中间值作为中间浓度，标准品溶液选择5个剂量，剂量间的比例应适宜，供试品根据估计效价或标示量溶液选择中间剂量，每一剂量不少于3个试管。在各试验管内精密加入含试验菌的液体培养基9.0ml，再分别精密加入各浓度的标准品或供试品溶液各1.0ml，立即混匀，按随机区组分配，将各管在规定条件下培养至适宜测量的浊度值（通常约为4h），在线测定或取出立即加入甲醛溶液（1→3）0.5ml以终止微生物生长，在530nm或580nm波长处测定各管的吸光度。同时另取2支试管各加入药品稀释剂1.0ml，再分别加入含试验菌的液体培养基

9.0ml，其中一支试管与上述各管同法操作作为细菌生长情况的阳性对照，另一支试管立即加入甲醛溶液 0.5ml，混匀，作为吸光度测定的空白液。按照标准曲线法进行可靠性检验和效价计算。

抗生素微生物检定法标准曲线的计算及统计学检验如下。

(1) 标准曲线的计算

标准品的各浓度 lg 值及相应的吸光度见表 11-1。

表 11-1 抗生素标准品浓度 lg 值与相应的吸光度表

组数	抗生素浓度 lg 值	吸光度
1	x_1	y_1
2	x_2	y_2
3	x_3	y_3
4	x_4	y_4
⋮	⋮	⋮
n	x_n	y_n
平均值	$\bar{x}$	$\bar{y}$

注：引自《中华人民共和国药典》四部（2020 年版）。

按公式（1）和公式（2）分别计算标准曲线的直线回归系数（即斜率）b 和截距 a，从而得到相应标准曲线的直线回归方程（3）：

回归系数：
$$b = \frac{\sum (x_i - \bar{x})(y_i - \bar{y})}{\sum (x_i - \bar{x})^2} = \frac{\sum x_i y_i - \bar{x} \sum y_i}{\sum x_i^2 - \bar{x} \sum x_i} \quad (1)$$

截距：
$$a = \bar{y} - b\bar{x} \quad (2)$$

直线回归方程：
$$Y = bX + a \quad (3)$$

(2) 回归系数的显著性测验

采用 t 检验，判断回归得到的方程是否成立，即 X、Y 是否存在着回归关系。

假设 H_0：$b = 0$，在假设 H_0 成立的条件下，按公式（4）～公式（6）计算 t 值。

估计标准差：
$$S_{Y,X} = \sqrt{\frac{\sum (y_i - Y)^2}{n-2}} \quad (4)$$

回归系数标准误：
$$S_b = \frac{S_{Y,X}}{\sqrt{\sum (x_i - \bar{x})^2}} \quad (5)$$

$$t = \frac{b - 0}{S_b} \quad (6)$$

式中，y_i 为标准品的实际吸光度；Y 为估计吸光度 [由标准曲线的直线回归方程 (3) 计算得到]；$\bar{y}$ 为标准品实际吸光度的均值；x_i 为抗生素标准品实际浓度 lg 值；$\bar{x}$ 为抗生素标准品实际浓度 lg 值的均值。

对于相应自由度（$2n-4$）给定的显著性水平 α（通常 $\alpha=0.05$），查表得 $t_{\alpha/2(n-2)}$，若 $|t|>t_{\alpha/2(n-2)}$，则拒绝 H_0，认为回归效果显著，即 X、Y 具有直线回归关系；若 $|t|\leqslant t_{\alpha/2(n-2)}$，则接受 H_0，认为回归效果不显著，即 X、Y 不具有直线回归关系。

(3) 测定结果的计算及可信限率估计

① 抗生素浓度 lg 值的计算　当回归系数具有显著意义时，测得供试品吸光度的均值后，根据标准曲线的直线回归方程（3），按方程（7）计算抗生素的浓度 lg 值。

抗生素的浓度 lg 值：
$$X_0 = \frac{Y_0 - a}{b} \tag{7}$$

② 抗生素浓度（或数学转换值）可信限的计算　按公式（4）和公式（8）计算得到的抗生素浓度 lg 值在 95% 置信水平（$a=0.05$）的可信限。

X_0 的可信限：
$$FL = X_0 \pm t_{\alpha/2(n-2)} \cdot \frac{S_{Y,X}}{|b|} \cdot \sqrt{\frac{1}{m}+\frac{1}{n}+\frac{(X_0-\bar{x})^2}{\sum x_i^2 - \bar{x}\sum x_i}} \tag{8}$$

式中，n 为标准品的平行测定数；m 为供试品的平行测定数；X_0 为根据线性方程计算得到的抗生素的浓度 lg 值；Y_0 为抗生素供试品吸光度的均值。

③ 可信限率的计算　按公式（9）计算得到的抗生素浓度（或数学转换值）的可信限率。

$$可信限率\ FL = \frac{X_{0高限} - X_{0低限}}{2X_0} \times 100\% \tag{9}$$

式中，X_0 应以浓度为单位。

其可信限率除另有规定外，应不大于 5%。

④ 供试品含量的计算　将计算得到的抗生素浓度（将 lg 值转换为浓度）再乘以供试品的稀释度，即得供试品中抗生素的量。

二剂量法或三剂量法　除另有规定外，取大小一致的已灭菌的试管，在各品种项下规定的剂量反应线性范围内，选择适宜的高、中、低浓度，分别精密加入各浓度的标准品和供试品溶液各 1.0ml，二剂量的剂距为 2:1 或 4:1，三剂量的剂距为 1:0.8。同标准曲线法操作，每一浓度组不少于 4 个试管，按随机区组分配将各试管在规定条件下培养。照生物检定统计法中的方法进行可靠性测验及效价计算。

三、注意事项

(1) 在进行管碟法测抗生素效价时，要选择适当的对所测抗生素敏感的细菌作为试验菌种。

(2) 加小钢管时，不能用力过猛，以免穿破培养基，影响观察效果。

(3) 加药液时必须用不同的吸管加不同浓度的药液，吸管不能混用，否则实验数据不精确。

(4) 为了减少操作误差，必须平行地多做几个培养皿，一般每一检品所用的平板数不得少于 4 个。

(5) 在配制抗生素标准品与待检品溶液时必须准确，高低剂量之比一般为 2∶1 或 4∶1。

(6) 为保证测量数据准确，测量抑菌圈直径时要用卡尺。

🎯 知识拓展

从喀斯特洞穴寻找新的抗生素

放线菌存在于多种环境之中，是一种用途广泛且价值巨大的微生物资源。2015 年，Omura 因从放线菌中发现了阿维菌素而获得了诺贝尔奖。目前，已报道的微生物来源的天然活性产物中，超过 1/3 的活性化合物是由放线菌产生的，现有的抗生素约 2/3 由放线菌产生。所以，放线菌是新抗生素发现的重要源泉。近一个世纪来，抗菌药物在人类战胜感染性疾病的过程中发挥了关键作用，但日益突出的多重耐药菌问题给临床抗感染治疗带来了严峻挑战。发现新抗菌药物是应对微生物抗药性的解决途径之一。

然而，从普通环境中获得微生物天然活性物质变得越来越困难，这可能与普通环境中微生物种类的局限性有关，因此，人们将目光投向了特殊环境中的微生物，例如热泉、极地、沙漠、海洋、湿地和洞穴等特殊地域。

喀斯特洞穴（以下简称为洞穴）作为一种重要的喀斯特地貌单元，具有黑暗、光合作用缺失、寡营养、地理位置相对隔离、有机物含量极少和湿度大等特征，通常被认为是一种极端环境。尽管如此，洞穴中仍蕴含着丰富多样的微生物类群，包括细菌、真菌及古生菌。由于洞穴有效减少了外界干扰，使其成为许多濒危生物生存的庇护所，也造就了其独特的包括微生物在内的生物结构和多样性，具有较强的科学研究价值。

对于洞穴中存在的微生物种类与分布引起了国内外学者的关注。Groth 等研究了细菌对西班牙北部 2 个洞穴内壁画的影响，结果表明洞穴中最丰富的革兰阳性菌是放线菌，其中主要优势属是链霉菌。Yücel 等分离培养了土耳其洞穴岩石层、石笋和土壤等 19 个样品中的放线菌的抑菌性，其中 62% 的分离菌株有抑菌活性。国内学者也对贵州、广西等地的洞穴进行了采样与分析，结果表明洞穴中蕴藏着巨大的丰富多样的放线菌资源，其中不乏新种，所以洞穴是放线菌新种的来源之一。

由于喀斯特洞穴这种特殊生存环境来源的放线菌在长期的自然选择下，为应对周围环境的压力，具有特殊的结构、功能和遗传基因，并有独特的代谢方式，能够产生许多结构新颖、复杂且具有生物活性的化合物。因此，对特殊环境来源的放线菌资源的开发以及鉴定具有抗菌活性的次级代谢产物这项工作重大意义。所以同学们如果对这方面研究感兴趣，请好好学习，日后加入此项研究工作中，为人类寻找可以杀灭超级耐药细菌的抗生素贡献力量。

学习总结

知识点导图

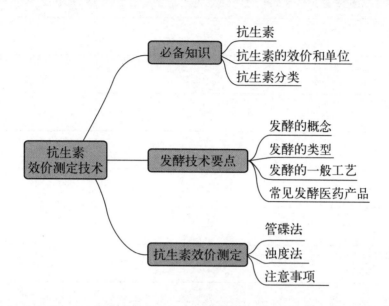

自学引导

重难点释疑	
课后巩固指导	

自学梳理

课后实践

一、复习思考题
1. 什么是抗生素？什么是抗生素效价？
2. 简述发酵的类型。
3. 简述管碟法测定抗生素效价的原理。
4. 简述浊度法测定抗生素效价的原理。

二、实践练习题
1. 管碟法中所用的金黄色葡萄球菌悬液如何配制？
2. 双碟如何制备？

扫一扫
答案解析

三、实操试题及评分标准

某医学院校学生从岩溶洞穴中分离到一株可产抗生素的放线菌，将该放线菌接种于液体培养基中，摇床培养后，用乙酸乙酯萃取，产物浓缩干燥提纯后，他们想用管碟法测定该产物的效价，请问如何测定？

技能十三　管碟法测定供试品效价

序号	操作项目	操作内容	分值	分项分值	评分要点	得分
1	准备	1. 个人实验着装	10	5	1. 着工作服、工作帽等顺序正确，仪容整洁	
		2. 工作器材准备		5	2. 各种实验器材、试剂摆放有序合理	
2	灭菌缓冲液	1. 配制不同pH值的磷酸盐缓冲液	10	5	1. 按照药典规定，准确称量相应 KH_2PO_4、K_2HPO_4、$NaOH$ 加水使成1000ml，滤过	
		2. 灭菌		5	2. 115℃，灭菌30min	
3	培养基配制及接种	1. 称量、分装	15	10	1. 按照培养基配方，准确称量各药品，混匀、待溶解后，必要时调节pH值，分装	
		2. 灭菌		5	2. 115℃，灭菌30min	
4	菌悬液制备	1. 接种	15	10	1. 取相应菌种斜面培养物，接种于规定的斜面或培养瓶中，指定温度下培养	
		2. 制备菌悬液		5	2. 临用时，取菌种新鲜培养物，用无菌水清洗下菌苔，备用	

续表

序号	操作项目	操作内容	分值	分项分值	评分要点	得分
5	双碟的制备	1. 第一次倒平板	20	5	1. 取直径约 90mm，高 16～17mm 的平底双碟，注入加热融化的培养基 20ml，置水平台上使之凝固，作为底层	
		2. 第二次倒含试验菌平板		10	2. 另取培养基加热融化，放冷至 48～50℃，加入规定的试验菌悬液适量，摇匀。在每一双碟中分别加入 5ml 含菌培养基，使在底层上摊布均匀	
		3. 放置不锈钢小管		5	3. 在每 1 双碟中以等距离均匀安置不锈钢小管 4 个或 6 个，用陶瓦盖覆盖备用	
6	检定法（二剂量法）	1. 取双碟，滴加标准品与供试品	20	10	1. 取制备的双碟不少于 4 个，在每 1 双碟中对角的 2 个不锈钢小管中分别滴加高浓度和低浓度的标准品溶液，其余 2 个小管中分别滴加相应高、低浓度的供试品溶液。	
		2. 培养测定计算		10	2. 在规定条件下培养后，测定抑菌圈直径（或面积），按照生物统计法进行可靠性测验及效价计算	
7	规范操作	操作结束后整理现场	10	10	清洗相应器材，归类放置，清洁操作台面	
	总分		100			

注：试验菌中有的菌种为致病菌，所以在配制相应的菌悬液时应做好防护措施。

项目十二
菌种保藏技术

学习目标

知识目标
1. 学会菌种各种保藏技术的保藏原理
2. 学会菌种各种保藏技术的保藏方法

能力目标
1. 会用常见的保藏技术保存菌种
2. 会进行菌种退化和复壮

素质目标
1. 增强实验室安全意识,正确、规范地使用仪器设备
2. 培养认真细致的敬业精神

扫一扫

教学PPT

情景导入

炭疽粉末

美国生物实验室事故指美生物实验室发生安全事故,86人接触致命炭疽菌。美国疾病控制和预防中心(CDC)设在亚特兰大的一间高级别生物安全实验室,在对活炭疽菌进行灭活时,可能没有遵循正确的程序,随后,他们将可能带有炭疽的样本转移到三个低级别实验室,而后者并不具备处理活炭疽的设施。2014年6月6日至13日,两个实验室可能让孢子呈烟雾状散开。由于相信样本已经灭活,低安全级别实验室的工作人员没有穿上适当的防护设备。最初报告称,75名员工无意中接触到炭疽菌,2014年6月19日这个数字上升到86人。CDC环境健康及安全合规,办公室主任米查恩(Paul Meechan)博士说,该机构2014年6月13日发现这一潜在风险后,立即联络可能接触过活炭疽菌的实验室工作人员。没有员工表现出炭疽病的任何症状。接触到炭疽菌的员工正在进行抗生素治疗,同时接受疫苗注射。

炭疽菌感染有三种类型:皮肤、呼吸道和胃肠道感染。人被感染后,会出现发热、皮肤脓疱、咳嗽、吐痰、呼吸困难、脾脏肿胀等症状,最长潜伏期达60天,如不及时治疗可能导致死亡。

由于炭疽菌可以空气传播，所以曾经被用以实施生物恐怖攻击。2001年"9·11"事件后，一名美国政府科学家埃文斯（Bruce Ivins）将装有炭疽孢子的信件发送给新闻机构和美国参议员办公室，导致22人受感染患病，其中5人死亡。

导学讨论：1. 分析案例中感染事件发生的原因。
　　　　　2. 说说如何防止类似事件再发生。

情景解析

重难点分析

学习重点　1. 微生物的营养和生长
　　　　　2. 各种菌种保藏技术
学习难点　1. 菌种保藏的原理及注意事项
　　　　　2. 菌种退化与复壮

思政小课堂

在本项目中将学习菌种保藏技术，主要介绍斜面低温保藏技术、液体石蜡保藏技术、砂土保藏技术、冷冻真空干燥保藏技术、液氮低温保藏技术、菌种退化与复壮，以及和这些技术相关的必备知识。菌种保藏是一项重要的基础性工作，对于用于制药工业的发酵菌种来说，保藏技术直接决定药品的质量。所以同学们在学习中一定要格外认真仔细，既要掌握技术层面的要领，更要在思想上树立起责任意识与药品安全意识。

菌种保藏是一项重要的微生物学基础工作，用于制药工业的发酵菌种更需要很好地保藏。为尽量保持菌种的存活率，减少菌种变异，保持原有的优良性状，使其不衰退，不染杂菌，就必须掌握微生物营养与生长的基础知识，挑选优良纯种，最好采用它们的休眠体（如芽孢、孢子），创造一个有利于休眠的环境条件（如低温、干燥、缺氧、缺乏营养物质、加保护剂等），以降低菌种代谢活动的速度，达到延长保存期的目的。

任务一　必备知识

一、微生物的营养

微生物虽然个体微小，但它的生存同样需要营养物质。当然，不同种类的微生物对具体营养物质的需求不同。非细胞型微生物对营养物质的要求最高，需要寄居在活着的细胞内才能生长繁殖；原核细胞型微生物对营养物质的需求比非细胞型微生物低，但比真核细胞型微生物对营养物质的要求高。下面以原核细胞型微生物中的细菌为例，来说明微生物所需的营养物质。

细菌所需的营养物质与其细胞的化学组成密切相关，即：水、碳源、氮源、生长因子和无机盐等。

（1）水　水是细菌细胞的重要组成成分。它参与细胞内化学反应和温度调节、营养物质的吸收和废物的排泄。没有水，微生物就不能进行生长繁殖。

（2）碳源　碳源主要参与细菌细胞的组成和为细菌生命活动提供能源。微生物细胞干物质中的50%是碳源，因此，微生物对碳源的需求最大。大多数细菌是以有机含碳化合物作为碳源和能源的。糖类是最好的碳源，葡萄糖易于被细菌利用，淀粉易于被放线菌和真菌利用。氨基酸既能作为氮源也能作为碳源使用，但以氨基酸作为唯一碳源时，常使培养基的氨积累，导致培养基的pH值上升，而不利于微生物的生长。可是有些厌氧菌不能利用碳水化合物，只能利用氨基酸作为碳源、氮源和能源。

根据细菌所需能源和碳源的不同，可将细菌分为表12-1中的营养类型。

表12-1　细菌的营养类型

营养	类型	能源	碳源	代表菌
光能营养型	光能自养菌	光	CO_2	绿硫细菌
	光能异养菌	光	有机物	红螺细菌
化能营养型	化能自养菌	无机物	CO_2	硝化细菌
	化能异养菌	有机物	有机物	大肠埃希菌

（3）氮源　凡是构成微生物细胞物质或代谢产物中氮元素来源的营养物质，均称为氮源。氮源是为细菌细胞提供合成蛋白质、核酸和其他含氮化合物的原料。实验室常用的有蛋白胨、牛肉膏和酵母膏，工业生产常用的有黄豆饼粉、花生饼粉、鱼粉和玉米浆。其中黄豆饼粉和花生饼粉中的氮主要以蛋白质的形式存在，必须通过菌体分泌的胞外蛋白酶水解后才能被利用，所以也被称为"迟效性氮源"。

(4) 生长因子　生长因子为细菌生命活动所必需但自身又不能合成的有机物质，如维生素、氨基酸、含氮碱等。各种微生物所需的生长因子互不相同，有的需要多种，有的甚至不需要。一般在天然培养基中，常含有足够的生长因子。在使用合成培养基时，则须添加。

(5) 无机盐　无机盐的作用：一是参与细菌的组成；二是调节酶的活性；三是调节细胞渗透压。分为主要元素和微量元素。主要元素有钠、磷、硫、钾、钙和镁等。微量元素有铁、铜、锌、钴、钼和锰等。

二、微生物的生长

微生物必须不断地进行新陈代谢才能生存。在代谢过程中必须有维持代谢的必备条件。

(1) 营养物质　即水、碳源、氮源、无机盐和生长因子。

(2) pH 值　各种微生物的生长都需要合适的 pH 值。多数细菌最适 pH 值为 6.8～7.4，在 pH 值为 4.0～9.0 时也能生长。放线菌喜欢在中性偏碱的环境中生长。而真菌则喜欢在酸性环境中生长，在 pH 值为 5 时生长良好，在 pH 值为 2～9 时也可生长。

(3) 温度　温度过低会抑制其生长，温度过高则可杀死微生物。所以温度对微生物的生长至关重要。根据细菌对温度的要求不同，可将细菌分为低温菌、中温菌和高温菌三类（表 12-2）。大多数细菌属于中温菌，即最适温度为 25～32℃，人体致病菌的最适温度为 37℃。真菌生长的最适温度为 22～28℃。

表 12-2　细菌的生长温度

细菌类别		生长温度/℃			举例
		最低	最适	最高	
低温菌		−5～0	10～20	25～30	水和冷藏物中的细菌
中温菌	室温菌	10～20	25～32	40～50	腐物寄生菌
	体温菌	10～20	37	40～50	病原菌
高温菌		25～45	50～55	70～90	温泉、堆肥中的细菌

(4) 氧气　根据细菌对氧气需求的不同，可将其分为需氧菌、厌氧菌和兼性厌氧菌三种。其中厌氧菌在有氧环境中不但不能生长，可能还会死亡。

三、菌种保藏的目的和任务

微生物在制药工业中占据着重要位置，无论是利用其生产药品原料还是对药品进行卫生学检查，都离不开微生物。用于生产的优良菌种都是许多专业人员从自然界中分离筛选后，经过更加复杂的劳动才选育出来的。然而，微生物具有较强的变异性，这种变异大多是退化变异。如何保藏优良菌种使之变异减慢，就成为微生物制药的一个重要课题，保藏技术的优劣同时也反映了一个国家的技术水平。菌种保藏的目的有以下几点。

(1) 保证菌种的存活率。
(2) 减少菌种变异，保持其优良性能。
(3) 避免杂菌污染。

四、菌种保藏的管理程序

无论是生产单位还是菌种保藏机构，都必须对所保藏的菌种严格管理，以确保能随时提供优良菌种，满足生产和其他需要。

1. 质量检验

对保藏一段时间的菌种，要分别对其残存率、纯度和生产能力进行检验，以确定保藏的效果。对于冷冻保藏菌种的检验，应在室温下解冻后进行。

(1) 残存率　在保藏前和保藏一段时间后要采用平板菌落活菌计数法，以得出其残存率。

(2) 纯度　在进行活菌计数的同时，要检查菌落形态。根据其形态变异的比例来确定保藏前后的纯度变化。

(3) 生产能力　对保藏前后的菌种按照相同接种量和发酵条件进行摇瓶试验，比较保藏前后的生产能力。这项检查必须多次重复进行，然后得出分析结果。

2. 菌种保藏信息项目

对于保藏的菌种，应当用防水永久墨水做标记，同时建立信息台账，其项目包括：①内部保藏号；②来源或相当的其他机构保藏号；③微生物学名；④存放日期；⑤已知的产物和产率；⑥病原性；⑦分离培养基及方法；⑧生长培养基、最适温度和pH值；⑨在一定培养基上的培养特征；⑩用途和保藏方法。

五、菌种保藏机构

菌种保藏机构的任务就是收集、保藏和供应各种菌种，并提供菌种的鉴别、专利菌种的寄存、咨询和人员培训等服务。很多国家都建立了菌种保藏机构，如美国典型菌种保藏中心（ATCC）、英国国家典型菌种保藏所（NCTC）、法国的巴斯德研究所（IPL）和德国的菌株保藏中心（DSM）等。我国于1979年成立了中国微生物菌种保藏管理委员会，委员会下设七个菌种保藏管理中心，分别负责相应菌种的收集、保藏、管理、供应和交流。这些中心的名称、所在地和菌种保藏范围如表12-3所示。

表 12-3　中国微生物菌种保藏中心

中心名称	缩写	所在地	邮编	保藏范围
中国普通微生物菌种保藏管理中心	CGMCC	中国科学院微生物研究所 中国科学院病毒研究所	北京 100080 武汉 430071	真菌、细菌、病毒
中国农业微生物菌种保藏管理中心	ACCC	中国农业科学院土壤肥料研究所	北京 100081	农业微生物
中国工业微生物菌种保藏管理中心	CICC	中国食品发酵工业研究院	北京 100027	工业微生物
中国医学微生物菌种保藏管理中心	CMCC	中国医学科学院皮肤病研究所 中国药品生物制品检定所	南京 210042 北京 100050	真菌 细菌
中国抗生素菌种保藏管理中心	CACC	中国医学科学院抗生素研究所 四川抗生素工业研究所 华北制药厂抗生素研究所	北京 100050 成都 61005 石家庄 050015	抗生素产生菌 抗生素产生菌 抗生素工业生产菌种
中国兽医微生物菌种保藏管理中心	CVCC	中国兽医药品监察所	北京 100081	兽医微生物
中国林业微生物菌种保藏管理中心	CFCC	中国林业科学研究院森林生态环境保护研究所	北京 100091	林业微生物

任务二　斜面低温保藏技术

数字资源 12-1
菌种保藏技术视频

一、保藏原理

利用低温来减慢微生物的生长和代谢速度,从而达到保藏目的。

二、保藏方法

将生长适度（如对数期细胞、有性孢子或者无性孢子）的斜面培养物置于4℃冰箱中保藏。该法简单易行，不需要特殊设备。但花费人工多，且容易造成污染和生产能力退化。

数字资源 12-2
菌种保藏与传代视频

三、注意事项

（1）用该技术保藏微生物的培养基，以营养贫乏一些为好，含碳源宜少，用作保藏细菌的培养基最好无糖。

（2）此法只适合短期保藏菌种。芽孢杆菌、放线菌和担子菌保藏期3个月，酵母菌4个月，其他细菌1个月。

（3）采用无菌的橡皮塞代替棉塞，则可减少水分的散发和隔离氧气，能适当延长保藏期。

任务三 液体石蜡保藏技术

一、保藏原理

液体石蜡可以隔绝空气和防止水分的散发，从而减慢菌种的生长并提高存活率。

二、保藏方法

在已经适度生长的斜面培养物上，注入无菌的石蜡油，液面要高出培养物表面1～2cm，以1cm深度为宜。试管直立，保藏在4℃冰箱中。该法简便，无须特殊设备，且保藏期比单纯斜面低温保藏期长，一般可保藏1～2年。但有时第一次移种时，由于有油黏着，微生物生长不是很好，再移种一次即可恢复原来的生长特征。

三、注意事项

（1）石蜡油的选择 要选用化学纯、优质白色的石蜡油。因为杂质多将会引起微生物的变异或者死亡。

（2）石蜡油的灭菌 将石蜡油装入三角瓶中约1/3体积量，121℃高压灭菌1h。为蒸发在高压灭菌时进入的水分，需再置110℃干烤1h。

（3）保藏的斜面不宜过大。注入的石蜡油也不宜过多，否则降低存活率。

（4）因为残留的石蜡油将和培养物粘在接种针上，接种后在火焰上烧接种针时，会有飞溅。若保藏病原微生物，在转种时应防止感染。

（5）该法并不适用所有菌种，如固氮菌属、肠道细菌、乳酸杆菌属和葡萄球菌属等，不可以使用此方法保藏。

任务四　砂土保藏技术

一、保藏原理

微生物本来就是来自土壤，所以用砂土保藏微生物实际上就是使其回归到生存环境。

二、保藏方法

（1）砂土的制备　①取河砂40目筛过筛，加入10%的稀盐酸，煮沸30min。②倒去酸水，用水冲洗至中性，烘干。③取土并烘干。取非耕作层中性土（不含腐殖质），烘干、碾碎，用100目筛过筛。④砂土混合并分装。取1份土，两份砂，混合均匀。装入试管，装量占试管体积的1/7为宜。⑤灭菌。121℃，1h，间歇灭菌3次，干烤1~2h（干烤温度不宜太高）。⑥使用前进行无菌检查，每10支砂土管抽一支。将砂土倒入肉汤培养基中，37℃ 48h若无菌即可使用。

（2）菌种准备　取生长良好、孢子丰满或者有芽孢的细菌，用无菌水制成悬液。

（3）埋砂土管　①装菌：在每支砂土管中加入0.5ml孢子悬液，用接种针搅拌。②真空干燥：放入真空干燥器中，用真空泵在真空度为133Pa下抽干水分，其时间愈短愈好，使砂土呈松散状态。

（4）保藏　放入4℃冰箱或者室内干燥处保藏。

三、注意事项

（1）此方法只适用于保藏有孢子或芽孢的菌种，不适合担子菌以及只靠菌丝繁殖的真菌与无芽孢的细菌和酵母菌。

（2）在抽真空时，菌种死亡率高，某些菌种死亡率可高达90%。因此，在保藏前，最好要抽查。

（3）此方法保藏期较长，是保藏抗生素产生菌的常用方法。但要注意菌种退化。

任务五　冷冻真空干燥保藏技术

一、保藏原理

冷冻真空干燥保藏技术就是将菌体或孢子悬液在冻结状态下进行真空干燥。此法同时具有干燥、低温和缺氧三项保藏条件，在这种条件下，菌种处于休眠状态，故可以保藏较长时间。由于冻干的菌种保藏在密闭的安瓿中，又可避免保藏期间的污染，该技术也是长期保藏菌种最为有效的方法之一。

二、保藏方法

该方法操作繁琐，其技术要求也高。主要内容包括两部分：首先在极低的温度下（-70℃）快速冷冻，然后在极低温度下真空干燥。这样可使菌种的结构与成分保持原来的状态。

(1) 安瓿管准备　①安瓿管的选择。选择底部为圆形的中性玻璃，这样的安瓿受压均匀，不易破裂。②安瓿管的清洗。首先用2%的盐酸浸泡8～10h，然后用自来水冲洗，再用蒸馏水冲洗至中性。③烘干，塞上棉塞灭菌。

(2) 配制保护剂　使用保护剂主要是为了稳定细胞膜，使其在冻干过程中免于死亡和损伤。还能减少保藏过程中和复苏时的死亡。一般选用脱脂牛奶或者马血清。国外也有用混合保护剂的，如英国国立工业细菌收藏所使用的干燥合剂：马血清300ml、牛肉膏0.5g、蛋白胨0.8g、葡萄糖30g、蒸馏水100ml，0.2μm过滤除菌。

脱脂牛奶可以选用新鲜牛奶制备。①将新鲜牛奶过夜，以除去表层脂肪膜。②离心，3000r/min离心20min。③灭菌，116℃高压灭菌20min。④冷却，牛奶经过高压灭菌后容易变黄，变黄的牛奶保护作用较差，为避免变黄，可将牛奶灭菌后立即放到凉水中冷却。

(3) 制备菌悬液　选择生长良好、无污染、处于静止期的细胞或者成熟的孢子，将2～3ml保护剂加入该斜面内，用接种针轻刮菌苔，制成菌悬液。再用无菌带橡皮头的滴管将菌悬液分装到准备好的安瓿中，每管4～5滴。

(4) 预冻　预冻的目的是使水分在真空干燥时直接由冰晶升华为水蒸气。为了避免保护剂或者是不慎带入培养基的影响，预冻要在1h内进行。预冻温度为-45～-35℃。

(5) 干燥　将预冻好的安瓿管放入冷冻干燥箱内，进行真空干燥。温度在-30℃以下，真空度在66.7Pa以下。干燥的时间可根据冻干样品的量而定，判断的标准为冻干的样品呈酥丸状。

(6) 熔封　将干燥完毕的安瓿放入干燥器内。然后在火焰上将安瓿管拉成细颈，再抽真空，在真空状态下熔封。

(7) 检验和保藏　用高频火花真空测定器检查其是否达到真空，管内灰蓝色至紫色放电，说明保持真空。检查时电火花应射向安瓿的上部，切勿直射样品。保藏在4℃冰箱中，一般认为在较低的温度下（-70~-20℃）保藏对菌种的长期稳定更好。

三、注意事项

(1) 不同的菌种对冷冻干燥的反应不一，虽该方法适用范围较广，但并不适用所有菌种。如霉菌、菇类和藻类就不适用。
(2) 冻干前的菌龄对保藏有影响。只有稳定期的细胞和成熟的孢子才适合保藏。
(3) 应采用较浓的菌悬液，一般以 $10^8 \sim 10^{10}$ 个/ml 为宜。
(4) 冷冻速度过快、过慢都影响菌种的保藏。
(5) 干燥的程度以残留少量水分（1%~2%）为宜。

任务六　液氮低温保藏技术

一、保藏原理

在-130℃以下，微生物的新陈代谢趋于停止，处于休眠状态。而液氮是一种超低温液体，温度可达-196℃，因此用此法保藏菌种可减少死亡和变异，此法也是当前公认的最有效的菌种长期保藏技术之一。该方法应用范围最为广泛，几乎所有微生物都可采用液氮超低温保藏。

二、保藏方法

(1) 菌种的准备　根据微生物培养方式的不同进行保藏。对能产生孢子或可以分散的细胞，可制成菌悬液。对只能形成菌丝不产生孢子的真菌，可制成菌丝断片悬液，或者从平板上切取小块装入安瓿内保存。
(2) 安瓿管的准备　用圆底硼硅玻璃制品或者螺旋口的塑料管，该材料应能耐受较大温差的骤然变化。
(3) 保护剂（防冻剂）　每种生物细胞都含有水分，水分可以通过细胞膜自由进出。当外界温度下降到冰点时，细胞内的水分就会通过细胞膜向外渗透，如果细胞内的自由水较多，而且温度下降特别快，超过了细胞膜正常渗透功能，细胞内外的水会完全冻结，很多自由水来不及渗透出来就在细胞内结成冰晶而扎伤细胞甚至导致细胞死亡。为防止细胞内外因冻结引起损伤，应加入保护剂。保护剂可以降低细胞内溶液的冰点，减少冰晶对细胞的伤害。

保护剂有两种类型：一是渗透性强的保护剂，如甘油、二甲基亚砜，能保护细胞内外免于冻伤；二是渗透性弱的保护剂，如蔗糖、乳糖、甘露糖等，只能在细胞膜外起保护作用。目前使用渗透性强的保护剂居多。甘油应在121℃蒸汽灭菌15min，二甲基亚砜应过滤除菌。

通常将菌种悬浮在10%（体积分数）甘油蒸馏水或者二甲基亚砜蒸馏水中。菌悬液的浓度要大于10^8个/ml，否则冷冻损伤大。

（4）冻结　菌种存活率与降温过程冷冻速度有关。在－30～0℃之间控制在每分钟下降1℃为宜，在－35℃以下就不需控制了。对于耐低温的微生物，可以直接放入液氮中冷冻。最好的办法是利用计算机程序控制降温装置，它能很好地控制降温速率。

（5）保藏　放入－196℃液态罐或液态冰箱内保藏。

（6）恢复培养　利用液氮超低温保藏技术的一个大原则就是"慢冻快融"。在恢复培养时，将保藏管从液氮中取出后，立即放入38～40℃的水浴中振荡至菌液完全融化，此过程要在1min内完成。否则，会使细胞内再生冰晶或者冰晶形态发生变化而扎伤细胞。

三、注意事项

（1）防止冻伤，操作时应戴面罩及皮手套。

（2）运送液氮一定要用专用特制的容器。

（3）注意室内通风，防止过量氮气引起窒息。

（4）液氮冷冻保藏管应严格密封。若有液氮渗入管内，在从液氮容器取出时，管内的液氮体积会膨胀680倍，爆炸力很大，必须特别小心。

（5）由于液氮容易渗透逃逸，因此需要经常补充液氮。

任务七　菌种退化与复壮

一、菌种退化的概念

遗传和变异是所有生物的共同特征，而且遗传是相对的，变异是绝对的。微生物尽管个体微小，但它同样存在着遗传变异。用各种方法来保藏菌种，其目的就是减少变异。可事实上，变异是不可避免的。当变异导致遗传性状发生改变，造成菌种不纯和生产能力下降，即称为菌种退化。

二、菌种退化的原因

（1）基因突变　用于生产实践的菌种，往往是专业人员通过各种技术（如诱变和杂交）收集到的优良菌种，这里的优良是指生产能力方面，而其他方面可能是不正常的，即所谓营养缺陷型菌株。一旦发生回复突变，就会又成为野生型。由于生长力的旺盛，随着传代次数的增加，野生型菌株会成为主要菌株，可是其生产能力却大大降低。

(2) 环境条件的影响　这里的环境条件主要是指用于保藏的环境条件，如培养基成分、温度、湿度、pH 和通气条件等，它们对菌种的培养特征和代谢等都会带来很大的影响。

(3) 传代次数的影响　传代次数愈多，就愈易发生退化。

三、退化菌种的复壮

使已退化的菌种恢复原有性状的措施称为复壮。具体的复壮措施如下。

(1) 分离纯化　从退化的群体中，找出尚未退化的个体。但这是一种比较消极的措施。

(2) 通过合适的宿主　很多微生物可以接种在相应的动、植物或者昆虫宿主上复壮。最好的办法还是在菌种尚未退化前，定期地进行纯种分离和性能测定，以保藏性能稳定的菌种。

知识拓展

防止菌种退化的措施

(1) 控制传代次数。

(2) 创造良好的培养条件　培养基、培养温度等。

保藏培养基：

细菌：营养琼脂。

放线菌：高氏一号。

霉菌：察氏培养基。

酵母菌：YEPD 高渗培养基。

(3) 利用不易衰退的细胞传代　霉菌、放线菌：无性孢子或有性孢子。

(4) 采用有效的菌种保存方法　斜面保藏法、石蜡油封藏法、砂土管保藏法、冷冻干燥保藏法、甘油悬液低温冷冻保藏法、液氮保藏法。

学习总结

知识点导图

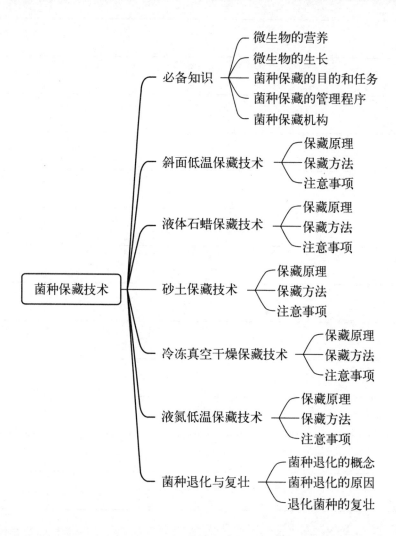

自学引导

重难点释疑	
课后巩固指导	

自学梳理

课后实践

一、复习思考题

1. 微生物的生长需要哪些营养物质？
2. 菌种保藏的目的是什么？
3. 菌种保藏的管理程序有哪些？

二、实践练习题

1. 斜面低温保藏技术的具体操作步骤有哪些？
2. 液体石蜡保藏技术的具体操作步骤有哪些？
3. 砂土保藏技术的具体操作步骤有哪些？

三、实操试题及评分标准

请用斜面低温保藏技术保存大肠埃希菌菌种。

扫一扫

答案解析

技能十四　斜面低温保藏技术

序号	操作项目	操作内容	分值	分项分值	评分要点	得分
1	准备	1. 实验着装	10	5	1. 着工作服顺序正确，仪容整洁	
		2. 整理实验台面		5	2. 各种实验器材摆放有序合理	
2	配培养基	配制牛肉膏蛋白胨培养基	20	4	1. 按配方称量所需成分	
				4	2. 溶解	
				4	3. 调pH值，分装	
				4	4. 加塞，包扎	
				4	5. 灭菌，无菌检查	
3	接种	接种	30	30	用划蛇形线法接种	
4	培养	培养	20	20	将接好的斜面放入培养箱中37℃培养18～24h，观察结果	
5	保藏	保藏	10	10	将培养好的斜面放入冰箱4℃中保藏	
6	文明操作	1. 有无器皿的破损	10	5	1. 无损坏	
		2. 操作结束后整理现场		5	2. 清理操作台面	
	总分		100			

项目十三
常用血清学试验技术

学习目标

知识目标
1. 学会免疫学基础知识
2. 学会血清学试验基本原理

能力目标
1. 会凝集试验的操作方法
2. 会常用免疫标记技术的操作方法，如酶免疫技术、荧光免疫技术等

素质目标
1. 增强实验室安全意识，正确、规范地使用仪器设备
2. 培养科学严谨、实事求是的职业素养

扫一扫

教学PPT

情景导入

新型冠状病毒感染在全球肆虐期间，新冠病毒抗原检测成为重要的筛查手段，具有便捷、快速、准确等优点。市售的新冠病毒抗原检测试剂盒主要以胶体金法检测新型冠状病毒抗原，采样后的鼻咽拭子经样本处理液处理后，将样本处理液滴入检测卡，待一定时间后观察检测卡条带判断检测结果（图13-1）。

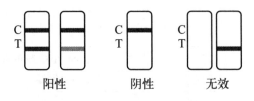

图 13-1 检测结果的条带现象

导学讨论：1. 什么是抗原和抗体？
2. 血清学试验检测抗原（或抗体）的原理是什么？

项目十三　常用血清学试验技术　249

情景解析

重难点分析

学习重点　1. 免疫学基础知识
　　　　　　2. 血清学试验基本原理和操作方法
学习难点　运用血清学试验解决实际问题，如血型测定、疾病筛查和诊断

思政小课堂

在本项目中将学习免疫学基础知识，及其在疾病防治和诊断中的应用技术。同学们在掌握基本技能的同时，养成良好的职业素养，提高自身的道德素质；进入实训室前，要着装规范；实训中严谨认真，主动学习，养成良好的劳动习惯，培养诚信意识；实训结束认真清理现场，如实填写报告等。希望同学们能够学以致用，运用专业知识和技能为祖国的卫生健康事业做出自己的贡献。面对如"新冠疫情"的挑战，我们每个人都是自己生命健康的第一责任人，我们要遵守防疫规定，积极做好疫情防控。

免疫学是研究机体免疫应答规律性的科学。人类在同疾病做斗争的漫长过程中，逐渐认识到机体对相同病原菌再次入侵具有明显的抵抗力。如患过天花的人或与天花患者接触过的人就不会再得天花，这种现象就是免疫。随着免疫学理论和技术的不断发展，人们越来越深入地理解到免疫学与疾病之间的关系，免疫学的应用已从最初的对传染病进行预防深入到疾病的预防、治疗和诊断等各个环节，在医学和药学领域发挥着越来越重要的作用。

任务一　必备知识

一、免疫学基本概念

（一）免疫的概念和功能

1. 免疫的概念

免疫（immunity）一词来源于拉丁文 immunis，原意为免除劳役。人们将机体抵抗

外界微生物感染的能力引申为免疫,即免除瘟疫、免除疫病。随着人们对免疫认识的逐步深入,发现除了微生物之外,机体也可以对各种抗原性异物(如药物、花粉等)做出识别和排斥。因此,人们对"免疫"这一概念的理解也在不断发展和深化。现代免疫的概念认为,免疫是机体的一种保护性反应,是识别和排斥抗原性异物,以维持机体内环境平衡和稳定的一种生理性防御功能。可见,免疫这一概念是随着机体抵抗微生物感染而发展起来的,而又逐渐突破了这一局限,被赋予了新的内涵。

2. 免疫的功能

免疫的功能是指免疫系统在识别和排除抗原性异物过程中所发挥的各种生物学效应的总称。具体而言,免疫主要有以下三种功能:免疫防御、免疫自稳和免疫监视(见表13-1)。在正常情况下,免疫的功能可以帮助机体抵抗微生物感染,清除体内衰老、凋亡和突变的细胞,以维持机体内环境的平衡和稳定,这是对机体有利的;但是在异常情况下,免疫的功能也可以造成机体的损伤,引发自身免疫疾病,这是对机体有害的。

表13-1 免疫的功能

免疫功能	正常免疫	异常免疫
免疫防御	抵抗传染病	免疫缺陷/超敏反应
免疫自稳	清除自身损伤、衰老、凋亡的细胞	自身免疫病
免疫监视	识别、清除突变的细胞	发生肿瘤

(二)抗原

1. 抗原的概念和特性

抗原(antigen,Ag)是一类能够刺激机体发生免疫应答,产生抗体或效应淋巴细胞,并能与其特异性结合的物质。抗原是使机体发生免疫应答的始动因素和必要条件。病原微生物及其毒素、某些药物和化学品(如青霉素、乙醇等)、植物花粉、粉尘、某些食物(如牛奶、海鲜等)都是生活中常见的抗原物质。

抗原具有免疫原性和反应原性两种基本特性。

免疫原性是指抗原刺激机体发生免疫应答,产生抗体或效应淋巴细胞的能力。这一过程是抗原与免疫细胞相互作用的结果,当抗原进入机体后,经过一系列的免疫应答而被B淋巴细胞和T淋巴细胞所识别,在抗原的作用下,B淋巴细胞和T淋巴细胞发生增殖分化,产生抗体或效应淋巴细胞。

反应原性是指抗原能与其诱导产生的抗体或效应淋巴细胞发生特异性结合的能力。这一过程是抗原分子与抗体分子之间、抗原分子与细胞表面抗原受体分子之间相互作用的结果,并且这种相互作用具有高度的特异性。

既有免疫原性又有反应原性的物质称为完全抗原,如病原微生物。只有反应原性而无免疫原性的物质称为半抗原或不完全抗原,半抗原一般是相对分子质量较小的简单有机物，如青霉素等药物。当半抗原进入机体后，可与机体内的蛋白质发生结合，形成相对分子质量较大的复合物，此时便具有了免疫原性成为完全抗原。

2. 构成抗原的条件

(1) 异物性

异物性即"非己"，非自身物质的特性，这是决定抗原免疫原性的核心条件。免疫系统具有识别自身物质与非自身物质的能力，对自身物质一般不产生免疫应答。抗原在化学结构上与机体自身正常组织成分存在差异，会被免疫系统识别为"非己"成分而引发免疫应答。一般来说，抗原与机体的亲缘关系越远，抗原的免疫原性越强。例如，在器官移植中，供体与受体的亲缘关系越远，产生的排斥反应就越强烈。在一些异常情况下，机体的自身物质因化学成分或结构的改变，也可能成为抗原引发自身免疫应答。

(2) 理化性质

① 相对分子质量较大。抗原的免疫原性与其相对分子质量的大小有直接关系，一般相对分子质量越大，免疫原性越强。有免疫原性的物质，其相对分子质量通常都在 10kD 以上，小于 10kD 免疫原性就会减弱，小于 4kD 基本无免疫原性。这是因为抗原的分子质量越大，其表面的抗原决定簇就会越多，化学结构也会更稳定，不易被机体分解或排出，有更多的机会与机体接触，可以持续刺激机体产生免疫应答。

② 化学组成与分子结构复杂。一般来说，化学组成与分子结构越复杂的物质其免疫原性越强。在蛋白质分子中，化学组成含有大量芳香族氨基酸，尤其是富含酪氨酸的蛋白质，其免疫原性较强，而以非芳香族氨基酸为主的蛋白质，其免疫原性相对较弱。在分子结构上，直链结构的物质一般缺乏免疫原性，而多支链结构的物质容易成为抗原；球形分子比线形分子的免疫原性更强。

(3) 特异性

抗原的特异性是指抗原刺激机体产生免疫应答，与其相应的免疫应答产物作用的专一性。抗原的特异性是由抗原决定簇决定的，抗原决定簇是指抗原分子表面的一些特殊化学基团，它既是抗原被免疫细胞所识别的"标志"，又是抗原与相应抗体发生结合的部位（图 13-2）。抗原决定簇的性质、数目和空间构型决定了抗原的特异性。抗原的特异性同时表现在抗原的免疫原性和反应原性两个方面。例如，伤寒沙门菌刺激机体产生的抗体只能与伤寒沙门菌结合，不能与志贺菌结合；伤寒沙门菌也不能与志贺菌刺激机体产生的抗体相结合。

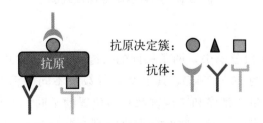

图 13-2 抗原的特异性

（三）抗体

1. 抗体的概念

抗体（antibody，Ab）是指免疫系统在抗原的刺激下，由 B 淋巴细胞增殖分化成浆细胞，再由浆细胞产生的、能与抗原特异性结合的免疫球蛋白。免疫球蛋白（immunoglobulin，Ig）是指具有抗体活性或化学结构上与抗体相似的球蛋白。抗体是生物学功能上的概念，免疫球蛋白是化学结构上的概念。所有的抗体均属免疫球蛋白，但免疫球蛋白并非都是抗体。

2. 抗体的基本结构

免疫球蛋白分子的基本结构是一"Y"字形的四肽链结构，由两条相同的重链（heavy chain，H 链）和两条相同的轻链（light chain，L 链）通过二硫键连接而成。免疫球蛋白的基本结构又被称为免疫球蛋白的单体（图 13-3）。

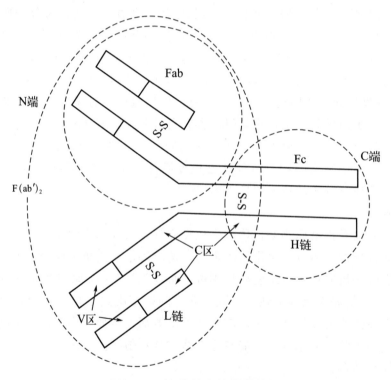

图 13-3　抗体基本结构模式图

（1）重链和轻链

① 重链　免疫球蛋白分子中，两条相同的长链称为重链，由 450～550 个氨基酸残基组成，相对分子质量为 50～75kD，其上结合着数量不同的糖基，属于糖蛋白。根据重链上氨基酸种类、数量、排序和二硫键数目与位置的不同，可将重链分成五类，分别是 γ 链、α 链、μ 链、δ 链、ε 链，这五类重链分别与轻链组成完整的免疫球蛋白分子，分别为 IgG、IgA、IgM、IgD 和 IgE。天然的免疫球蛋白单体，其两条重链同类。

② 轻链　免疫球蛋白分子中，两条相同的短链称为轻链，由约 214 个氨基酸残基

组成，相对分子质量约为25kD。根据轻链结构和免疫原性的不同，可将轻链分成二型，分别为κ链和λ链，相应的，由κ链和λ链组成的免疫球蛋白被分成κ型和λ型。天然的免疫球蛋白单体，其两条轻链同型。

免疫球蛋白基本结构中，两条重链和两条轻链两端游离的氨基或羧基的方向是一致的，分别称为氨基端（N端）和羧基端（C端）。

(2) 可变区和恒定区

① 可变区 免疫球蛋白单体中，每条多肽链均有一个氨基端和羧基端。靠近氨基端，重链的1/4和轻链的1/2区域内，氨基酸的组成和排列高度可变，称为可变区（variable region，V区），该区域是与抗原特异结合的部位。重链和轻链的V区分别称为VH和VL。

② 恒定区 靠近羧基端，重链的3/4和轻链的1/2区域内，氨基酸的组成和排列较为稳定，称为恒定区（constant region，C区）。该区域赋予抗体激活补体、增强吞噬细胞吞噬功能等诸多生物学效应。重链和轻链的C区分别称为CH和CL。

（四）免疫系统

免疫系统由免疫器官、免疫细胞、免疫分子组成（图13-4）。

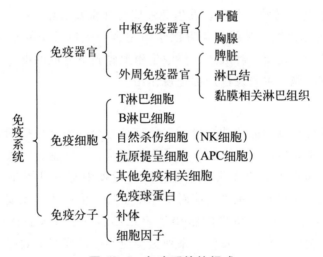

图13-4 免疫系统的组成

1. 免疫器官

根据免疫器官功能的不同，可将免疫器官分为中枢免疫器官和外周免疫器官。中枢免疫器官是免疫细胞发生、分化、发育和成熟的场所，主要包括骨髓和胸腺。禽类还有腔上囊（法氏囊）。骨髓和胸腺分别是B淋巴细胞和T淋巴细胞分化、发育和成熟的场所。外周免疫器官是成熟的免疫细胞定居、增殖、产生免疫应答的场所，主要包括淋巴结、脾脏、黏膜相关淋巴组织，如扁桃体、阑尾等。

(1) 中枢免疫器官

① 骨髓 骨髓是人体的造血器官，也是各种免疫细胞的发源地。骨髓中含有分化

潜力很强的多能造血干细胞,可以分化为髓系干细胞和淋巴系干细胞。前者能制造红细胞、血小板和各种白细胞;后者能发育为淋巴细胞系,其中一部分发育成熟为B淋巴细胞,自然杀伤细胞也是由骨髓直接衍化成熟而释放到周围血中的。另一部分淋巴干细胞则进入胸腺继续发育。因此,骨髓不但是造血器官,还是重要的免疫器官。

② 胸腺　胸腺位于胸骨后面,紧靠心脏,呈灰赤色,扁平椭圆形,分左、右两叶,由淋巴组织构成。青春期前发育良好,青春期后逐渐退化,为脂肪组织所代替。骨髓中的淋巴干细胞经血液循环进入胸腺后,在胸腺激素影响下,最终分化为成熟的T淋巴细胞,随后释放入血液循环中。

(2) 外周免疫器官

① 淋巴结　淋巴结是淋巴细胞定居、增殖的场所,也是产生免疫应答的基地。人体有500~600个淋巴结,分散在全身各处淋巴回流的通路上,如颈、腋下、腹股沟、腘、肘、肠系膜等处。淋巴结与淋巴管相连通,是淋巴回流的重要滤器,也是机体产生免疫应答的重要场所。

② 脾脏　脾脏位于人体左上腹,是人体最大的外周免疫器官,占全身淋巴组织总量的25%。脾脏能清除血液中的异物、病菌以及衰老死亡的细胞,特别是红细胞和血小板。脾脏是产生抗体的主要部位,来自血液的抗原物质进入脾脏后,刺激B淋巴细胞和T淋巴细胞活化、增殖、分化,发生免疫应答并将其清除。

③ 黏膜相关淋巴组织　黏膜相关淋巴组织是全身免疫系统的重要组成部分,主要包括扁桃体、阑尾和消化道、呼吸道、泌尿生殖道黏膜下分散的淋巴组织,这些组织中均分布有各类免疫细胞,主要发挥局部免疫作用。

2. 免疫细胞

免疫细胞是执行免疫功能的功能单元。免疫细胞分为固有免疫细胞和适应性免疫细胞。固有免疫细胞主要包括吞噬细胞、自然杀伤细胞、粒细胞、肥大细胞等;适应性免疫细胞主要包括B淋巴细胞和T淋巴细胞。固有免疫细胞是机体在长期进化中形成的免疫细胞,主要进行非特异性免疫,能对病原微生物产生迅速的免疫应答。适应性免疫细胞主要进行特异性免疫,B淋巴细胞和T淋巴细胞分别发挥着体液免疫和细胞免疫效应,它们在受到抗原刺激后,发生一系列免疫应答,最终产生效应分子和效应细胞清除抗原,同时产生记忆细胞获得免疫记忆。

(1) T淋巴细胞

正常人外周血中T淋巴细胞的含量占淋巴细胞总量的60%~70%。T淋巴细胞是在胸腺中发育成熟的,称为胸腺依赖性淋巴细胞。T淋巴细胞在细胞免疫中发挥着重要作用,成熟的T淋巴细胞表面上有识别特异性抗原的受体(TCR),在受到抗原刺激后,T淋巴细胞活化为效应T细胞,通过细胞毒作用及分泌细胞因子发挥特异性免疫效应。在此过程中,小部分T淋巴细胞停止分化,成为记忆细胞(图13-5)。

根据T淋巴细胞功能的不同,可以分为辅助性Th细胞、细胞毒性Tc细胞和调节性T细胞三类。

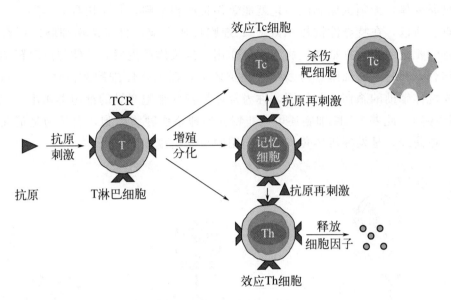

图 13-5 T 淋巴细胞的免疫作用

(2) B 淋巴细胞

正常人外周血中 B 淋巴细胞的含量占淋巴细胞总量的 30%～40%。B 淋巴细胞是在骨髓中发育成熟的，称为骨髓依赖性淋巴细胞。B 淋巴细胞在体液免疫中发挥着重要作用，成熟的 B 淋巴细胞表面上有识别特异性抗原的受体（BCR）。B 淋巴细胞遇到抗原刺激后，形体逐渐增大，分化发育为浆母细胞，并进一步分化为浆细胞，由浆细胞分泌五种不同类别的抗体。在此过程中，小部分 B 淋巴细胞在此阶段停止分化，成为记忆细胞（图 13-6）。

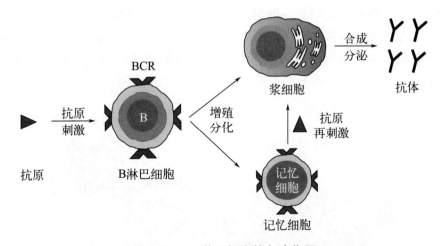

图 13-6 B 淋巴细胞的免疫作用

(3) 自然杀伤细胞（natural killer cell，NK 细胞）

自然杀伤细胞来源于骨髓，主要存在于血液和淋巴组织中，如脾脏和淋巴结中。其表面无抗原受体，无须抗原刺激活化就能杀伤抗原靶细胞，其作用具有早期、直接、广泛等特点。所以，在特异性抗体和效应 T 细胞形成之前，自然杀伤细胞即可有效地杀伤带病毒的靶细胞，发挥早期抗病毒感染作用。当抗体产生后，抗体与抗原靶细胞发生特异性结合，同时 NK 细胞也可以结合到抗体上，激发 NK 细胞的活性，杀伤靶细胞。这种需要抗体辅助的杀伤细胞作用，称为抗体依赖性细胞介导的细胞毒作用（ADCC 作用）（图 13-7）。此外，NK 细胞还可以非特异性地杀伤肿瘤细胞，被认为是消灭癌变细胞的第一道防线，是发挥机体免疫监视作用的重要免疫细胞。

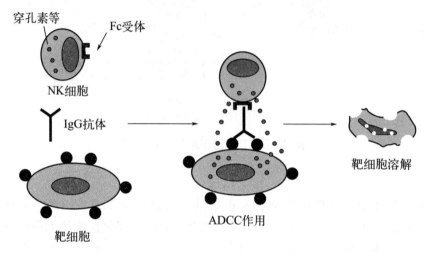

图 13-7　抗体依赖性细胞介导的细胞毒作用（ADCC 作用）

（4）抗原提呈细胞（APC）

抗原提呈细胞是指一些能捕获、加工处理抗原，并将处理后的抗原肽传递给 T 淋巴细胞的一类免疫细胞。抗原提呈细胞主要包括单核吞噬细胞、树突状细胞、B 淋巴细胞等。抗原提呈细胞经吞噬、胞饮的方式摄取抗原，并对抗原进行加工处理，将其降解为抗原肽，抗原肽被转运至细胞表面，供 T 淋巴细胞识别、结合，从而引发免疫应答（图 13-8）。

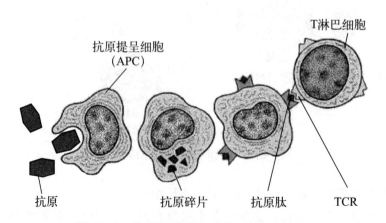

图 13-8　抗原提呈细胞对抗原的识别提呈

(5) 其他免疫相关细胞

体内的各种粒细胞、肥大细胞、血小板、红细胞等也参与炎症反应、Ⅰ型和Ⅲ型超敏反应等免疫应答过程，也属于免疫相关细胞。

3. 免疫分子

免疫分子是由免疫细胞或其他相关细胞产生、分泌，参与免疫应答或免疫调节的蛋白质及多肽物质，主要包括免疫球蛋白、补体、细胞因子、黏附分子等。

(1) 免疫球蛋白

免疫球蛋白包括膜型免疫球蛋白和分泌型免疫球蛋白。膜型免疫球蛋白构成淋巴细胞表面的抗原识别受体，如 B 淋巴细胞表面的抗原受体 BCR。分泌型免疫球蛋白可以与相应抗原发生特异性结合，在体液免疫中发挥重要作用。

(2) 补体

补体是存在于人和动物血清中的一组具有酶活性的球蛋白。因为在特异性抗体和抗原结合反应中，具有协助、补充和加强抗体作用的能力，所以称之为补体。补体具有溶解或杀伤靶细胞、促进吞噬细胞吞噬作用等功能。

(3) 细胞因子

细胞因子是一类由免疫细胞和某些非免疫细胞经活化后合成并分泌的一组小分子多肽或蛋白质，具有调节免疫细胞生长、调节免疫应答、抑制肿瘤细胞生长等作用。细胞因子主要包括白细胞介素、肿瘤坏死因子、干扰素等。

（五）特异性免疫应答

抗原进入身体后，会刺激免疫系统做出一系列反应清除抗原，这个过程就是免疫应答。免疫应答是由抗原诱导、多种免疫细胞和免疫分子参与的复杂生理过程。特异性免疫应答包括由 B 细胞介导的体液免疫和由 T 细胞介导的细胞免疫。特异性免疫应答可分为三个阶段：感应阶段、反应阶段、效应阶段（图 13-9）。

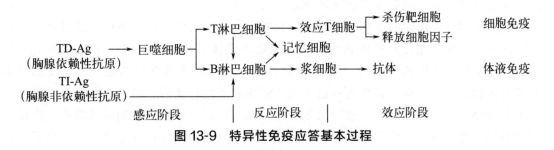

图 13-9　特异性免疫应答基本过程

1. 感应阶段

感应阶段主要进行的是抗原的提呈与识别，因此也被称为抗原提呈与识别阶段。抗原进入体内后，由吞噬细胞、树突状细胞等抗原提呈细胞对其进行识别、捕获、加工和提呈，并将抗原信息传递给 B 淋巴细胞和 T 淋巴细胞。

2. 反应阶段

这一阶段又称为增殖分化阶段。B 淋巴细胞和 T 淋巴细胞识别抗原后进行增殖与分化，B 淋巴细胞分化成熟为浆细胞，T 淋巴细胞分化成熟为效应 T 细胞。此过程中，有少量的 B 淋巴细胞和 T 淋巴细胞停止分化，成为记忆细胞。记忆细胞再次接触相应抗原后，可以迅速增殖分化为浆细胞和效应 T 细胞。

3. 效应阶段

浆细胞产生抗体，抗体与抗原特异性结合而清除抗原，效应 T 细胞直接杀伤靶细胞或通过释放细胞因子发挥作用清除抗原。

二、超敏反应

人体的免疫系统是一把"双刃剑"，正常情况下可以保护机体，抵抗病原微生物的入侵，但在一些特殊情况下，如在遗传因素和抗原因素的作用下，可引发组织损伤和疾病，超敏反应就是其中之一。超敏反应又称变态反应，是机体受到相同的抗原或半抗原再刺激时所发生的生理功能紊乱或组织损伤的病理性免疫应答。凡能诱发超敏反应的抗原均称为过敏原或变应原。

超敏反应发生的原因不一，临床表现各异，根据其发生机制将其分为四型，分别是：Ⅰ型（速发型或过敏型）、Ⅱ型（细胞溶解型或细胞毒型）、Ⅲ型（免疫复合物型）、Ⅳ型（迟发型）。其中Ⅰ型、Ⅱ型和Ⅲ型由抗体介导，属于病理性体液免疫应答；Ⅳ型由效应 T 细胞介导，属于病理性细胞免疫应答。

1. Ⅰ型超敏反应

Ⅰ型超敏反应又称速发型变态反应或过敏反应。过敏性休克（药物如青霉素过敏、血清过敏等）、过敏性鼻炎、皮肤荨麻疹等都属于此类。其特点是：①发作快，机体再次受相同抗原刺激后，几秒钟至几分钟即可发作；②参与Ⅰ型变态反应的抗体是 IgE；③反应重，患者可出现局部甚至全身症状，可引起休克或死亡；④消退快，不留痕迹；⑤有明显个体差异，只有少数过敏体质者才可发病。

引起Ⅰ型变态反应的变应原有花粉、食物、药物、灰尘等，人体可以通过吸入、食入、用药或接触等途径使机体致敏。变应原进入机体后，刺激 B 淋巴细胞产生 IgE 抗体，IgE 抗体通过其 Fc 片段结合于靶细胞（肥大细胞和嗜碱性粒细胞）上，使靶细胞处于致敏状态。当变应原再次进入已经处于致敏状态的机体后，与已经结合在靶细胞上的 IgE 抗体发生特异性反应，使靶细胞脱颗粒、合成和释放各种生物活性物质。由靶细胞释放的生物活性物质作用于其靶器官和组织，引发病理变化，如平滑肌收缩痉挛导致呼吸困难、腹痛腹泻，毛细血管扩张、通透性增加导致局部水肿、血压下降甚至休克，黏膜腺体分泌增加导致流涕、流泪等。

2. Ⅱ型超敏反应

Ⅱ型超敏反应又称细胞溶解型或细胞毒型超敏反应。异型输血反应、新生儿溶血症、自身免疫性溶血性贫血等都属于此类。其特点是：①抗原存在于机体细胞表面（也可吸附或结合）；②参与反应的抗体是 IgG 或 IgM；③有补体、巨噬细胞参与，导致细胞溶解。

引起Ⅱ型超敏反应的变应原有红细胞血型抗原和药物半抗原等。变应原初次进入机体，刺激机体产生相应抗体，使机体致敏。当变应原再次进入机体时，抗体与靶细胞表面抗原或靶细胞表面吸附的抗原、半抗原结合，继而通过激活补体、调理作用、ADCC 等多种作用杀伤靶细胞。

3. Ⅲ型超敏反应

Ⅲ型超敏反应又称免疫复合物型或血管炎型变态反应。免疫复合物型肾小球肾炎、血清病、类风湿性关节炎等都属于此类。其特点是：①参与反应的抗体可以是 IgG 或 IgM；②变应原与相应抗体形成中等大小的可溶性免疫复合物，并沉积于血管壁的基底膜等部位；③有补体的参与，导致组织损伤。

引起Ⅲ型超敏反应的变应原有某些细菌、病毒、异种动物血清及某些药物等。抗原-抗体复合物的沉积是诱发Ⅲ型超敏反应的根本原因。抗原抗体形成的可溶性大分子或小分子复合物可被吞噬细胞吞噬清除或通过尿液排出体外。只有当抗原抗体形成中等大小的复合物，既不易被吞噬细胞吞噬也不易随尿排出，可较长时间存在于血液中，易沉积于血管基底膜、肾小球基底膜、关节滑膜等处。免疫复合物可以激活补体，吸引中性粒细胞在局部浸润，释放溶酶体损伤邻近组织；也可以促使血小板局部聚集并活化，造成炎症反应；也可以活化凝血系统导致微血栓形成。

4. Ⅳ型超敏反应

Ⅳ型超敏反应又称迟发型变态反应。传染性超敏反应、接触性皮炎、异体器官移植后的排斥反应等都属于此类。其特点是：①与致敏淋巴细胞有关，与抗体和补体无关；②病变部位以单核细胞或巨噬细胞浸润为主；③反应发生缓慢，消失也慢；④多数无个体差异。

引起Ⅳ型超敏反应的变应原为细胞内寄生菌、病毒、真菌、油漆、农药、染料、塑料小分子物质以及异体组织器官等。当机体受到变应原的刺激时，可使 T 淋巴细胞分化增殖，形成大量致敏淋巴细胞，而使机体致敏。当相同抗原再次进入机体时，一部分致敏淋巴细胞直接杀伤靶细胞；另一部分致敏淋巴细胞释放出淋巴因子，其中有的淋巴因子能吸引单核细胞吞噬变应原，有的淋巴因子能使血管通透性增加，引起局部充血水肿。巨噬细胞还可以释放出溶酶体，损伤邻近组织细胞，造成病理损伤。

三、血清学试验

血清学试验是指体外抗原抗体反应，又称体液免疫测定法。因试验所用抗体存在于血清中，因此又叫血清学反应。在血清学试验中，可用已知的抗原检测未知抗体，也可用已知抗体检测未知抗原。血清学反应可以用于疾病的诊断及药品的检测。

（一）血清学试验的特点

（1）特异性　抗原抗体的结合具有高度的特异性，只有抗原抗体特异性结合后才出现凝集或沉淀现象。

（2）可逆性　抗原抗体的结合是分子表面的结合，在一定条件下可以解离，有可逆性。

（3）比例合适　由于抗原表面的决定簇是多价的，而抗体是两价的。因此只有抗原抗体比例合适才能形成肉眼可见的反应（图 13-10）。

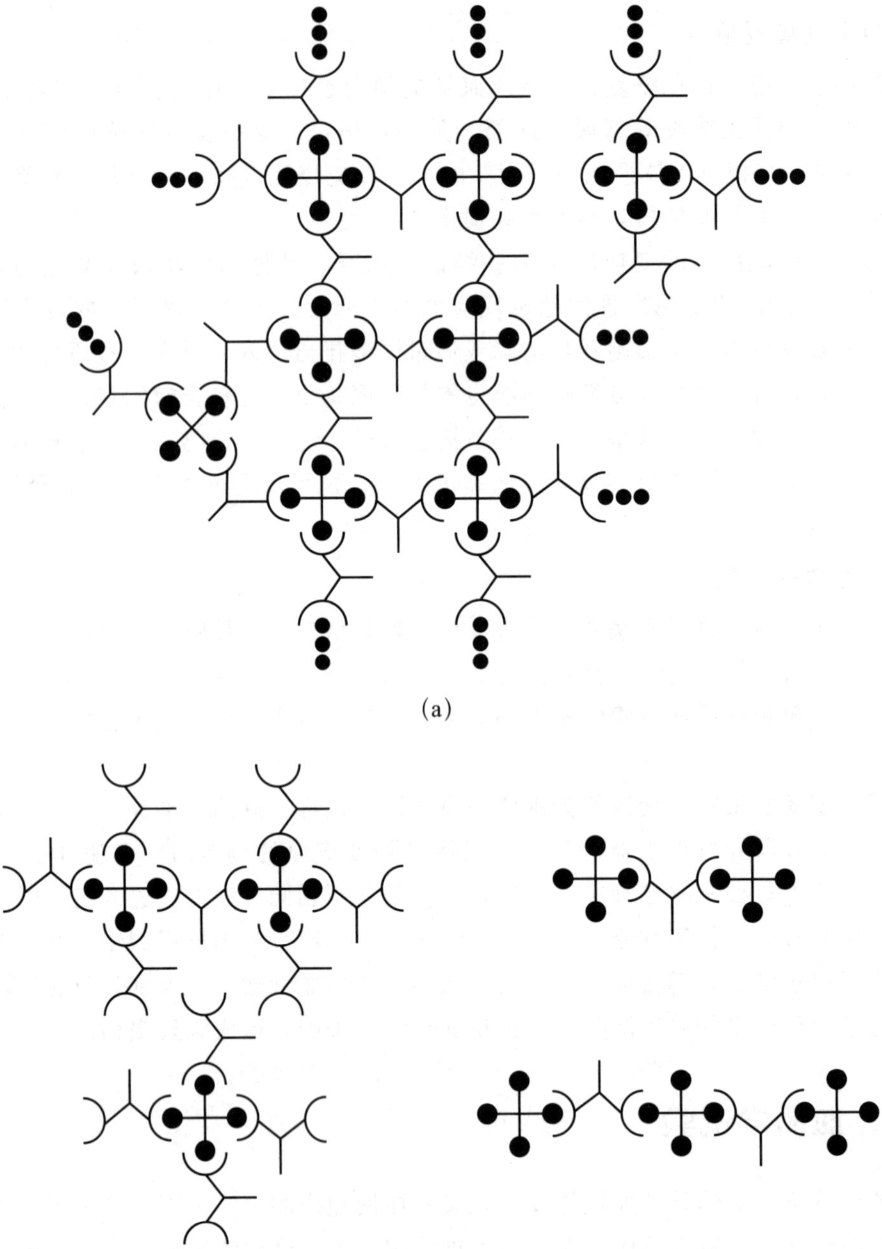

(a)

(b)　(c)

图 13-10　抗原、抗体的比例与结合的关系

（a）两者比例适合时形成网络；（b）抗体过量时仅形成可溶性复合物；（c）抗原过量时仅形成可溶性复合物

（4）阶段性 抗原抗体结合分为两个阶段，第一阶段为结合阶段，特点是时间短但无可见反应；第二阶段为可见阶段，特点是时间长，经过一定时间后，才能出现可见反应，这就是为什么试验要等待一段时间后才出现结果的原因。

（二）血清学试验的影响因素

（1）电解质 在血清学反应中，抗原抗体结合必须在有电解质存在的条件下才能出现凝集现象或沉淀现象。因此在试验中须采用生理盐水稀释抗原或抗体。

（2）温度 合适的温度可增加抗原抗体接触的机会，加速反应的进行。进行血清学反应最适合的温度是37℃。

（3）酸碱度 抗原抗体反应最适酸碱度为pH值在6～8，超出此范围则会影响抗原抗体的理化性质，出现假阳性或假阴性。

（4）振荡 振荡或搅拌都有利于抗原抗体的接触，从而加速反应的进行。

（三）血清学试验的类型

1. 凝集反应

颗粒性抗原（细菌或红细胞等抗原）与相应抗体在合适的条件下结合后，出现可见的凝集现象，称为凝集反应。参与反应的抗原称为凝集原，抗体称为凝集素。在做凝集试验中因抗原体积大、表面决定簇相对较少，应稀释抗体。

（1）直接凝集反应 颗粒性抗原与相应抗体直接结合所出现的凝集现象。本法可分为玻片法和试管法两种。玻片法为定性试验，方法简便快速，常用于鉴定菌种和人类ABO血型（图13-11）。试管法既可做定性实验也可做定量实验。常用于抗体效价的测定以协助临床诊断或供流行病学调查。如诊断伤寒和副伤寒的肥达反应。

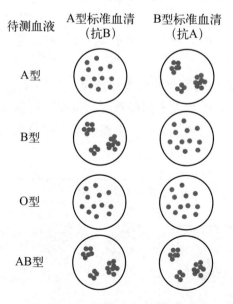

图13-11 直接凝集法测血型

（2）间接凝集反应 先将可溶性抗原（组织滤液、外毒素、血清等）吸附于与免疫无关的载体颗粒（如乳胶颗粒）表面，称为致敏颗粒。抗体与致敏颗粒在电解质存在的情况下亦可发生凝集现象。本法主要用于抗体的检查。如用γ球蛋白包被乳胶颗粒检测类风湿关节炎患者血清中的类风湿因子（图 13-12）。

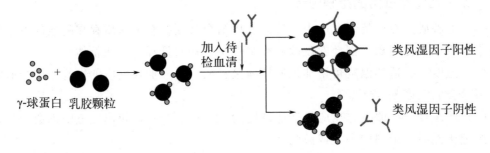

图 13-12　间接凝集法测抗体

2. 沉淀反应

可溶性抗原与相应抗体结合在合适条件下出现肉眼可见的沉淀现象，称为沉淀反应。参与反应的抗原称为沉淀原，参与反应的抗体称为沉淀素。因沉淀原颗粒较小，在单位体积中沉淀原分子数比沉淀素多，因此做沉淀反应时应稀释抗原。

（1）环状沉淀反应　在小试管中先加入已知抗体，然后将待检抗原重叠于抗体上，若抗原抗体特异性结合，在抗原抗体液面交界处出现白色沉淀，称为阳性反应。本法可用于血迹鉴定。

（2）琼脂扩散试验　可溶性抗原与抗体均可在 1% 的琼脂凝胶中扩散。如抗原抗体比例合适，相遇后可在琼脂凝胶中形成白色沉淀线。

① 双向琼脂扩散：将加热熔化的琼脂浇注于玻片上待冷却凝固后打孔，然后将抗原抗体分别加入相邻的小孔内，若为相应抗原抗体，在琼脂中扩散相遇后，在两孔之间可形成白色沉淀线。

② 单向琼脂扩散：将加热熔化的琼脂冷却至 50℃ 左右，加入血清抗体混匀后浇注于玻片上，冷却后打孔，孔中加入不同稀释度的抗原，抗原在琼脂中扩散，当与相应抗体结合后可在孔周围出现一白色沉淀环，沉淀环的直径与抗原浓度成正比，因此本法既是定性试验又是定量试验（图 13-13）。

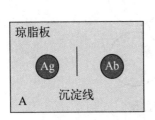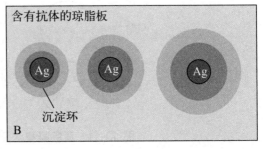

图 13-13　琼脂扩散试验（A 为双向琼脂扩散；B 为单向琼脂扩散）

3. 补体参与的反应

利用补体可与任意的一对抗原抗体复合物结合的特点，设计两个实验系统，一个是待检系统，即已知的抗体和待检的未知抗原（或已知抗原与未知抗体）；另一个为指示系统，包括绵羊红细胞和相应抗体。若试验中的补体可与待检系统的抗原抗体复合物结合，则指示系统不出现溶血现象，以此间接检测未知抗原或抗体（图13-14）。

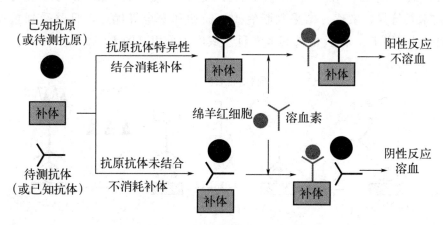

图 13-14　补体结合试验

4. 借助标记物的抗原抗体反应

免疫标记技术是指用荧光素、酶等标记抗原或抗体，进行抗原抗体反应的免疫学检测方法。本实验具有快速、灵敏度高、可定性或定量等优点。

（1）免疫荧光法　用荧光素标记抗体，再与待检标本中抗原反应，置荧光显微镜下观察，若抗原与抗体特异性结合，则抗原抗体免疫复合物散发荧光（图13-15）。

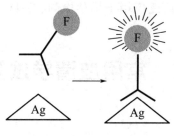

图 13-15　免疫荧光法

（2）酶免疫测定法　酶联免疫吸附试验（enzyme-linked immunosorbent assay，ELISA）是酶免疫技术的一种，是将抗原抗体反应的特异性与酶反应的敏感性相结合而建立的一种新技术。ELISA 的技术原理是：将酶分子与抗体（或抗原）结合，形成稳定的酶标抗体（或抗原）结合物，当酶标抗体（或抗原）与固相载体上的相应抗原（或抗体）结合时，即可在底物溶液参与下，产生肉眼可见的颜色反应，颜色的深浅与抗原或抗体的量成比例关系，使用 ELISA 检测仪，即酶标测定仪，测定其吸收值可做出定量分析。例如，金黄色葡萄球菌在食物中常产生肠毒素，可使用 ELISA 技术定性或定量检测该毒素。往预先包被金黄色葡萄球菌肠毒素抗体的包被微孔中，依次加入标本、辣根过氧化物酶（HRP）标记的检测抗体，经过温育并彻底洗涤。用底物联苯胺（TMB）显色，联苯胺在过氧化物酶的催化下转化成蓝色，并在酸的作用下转化成最终的黄色。颜色的深浅和样品中的金黄色葡萄球菌肠毒素呈正相关。通过颜色变化可做出定性分析，通过酶标仪在 450nm 波长下测定吸光度（OD 值），可做出定量分析。ELISA 技术具特异、敏感、结果判断客观、简便和安全等优点，日益受到重视，不仅在微生物学中应用广，而且也被其他学科领域广为采用（图 13-16）。

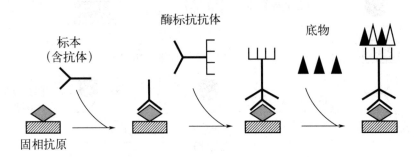

图 13-16　酶联免疫吸附试验

（3）金标记免疫法　这是一种以胶体金作为标记物，用来检测标本中抗原或抗体的一种免疫标记技术。胶体金是氯金酸（$HAuCl_4$）在还原剂的作用下形成的具有一定大小、形态和颜色的金颗粒，金颗粒均匀悬浮于液体中，呈稳定的胶体状态，故称胶体金。在碱性条件下，胶体金颗粒表面带有较多的负电荷，可以与带有正电荷的抗原（或抗体）通过静电引力牢固结合，成为金标抗原（或抗体）。将胶体金标记过的抗原（或抗体）与相应抗体（或抗原）特异性结合后，胶体金颜色发生改变，可以对被检对象做出定性和定量分析。目前已经广泛应用于早孕检测、HIV 抗体检测等。

任务二　常用血清学试验技术

一、凝集试验

（一）试验材料

伤寒杆菌斜面培养物、伤寒杆菌诊断菌液、伤寒杆菌免疫血清、生理盐水、载玻片、酒精灯、接种环、吸管、试管、水浴箱等。

（二）试验内容及方法

1. 玻片凝集试验

（1）取一洁净玻片，分别在其一端加伤寒杆菌免疫血清 1～2

数字资源 13
常用血清学试验视频

环，另一端加生理盐水 1～2 环，作对照并做好标记。

（2）无菌操作，取伤寒杆菌培养物少许置于上述玻片的生理盐水中，并研匀；接种环灭菌。以同样方式取伤寒杆菌培养物，研于伤寒杆菌免疫血清中，接种环灭菌。

（3）将玻片轻轻振动，室温下静置 5min。

（4）观察结果。生理盐水对照为均匀混浊菌液，免疫血清中因抗原抗体特异性结合出现凝集颗粒，为阳性反应。

2. 试管凝集实验方法

（1）取试管 12 支分成两排，每排 6 支，标明管号。

（2）加生理盐水：每排第一管加 0.9ml，其余各管加 0.5ml。

（3）稀释血清：取伤寒免疫血清 0.1ml，加入第一排第一管中，用吸管上下吸吹数次，使液体混匀，吸出 0.5ml 加入第二管中，同法混匀后，取出 0.5ml 加至第三管。如此依次稀释至第五管，由第五管吸出 0.5ml 弃去。第六管不加血清，作为对照。第二排用家兔正常血清同第一排稀释方法进行稀释。

（4）加菌液：每排从对照管开始往前加，所有各管均加入伤寒杆菌诊断菌液 0.5ml。

（5）摇荡试管架，使管内液体混匀，置 37℃水浴 4～8h，然后置冰箱内过夜，次日即可观察结果。

（6）结果解释及效价确定：各管反应结果按表 13-2 解释。

表 13-2　试管凝集反应结果判定

液体	管底	判定
澄清透明	有棉絮状或颗粒状凝集块，轻摇可见大凝集块漂起	++++
比较澄清	凝集块较上述稍小，轻摇可见大凝集块漂起	+++
半澄清	凝集块较上述小	++
混浊	有少量小凝集块	+
同对照管	无凝集块，可能有少许细菌沉淀，轻摇即飘起、立即消散	-

凝集效价的确定：出现"++"的血清最高稀释度为该血清的凝集效价。血清稀释度应以加入抗原后的最后血清稀释度计算。如第一管 1∶10 稀释的血清 0.5ml，加入抗原 0.5ml，则最后的血清稀释度为 1∶20。其余各管也按此原则类推。

（三）注意事项

（1）玻片凝集试验判断结果时，必须防止干燥，涂片面积不要过大。

（2）商品诊断菌液，要按说明书使用。

（3）试验后的细菌仍有传染性，玻片及试管应及时放到消毒缸中。

二、荧光抗体检查法

荧光抗体检查法（间接法）需用荧光素标记的抗球蛋白抗体（即荧光素标记的抗抗体）。待测的抗原先用未标记的特异性抗体处理，充分洗涤后再滴加荧光标记的抗球蛋白抗体，充分洗涤后置荧光显微镜下观察，若见到荧光，表示有抗原抗体抗抗体复合物存在。由于间接法标记的是抗抗体，故只需制备一种荧光标记的抗抗体，即可用于多种抗体系统的检查。

1. 实验材料

（1）电热恒温培养箱。
（2）荧光显微镜。
（3）盖玻片。
（4）有盖染色盒和染色架。
（5）玻璃试管、玻璃吸管。
（6）大白鼠冰冻肝切片。
（7）兔抗人或羊抗人免疫荧光抗体。
（8）待检患者血清，阳性对照血清，正常人血清。
（9）丙酮。
（10）缓冲液：PB 和 PBS（pH 7.4，0.01mol/L）。
（11）缓冲甘油（0.5mol/L 碳酸盐缓冲液 1 份加药用甘油 9 份充分搅拌半小时）。

2. 实验方法

（1）大白鼠冰冻肝切片，不固定或丙酮室温固定 5～10min，然后用 0.01mol/L pH 值为 7.4 的 PBS 浸泡 3 次，每次 3～5min，再用 0.01mol/L pH 7.4 的 PB 浸泡 1～2min，电风扇吹干切片。

（2）将患者血清、正常对照血清、阳性对照血清分别用 PBS 稀释（从 1∶5 开始），并将不同稀释度的待检患者血清、正常对照血清和阳性对照血清分别滴于切片上，切片放染色盒，37℃ 20min 后取出（染色盒要有一定温度）。用 pH 值为 7.4 的 PBS 轻轻冲洗，玻片放染色架上。

（3）切片应按顺序浸泡于 pH 值为 7.4 的 PBS 的三缸中，每缸 3min，振荡，再经 pH 值为 7.4 的蒸馏水浸泡 1～2min，取出，电风扇吹干。

（4）于切片上滴加荧光色素标记抗体蛋白抗体，玻片放染色盒 37℃ 30min。
（5）再冲洗如（2）、（3）。
（6）缓冲甘油封底镜检。

3. 结果观察

（1）启开荧光光源装置，约需 10min 待光源充分放亮后观察。
（2）先用低倍镜观察，阳性多为大小一致边界清楚的亮绿色荧光。
（3）对可疑标本应用高倍镜进一步观察。

（4）定核型时应加上碳酸盐缓冲甘油或 DPX 封装剂直接用油镜观察。常见的核型有均质型（整个核显示均匀一致的亮绿色荧光）、周边型（核周围有亮绿色荧光光带）、斑点型（核内荧光呈点状散布）、斑点线型（核内混有点状或线状荧光物）。

（5）阳性强度可参照不同稀释滴度表示，如稀释 80 倍（滴度 1∶80）为弱阳性，稀释 320 倍（滴度 1∶320）为强阳性，介于中间的稀释倍数及对应的滴度为中等阳性。

4. 注意事项

（1）肝切片不宜过厚，一般 $5\sim 7\mu m$，否则影响观察。

（2）滴加的血清或荧光抗体，均不可在培养箱内干燥，否则将影响结果。

（3）室温过低时，染色盒置培养箱内，应先不盖盒盖，待盒内温度和培养箱内温度一致时才加盒盖，以保证一定的培养温度。

（4）染片后应尽可能立即观察，不宜超过当天，并应以黑纸遮盖，减缓荧光猝灭。

（5）观察时应注意与非特异组织荧光鉴别，后者常大小不一，形态不一，边界不整。

三、酶免疫测定

（一）实验材料

1. 血清

待检的人血清。

2. 溶液或试剂

（1）包被液（0.05mol/L pH 9.6 碳酸盐缓冲液） 甲液为 Na_2CO_3 5.3g/L，乙液为 $NaHCO_3$ 4.2g/L，取甲液 3.5 份加乙液 6.5 份混合即成，现用现混。

（2）洗涤液（吐温-磷酸盐缓冲液，pH 7.4） NaCl 8g，KH_2PO_4 0.2g，$Na_2HPO_4 \cdot 12H_2O$ 2.9g，KCl 0.2g，吐温 20 0.5ml，蒸馏水加至 100ml。

（3）pH5.0 磷酸盐-柠檬酸缓冲液 柠檬酸（19.2g/L）24.3ml，0.2mol/L 磷酸盐溶液（Na_2HPO_4 28.4g/L）25.7ml，两者混合后再加蒸馏水 50ml。

（4）底物溶液 100ml pH5.0 磷酸盐-柠檬酸缓冲液加邻苯二胺 40mg，用时再加 30% H_2O_2 0.2ml。

（5）终止液 2mol/L H_2SO_4。

（6）酶结合物冻存液的母液 0.02mol/L PBS（pH7.4），即①$K_2HPO_4 \cdot 3H_2O$ 1.83g 加蒸馏水至 400ml，②$NaH_2PO_4 \cdot 2H_2O$ 0.312g，加蒸馏水至 100ml。①∶②＝81∶19 混合。

（7）应用液 0.02mol/L PBS（pH7.4）60ml＋40ml 甘油＋万分之一的硫柳汞（也可不加）配成 40% 甘油液，即为酶结合物冻存液。

3. 仪器或其他用具

聚苯乙烯微量反应板、酶标检定仪、吸管、橡皮吸头等，检测结核菌抗体的 ELISA 试剂盒。

（二）实验方法

1. 包被抗原

用套有橡皮吸头的 0.2ml 吸管小心吸取用包被液稀释好的抗原，沿孔壁准确滴加 0.1ml 至每个塑料板孔中，防止气泡产生，置 37℃ 过夜。

2. 清洗

快速甩动塑料板，倒出包被液。用另一根吸管吸取洗涤液，加入板孔中，洗涤液量以加满但不溢出板孔为宜。室温放置 3min，甩出洗涤液。再加洗涤液，重复上述操作三次。

3. 加血清

用三根套有橡皮吸头的 0.2ml 吸管，小心吸取稀释好的血清（待检、阳性、阴性血清），准确加 0.1ml 于对应板孔中，第 4 孔中加 0.1ml 洗涤液，37℃ 放置 10min，在水池边甩出血清，洗涤液冲洗三次（方法同上）。

注意：切忌溢出互混！

4. 加酶标抗体

沿孔壁上部小心准确加入 0.1ml 酶标抗体（不能让血清沾污吸管），37℃ 放置 10min，同上倒空，洗涤三次。

5. 加底物

按比例加 H_2O_2 于配制的底物溶液中，立即用吸管吸取此种溶液，分别加入板孔中，每孔 0.1ml。置 37℃，显色 5~15min（经常观察），待阳性对照有明显颜色后，立即加一滴 $2mol/L\ H_2SO_4$ 终止反应。

（三）实验结果及判断

肉眼观察（白色背景），阳性对照孔应明显呈黄色，阴性孔应无色或微黄色，待测孔颜色深于阳性对照孔则为阳性。若测光密度，酶标测定仪取 $\lambda=492nm$，$P/n \geq 2.1$ 时阳性，$P/n \leq 1.5$ 阴性，$1.5 \leq P/n \leq 2.1$ 可疑阳性，应予复查。$P/n=$检测孔 OD 值/阴性孔 OD 值（用空白孔校 $T=100\%$）。

（四）注意事项

（1）滴加试剂量要准，且试剂不可从一孔流到另一孔中；每种试剂对应一种吸管，不能混淆。底物溶液中的 H_2O_2 要临用时再加，否则，放置时间过长，底物被氧化为黄色，影响实验结果判定。

（2）若选择其他种抗原（如 HCG 或甲胎蛋白）的酶联免疫吸附试验试剂盒，应按其说明书方法操作并观察判定结果。

知识拓展

ELISA 应用

ELISA 应用正在不断扩大,在实际应用方面可做疾病的临床诊断、疾病监察、疾病普查、法医检查、兽医及农业上的植物病害的诊断鉴定等。因此,它和生物化学、免疫学、微生物学、药理学、流行病学及传染病学等方面密切相关。

检查抗原方面:传染病的诊断方面正在日益扩大,其中较满意的是用于检查乙型肝炎表面抗原。国内外已有 ELISA 检测的商品供应。尚有用于检查霍乱弧菌、大肠埃希菌、铜绿假单胞菌和破伤风梭菌毒素,检查脑膜炎球菌及淋球菌抗原,检查免疫抑制患者中常见的白念珠菌抗原,检查患者或病兽粪便中的轮状病毒,检查患者标本中甲肝病毒、疱疹病毒、麻疹病毒、流感病毒、呼吸道融合及巨细胞病毒等。还可用于植物组织浆液中检查植物病毒。此外尚试用于测钩体抗原及血吸虫病的循环抗原等。

检查抗体方面:用 ELISA 间接法检查抗体,已获得对多种传染病的血清学诊断,亦开始广泛用于现场流行病学调查。病原微生物方面已用于检查链球菌、沙门菌、布氏杆菌、结核杆菌、麻风杆菌、霍乱弧菌、淋球菌、假丝酵母菌等的抗体,还可用于破伤风抗毒素和霍乱弧菌抗毒素的测定以及检测斑疹伤寒立克次体感染后的抗体,可作诊断。对立克次体还可用以鉴别密切相关的种属。用于病毒抗体检查报告的有:流感病毒、腮腺炎病毒、麻疹病毒、风疹病毒、轮状病毒、疱疹病毒、巨细胞病毒、EB 病毒、腺病毒、肠道病毒、脑炎病毒、黄热病毒、狂犬病毒和脊髓灰质炎病毒等,其敏感性都超过目前常用的检查方法。在卫生学方面,可用于检测食品中葡萄球菌肠毒素及沙门菌毒素等。

学习总结

知识点导图

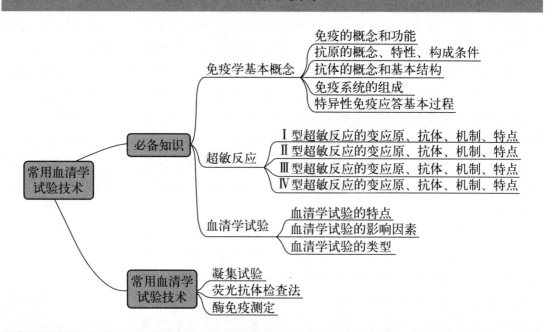

自学引导

重难点释疑	
课后巩固指导	

自学梳理

课后实践

一、复习思考题
1. 名词解释：抗原、抗体、免疫、凝集反应、沉淀反应、免疫应答、超敏反应。
2. 免疫的三大功能是什么？
3. 构成抗原的条件有哪些？抗原的特性是什么？
4. 叙述抗原、抗体反应的特点。
5. 影响抗原、抗体反应的因素有哪些？

二、实践练习题
1. 通过实验操作怎样观察试管凝集反应结果？
2. 使用 ELISA 技术检测金黄色葡萄球菌肠毒素的含量。

三、实操试题及评分标准
现有一批重组人干扰素注射液，请予以适当方法检测其宿主蛋白残留量。

扫一扫

答案解析

技能十五　大肠埃希菌菌体蛋白残留量测定技术

序号	操作项目	操作内容	分值	分项分值	评分要点	得分
1	准备	1. 实验着装	10	5	1. 着工作服顺序正确，仪容整洁	
		2. 准备试剂		5	2. 各种实验器材摆放有序合理，场所清扫干净	
2	包被抗体	1. 取兔抗大肠埃希菌菌体蛋白抗体适量，以包被液溶解并液稀释至10μg/ml，每孔100μl加至96孔酶标板内，4℃放置过夜	15	10	1. 抗体包被浓度适当	
		2. 洗涤液洗涤3次		5	2. 洗涤充分	
3	封闭	1. 用洗涤液制备1%牛血清白蛋白溶液，每孔加入100μl，37℃放置2h	10	5	1. 封闭时间掌握得当	
		2. 洗涤液洗板3次		5	2. 洗涤充分	

续表

序号	操作项目	操作内容	分值	分项分值	评分要点	得分
4	加样	1. 以 100μl/孔加标准溶液和样品溶液，每稀释度加双孔，37℃放置 2h	15	5	1. 对加样器具进行校正	
		2. 洗涤液洗板 3 次		10	2. 手握加样器姿势要正确，加样必须与试剂盒保持垂直，加样须接近孔底时才注入，避免样品溅在孔的侧壁	
5	加酶标记物	1. 加辣根标记兔抗大肠埃希菌菌体蛋白抗体，100μl/孔，37℃放置 1h	15	10	1. 加样正确规范，温育时间得当	
		2. 用洗液洗涤 10 次		5	2. 洗涤充分	
6	加底物	1. 每孔加入 100μl 底物，37℃闭光放置 40min	15	5	1. 反应温度和时间控制得当	
		2. 每孔加入 50μl 反应停止液，混匀，10min 内用酶标仪在 492nm 处测定吸光度值		10	2. 显色时间把握准确，使用酶标仪前需要预热 30min	
7	结果判定	计算每个样品的平均读数，根据 6 个标准样品的数据，做出标准曲线，根据测试样品平均读数，在标准曲线上查出样品菌体蛋白的含量	15	15	数据处理方法科学，标准曲线绘制正确	
8	文明操作	1. 有无器械的破损	5	2	1. 无损坏	
		2. 操作结束后整理现场		3	2. 清理操作面	
	总分		100			

项目十四
微生物实验室常用仪器使用技术

🧩 学习目标

知识目标　1. 学会微生物实验常用仪器的操作使用方法
　　　　　2. 学会使用常用仪器的注意事项

能力目标　1. 会熟练操作微生物实验室常用仪器
　　　　　2. 会对微生物实验室常用仪器进行常规保养与维护
　　　　　3. 会利用微生物实验室常用仪器开展实训活动

素质目标　1. 增强实验室安全意识，正确、规范地使用仪器设备
　　　　　2. 培养认真细致的敬业精神

扫一扫

教学PPT

📖 情景导入

一间面积更大，以更高标准设计施工的 P2 级微生物实验室，在红河州质量技术监督综合检测中心落成并通过验收。

微生物检验是防控食源性致病菌侵入危害生命健康的重要技术指标和手段，也是食品安全检验机构所必备的实验室装备设施。为满足适应日益发展变化的食品安全监管形势及对检测能力的更高要求，中心通过多方争取，投入大量资金，在现有实验室基础上进行全新改造和提升。

新的微生物安全实验室是严格按照《生物安全实验室建筑技术规范》GB 50346—2011、《实验室生物安全通用要求》GB 19489—2008、《微生物和生物医学实验室生物安全通用准则》WS 233—2002 等实验室设施和设备基本要求建成的，设置有空气自净装置、洁净走廊、风淋室、缓冲间等区域设施，配备了生物安全柜、微生物全自动分析仪、霉菌培养箱、厌氧培养箱、超低温保存箱和洗眼装置等配套齐全的设备装置。

该 P2 级微生物安全实验室的建成，使红河州中心微生物检测环境条件及能力

得到了质的提升,实现了对食品等载体中更高危害等级微生物的有效监测,大大提高了微生物检测和食品安全监管的科学性和可靠性。

导学讨论:谈谈微生物实验设备在实验中的作用。

情景解析

重难点分析

学习重点　1. 微生物实验室常用仪器的操作方法
　　　　　2. 使用微生物实验室常用仪器的注意事项
学习难点　微生物实验室常用仪器的日常维护与保养

思政小课堂

在本项目中将学习微生物实验室常用仪器使用技术以及必备知识。古语讲"工欲善其事,必先利其器",要想成为合格的药检人员,必须掌握实验仪器的使用技术。希望同学们在掌握这些仪器操作技术的同时,能逐步树立严谨细致的科学态度,一丝不苟的工作作风,勤奋刻苦的学习精神,团结互助的团队意识,在学习基本技能的同时培养创新能力,努力提高自己的职业素质。

随着现代科学技术的发展,实验室用具也越来越现代化,正确使用实验室中各项仪器是药学专业技术人员的必备技术。学习各种常用仪器的使用及维护方法,以便今后更规范地使用仪器,提高实验数据的准确率。

任务一　必备知识——常用仪器及注意事项

一、常用仪器

微生物实验室常用仪器设备品种繁多,我们主要学习微生物实验室常用基本设备:培养箱、电热恒温水浴箱、电热恒温干燥箱、电冰箱、高压蒸汽灭菌器、暗视野显微镜、荧光显微镜、显微摄影装置、普通离心机、电动匀浆仪、薄膜过滤装置等仪器。

普通光学显微镜的使用方法见项目三。

二、注意事项

现代的仪器多是电器设备，使用时要按仪器要求配备电源。使用仪器过程中要按要求对仪器进行养护，尤其注意定期检查电源，确保电源不能虚连（虚连的电源释放火花可引燃附近的木头及纸制品）、不能积尘（尘土堆积也会引发静电从而引发火灾），并注意电源周围不能堆放任何物品，以确保安全。仪器最好直接连在稳定插座上，并确保每一插座有过电保护装置。

任务二　常用仪器的使用

一、培养箱

1. 隔水式培养箱（图 14-1）

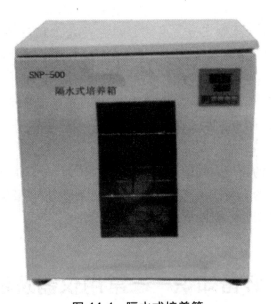

图 14-1　隔水式培养箱

隔水式培养箱为实验室常用的培养箱，箱内各部温度恒定均匀。隔水式培养箱的主要缺点是箱内上下层温度相差过大，指示用温度计不能真实指示底层温度。

使用时注意事项：

（1）隔水式培养箱在通电前，一定要先加水（通常用去离子水）。每使用一段时间应观察水位指示浮标，及时补足水量。长时间不加水，会导致电热管烧坏。

（2）培养物放入培养箱时动作要迅速。培养箱内的物品不宜放置过挤。培养时，应将顶部风孔适当旋开，使箱内潮湿空气外溢。

（3）经常监测箱内温度，若箱内温度忽高忽低，多因温度控制器的接点失灵或黏住，应卸开侧室门，擦拭接点。若温度仍不恒定，则请专人检修。

2. 真菌培养箱

真菌培养箱配有加热及制冷两组装置，温度控制范围为15～45℃。当室温高于所需温度时，制冷组启动；室温低于所需温度时，加热组工作。两组温控由温度控制仪自动调节。市售的生化培养箱、多功能培养箱均属此类。

现以LRH-250A型生化培养箱（图14-2）说明使用时的主要注意事项：

（1）接通电源后，先将温度显示开关拨至"开"位置，再将"整定""测量"共用开关拨至"整定"位置，然后旋转温度刻度盘，直到数显表显示所需温度值为止。然后再将共用开关拨至"测量"挡，此时箱内温度便会随机启动，最终平衡达到所需温度值。

（2）控温旋钮的两个指示灯分别表示加热、制冷两种工作状态，若开机一段时间，两灯均不亮，表示箱内温度达到平衡。须防止两灯同时亮（加热与制冷同时启动），否则表示机器故障，须及时检查修理。

（3）从箱内放取培养器物时，动作要迅速（迅速开关培养箱门），小心勿碰撞探头，以免影响灵敏度。培养箱内的物品不宜放置过挤。

（4）工作时，温控选择盘不能任意往返拨动，以免损坏压缩机。

（5）在制冷机运转时，若出现异常声音、压缩机发烫和制冷温度不降，应立即停机，检查原因，待修复后方可再启动。

3. 厌氧培养箱

现以DY-2型厌氧培养箱（多功能培养箱）（图14-3）为例，简介厌氧培养箱的使用方法。

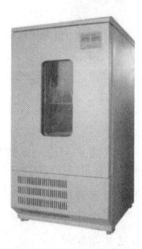

图14-2　生化培养箱

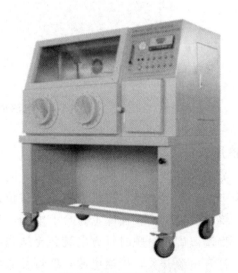

图14-3　厌氧培养箱

使用前详细阅读说明书,弄清培养箱结构及气体连接方法,使 N_2、CO_2 钢瓶立于箱体旁与箱体连接,H_2 钢瓶另置一安全处,需用时,以橡皮袋取出少量,与上述钢瓶配用。

使用时应注意:

(1) 做厌氧培养时,打开其中一个培养罐门,迅速放入培养物,同时迅速放入催化剂钯粒、干燥剂和亚甲蓝指示剂,迅速关罐门,扭紧。

(2) 打开该罐的电磁阀开关,同时打开真空泵开关,抽气至达到真空度要求时关闭真空泵开关。

(3) 慢慢开启 N_2 钢瓶输气阀和减压阀,用 N_2 冲洗罐体和管道。当指针回零表明罐内已充满 N_2。关闭 N_2 气阀,再开启真空泵抽气,然后再用 N_2 冲洗一次。

(4) 最后按 N_2 80%、H_2 10% 和 CO_2 10% 充气。待指针同时指向零位时关闭输气阀,再关减压阀、电磁阀等。指针必须完全回到零位为止,此时气体加足,否则出现负压,外界空气可进入,破坏厌氧环境。

(5) 按所需温度调节温控选择盘。箱内温度达到指示温度时,指示灯亮。

(6) 在培养过程中,观察培养物时,只可开培养箱外门通过玻璃观察,不要打开培养罐门,以免影响厌氧菌生长。

二、电热恒温水浴箱

电热恒温水浴箱(图 14-4)的使用方法及注意事项如下。

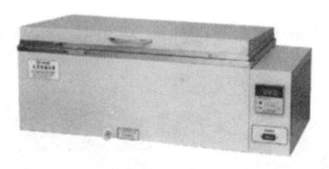

图 14-4 电热恒温水浴箱

1. 使用方法

(1) 关闭水浴箱底部外侧的放水阀门,向水浴箱内注入蒸馏水至适当的深度。加蒸馏水是为了防止水浴槽体(铝板或铜板)被侵蚀。

(2) 将电源插头接在插座上,合上电闸。插座的粗孔必须安装地线。

(3) 将调温旋钮沿顺时针方向旋转至适当温度位置。

(4) 打开电源开关,接通电源,红灯亮表示电炉丝通电开始加热。

(5) 在恒温过程中,当温度计的指数上升到距离需要的温度约 2℃ 时,沿逆时针方向旋转调温旋钮至红灯熄灭为止。此后,红灯就不断熄亮,表示恒温控制发生作用,这时再略微调节调温旋钮即可达到需要的恒定温度。

（6）调温旋钮度盘的数字并不表示恒温水浴内的温度。随时记录调温旋钮在度盘上的位置与恒温水浴内温度计指示的温度的关系，在多次使用的基础上，可以比较迅速地调节，得到需要控制的温度。

（7）使用完毕，关闭电源开关，拉下电闸，拔下插头。

（8）若较长时间不使用，应将调温旋钮退回零位，并打开放水阀门，放尽水浴槽内的全部存水。

2. 注意事项

（1）在通电前，先往箱内加入足量的水，然后开启电源，指示灯亮，表明电热管已通电。待温度计所示温度稳定后，即可自动保持箱内水温恒定。箱内无水，切勿通电，以免烧坏电热管。

（2）控制箱部分切勿受潮，以防漏电损坏。

（3）使用时应随时注意水浴锅是否有漏电现象。

（4）初次使用时应加入与所需温度相近的水后再通电。

（5）温度控制器一经调好，勿经常转动。

（6）水浴箱使用完毕，应弃水清洁。长期使用的水浴箱，箱内温水应经常更换，并须加入适量防腐剂。

三、电热恒温干燥箱

电热恒温干燥箱（图14-5）又称烘箱，是实验室干热灭菌的基本设备，适用于玻璃仪器和金属器物的烘干或灭菌。按其温度范围和容积大小有多种规格。

用于玻璃器皿的干燥，温度一般调至80℃即可。干热灭菌一般调至160℃保持2h。

扫一扫

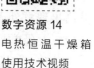

数字资源14
电热恒温干燥箱
使用技术视频

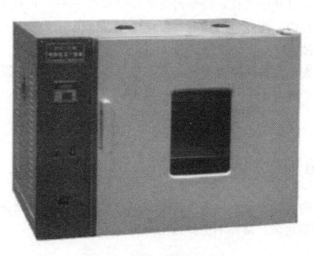

图14-5　电热恒温干燥箱

1. 使用方法

（1）检查温度计是否插入座内，应插在放气调节器中部的小孔内。

（2）把电源插头插好，合上电闸。

（3）将电热丝分组开关的旋钮拨到 1 或 2 挡（视需要的温度而定），再将自动恒温控制旋钮沿顺时针方向旋转，指示灯红灯亮表示电热丝开始加热。此时也可开鼓风机帮助箱内热空气对流。

（4）在恒温过程中，应注意观察温度计，待温度将要达到需要温度值（差 2~3℃）时，使指示灯绿灯正好发亮，此时表示电热丝停止加热，箱内温度即能自动控制在所需要的温度（±0.5℃）。

（5）恒温过程中，如不需要多组电热丝同时加热时，应将电热丝分组开关的旋钮拨到 1 挡。

（6）工作一定时间后需要将潮气排出，可打开放气调节器，也可打开鼓风机。

（7）使用完后，关闭鼓风机电动机开关，将电热丝分组开关旋钮和自动恒温控制旋钮沿逆时针方向旋回至零位。

（8）断开电闸，将电源插头拔出插座。

2. 注意事项

（1）由于电热恒温干燥箱功率大，故应配备足够容量的专用电源线及闸刀开关。

（2）箱内的物品排列要疏松、有序，在各层纵横均应留有一定空隙。

（3）严禁将易燃、易爆、易挥发的物品放入箱内。灭菌物品外包的棉塞及包装纸均不得接触箱壁，以免燃烧。箱内底板上不得放置物品。箱内若不慎发生燃烧时，应立即断电，旋紧通气孔，切勿开启箱门。待温度下降后方可打开箱门。

（4）灭菌时，先关好箱门，打开顶部排气孔，开启电源开关，待箱内冷空气排出后，关闭排气孔。继续加热至 160℃ 保持 2 h，即可达到灭菌之目的。

（5）关闭电源，打开排气孔，待箱内温度降至 60℃ 左右，再打开箱门取物。

（6）在灭菌过程中，要经常注意观察温度变化。以免温度过低不能灭菌，或温度骤然升高出现意外事故。

（7）要经常检查电源线路及温度控制器，如果温度控制失灵，擦拭控制器接点，或进一步检修。如电炉丝烧断，可将底部电热隔板抽出，将烧断的电炉丝拆下，换上同规格的新电炉丝。

四、电冰箱

电冰箱是微生物实验室保存菌种及培养基等物品必需的重要设备。由于自动除霜会导致冰箱内部温度不均匀，最好不选择自动除霜冰箱。

1. 注意事项

（1）电冰箱放置的地方应通风、干燥、避免阳光照射和不靠近热源。离墙壁至少

10cm，以保证冷凝器对流效率高。

(2) 所用电源必须符合冰箱说明书（或铭牌上）的规定，地线要接好。

(3) 温度控制器面板上的刻度和数字为调节时的记号，并不表示箱内的温度数值。箱内应放置温度计，调节钮所指的刻度数字越大，箱内温度越低。调节温度时箱内温度是逐渐降低的，每调节一次需经多次自停自开才能稳定。所以，待其温度稳定后，如仍达不到要求时，再做第二次调节。

(4) 托架上放置物品不能过满过挤，应留有缝隙，以便冷空气对流，保持温度均匀。

(5) 热物品需在冰箱外预先冷却至室温后再放入冰箱内，尤其不准把热开水放入冰箱内冷却。

(6) 每次往冰箱内存放物品时，应快速关好门，以免温度升高。放入物品必须贴上标签，注明物品名称、存放人、存放日期。

(7) 强酸、强碱及腐蚀性物品必须密封后放入。有强烈气味的物品，需用塑料薄膜包裹放入，菌种必须包扎后放入，以防污染。

(8) 贮存在冰箱的有毒或具有感染性物品应注明，并置专用贮盒内上锁保存。

2. 维护方法

(1) 冰箱内外应经常保持清洁卫生。存放的物品应定期清理，以免发臭霉烂。

(2) 冷凝器散热片上的灰尘应经常清扫，至少每半年用毛刷清扫一次。因灰尘隔热，会使冰箱的制冷效率降低。

(3) 挥发器上的冰霜过厚（超过4~6mm），将影响箱内降温，必须进行化霜。方法是使冰箱停电一段时间，冰霜即可融化。切勿用金属器具撬刮，以免损坏挥发器。在化霜时，箱内要彻底擦拭一次。

(4) 所用的电源保险丝，应按说明书要求的规格安装（一般2A），不准随便乱用，以免烧坏冰箱。

(5) 启动断电器的启动接点，必须经常检查和维护。因为冰箱每日几十次开关，每次停开时继电器接点都要产生火花，会使接点表面烧成凹凸不平，使冰箱启动时间变长，甚至不能启动。如不及时维护，必将造成冰箱的损坏。

(6) 若长期停止使用，应将里外擦净、箱门略留缝隙，放置在清洁、干燥、通风的室内，避免日光直接照射，并远离热源。

五、高压蒸汽灭菌器

高压蒸汽灭菌是微生物实验室最常用的基本方法。培养基、器械及细菌污染物等均需用本方法灭菌。

高压蒸汽灭菌器的种类很多，常用的有手提式、立式和卧式三类。其结构和使用方法大致相同。处理大量待灭菌物品时，如为无菌室准备物品，选用大容量的真空灭菌仪会更方便。

1. 使用方法

使用方法见项目二。

2. 注意事项

(1) 凡被灭菌的物品，在灭菌过程中直接接触饱和水蒸气，才能灭菌完全。密闭的干燥容器不宜用本法灭菌，因为容器内只能受到短时间（例如 121℃ 20min）的干热，达不到灭菌效果。

(2) 欲灭菌物品不能堆放过满，以便蒸汽流动畅通。包装不宜过大，装量过大的培养基，在一般规定的压力与时间内灭菌不彻底。

(3) 在用外接锅炉蒸汽时，应适当增加预热及排气时间，否则，因蒸汽来源充足，短时间内虽可达到规定的压力，但器内的物品却不能在短时间内达到足够的温度，以致在一般规定的灭菌时间内，物品灭菌不彻底。

(4) 灭菌时，务必排尽灭菌器内的冷空气，否则，影响灭菌效果。

(5) 在灭菌时，应使压力缓慢上升或下降，以免瓶塞陷落、冲出或玻璃瓶爆破。

(6) 必须等到灭菌器的压力降至"0"位时再打开器盖，以免发生事故。

3. 现以 XG1.PS-0.6 型手动脉控真空灭菌器为例说明其使用规程

(1) 准备工作　打开水、电、气开关，查看总源蒸汽压力是否达到 0.3MPa，如果达到 0.3MPa，查看后门是否关紧，关好后门，一切正常可以使用。

(2) 操作　把消毒物品放在灭菌器内，关好灭菌器门，看外锅压力表到 0.21MPa 方可使用；先按"真空"按钮，内锅压力会在 0.08～0.15MPa 之间波动，反复三次，再按灭菌按钮；内锅压力表上升至 0.21MPa，温度升至 132℃ 时，开始计时 8min；8min 后，再按干燥按钮，内锅压力表下降到"0"时，开始计时 8min；8min 后，按进空气按钮；内锅压力恢复到"0"后打开后门，取出灭菌物品；再次使用时，关上后门，打开前门，装上灭菌物品，重复前述操作。

(3) 后续工作　清洗灭菌器，查看门胶圈是否完好，关上水、电、气各开关。

六、净化工作台（超净工作台）

净化工作台（超净工作台）（图 14-6）是微生物实验室普遍使用的无菌操作台。在操作区内，其洁净度可达 100 级。

一般净化工作台适用于一般微生物接种、检验等操作。对于一些有传染性微生物及真菌的操作，最好使用生物安全净化工作台，因其有特别配置的一套空气回收系统，可以避免污染环境，并保护操作者不受危险微生物的侵害。

1. 使用示例

(1) 接通电源。把操作过程中用到的物品整齐地摆放在工作台内。

(2) 打开电源开关，黄灯亮。

(3) 按下紫外灯开关，紫外灯亮，用紫外灯灭菌 15min。

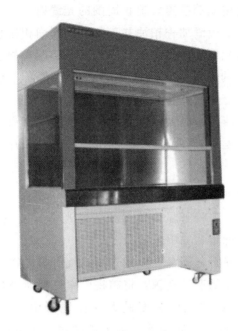

图 14-6 净化工作台

（4）按下鼓风机开关，通风 10~15min，工作台达无菌状态。

（5）打开日光灯，消毒手臂，开始工作。

2. 注意事项

（1）工作台应安放在洁净度较高的室内，并须不受外界风力影响。

（2）净化台电源应设有专门开关及保险闸刀，应该设有断相保护装置，当三相电源中断一相时，能自动停机，以免烧坏电动机。

（3）在开机后，如发现异常声响，应立即停机，待查明原因修复后再用。如果发现无送出气流，应调整电动机三相线后再使用。

（4）操作时，应保持操作区附近安静，禁止搔头、快步走动等。

（5）现用的高效过滤器，多为超细玻璃或超细石棉纤维纸，不耐高湿和高温，强度较低，故应严防碰击和受潮。安放净化台的房间，严禁蒸汽消毒。

（6）使用前要挽起衣袖，手臂消毒后方可伸入工作台进行操作，严禁将衣袖同时伸入工作台。使用过程中，禁止在工作台内外传递物品。

七、暗视野显微镜

暗视野显微镜在斜射照明的情况下分辨率远高于普通光学显微镜。微生物实验室多用于观察未染色标本活的细菌、真菌等，并可观察活细胞内的线粒体及细菌鞭毛的运动。此方法只能看到物体的存在和运动，而不能看清其细胞结构。

1. 注意事项

（1）要用强烈的光源。不能有光线直接射进物镜，因此要求室内要暗，不要在明亮的条件下观察，必要时使用遮挡装置，阻止周围的光线射入。

（2）观察时，聚光镜上应滴加香柏油并与载玻片底面相接触，不能有气泡。如不加香柏油，斜射光束会在聚光镜界面发生全反射，无法照明被检物。

（3）凡暗视野检查用的盖玻片和载玻片，要非常清洁、无痕，否则会引起光的散射，影响观察；厚度应符合要求，一般为1.0mm。

（4）在制作标本时，液滴不应太浓，否则由于微粒过密只能见到一片亮光，应以生理盐水适当稀释。液滴也不可过多或过少。滴液后应加盖玻片。

2. 实践练习

用暗视野显微镜观察细菌培养物。

（1）所需仪器和物品　暗视野显微镜（或普通光学显微镜、暗视野聚光镜）、盖玻片、载玻片、香柏油、擦镜纸、二甲苯等。

（2）操作　①准备暗视野显微镜：使用专用暗视野显微镜或取下普通光学显微镜的聚光器，换上暗场聚光器。②调节光源：将暗视野聚光镜调至最高位，打开光源，并在低倍镜下校正光轴，使视野中光环亮度最大并在视野中央。③制片：往厚度1.0～1.2mm的洁净载玻片中央滴加一滴菌液，盖上不超过0.17mm厚的洁净盖玻片，注意不要有气泡。④置片：在聚光器的上透镜上加一大滴香柏油。把制好的载玻片放置在载物台上，把观察标本移至物镜下，转动旋钮升高聚光镜，使香柏油与载玻片背面接触。⑤调焦和调中：使用低倍物镜，转动聚光镜升降螺旋，可出现一个光环，最后出现一个光点，光点越小越好。然后用聚光镜的螺丝进行调节，使光点位于视野中央。⑥用油镜进行观察：用油镜观察，观察过程中适当地进行聚光镜的调焦和调中，使暗视野照明处于最佳状态。转动调节螺旋，使菌体更清晰。

八、荧光显微镜

荧光显微镜利用荧光光源（紫外光）作为激发光，激发经荧光色素染色的标本，辐射出比激发光的波长较长的荧光，经光学系统放大后，观察其可见的荧光图像，用以分辨标本内某些物质的性质与位置。

荧光显微镜的聚光器有明视野和暗视野两种。前者透光度大，用于不需油镜观察的标本，背景较亮，对比较差；后者背景暗，观察清楚。使用暗视野聚光器，观察低倍及高倍放大的标本时，不需滴油。若用油镜时，则需在盖玻片及聚光镜上滴加无荧光油（香柏油可产生荧光，可用分析纯甘油代用）。所用油镜应配有可变光栅，调节镜口率，以取得清晰的暗视野荧光像。

1. 使用方法

（1）用1ml注射器取少量培养物制成水浸片。

（2）将水浸片放在载物台上。

（3）开启荧光显微镜稳压器，然后按下启动钮开启紫外灯。注意汞灯启用后15min内不得关闭，关闭后3min内不得再启动。

(4) 将激发滤光片转至 V，分色片调到 V，选用 495nm 或 475nm 阻挡滤光片。

(5) 选用 UVFL40、UVFL100 荧光接物镜镜检。

(6) 在水浸片玻片上加无荧光油（香柏油可产生荧光，可用分析纯甘油代用），先用 40×，再用 100× 调焦镜检。

(7) 因荧光物质受紫外光照射时随时间的增长荧光逐渐变弱，因此镜检时应经常变换视野。

(8) 使用低倍镜镜检时不加无荧光油。

2. 注意事项

(1) 在用透射式荧光显微镜时，若使用暗视野聚光器，应特别注意光轴中心的调整。

(2) 为了避免可见光的干扰，荧光镜检最好在暗室或在远离窗口的暗角操作或用黑布遮挡光线，当被检物荧光很弱时，此点尤为重要。

(3) 高压汞灯启动后需等 15min 左右才能达到稳定，亮度达到最大，此时方可使用。高压汞灯不要频繁开启，若开启次数多、时间短，会使汞灯寿命大大缩短。

(4) 在观察与镜检合适物像时，宜先用普通明视野观察，当准确检查到物像时，再转换荧光镜检，这样可减轻荧光消退现象。

(5) 观察与摄影应尽量争取在短时间内完成。可采用感光度较高的底片如 400ASA 摄影。

(6) 研究者应根据被检标本荧光的色调，选择恰当的滤光片（表 14-1）。

表 14-1 奥林巴斯 BH 系列 BH-RFL 落射荧光装置组合

激发光范围	光谱范围	滤光片组合		
		激发滤片	分色镜（二相色镜）	阻挡滤片
紫外	广 窄	UG-1 UG-1（2 片）	U（DM-400+L-410）	L-420
紫	广 窄	BG-3+UG-5 BG-3+IF-405	V（DM-455+Y-455）	Y-475
蓝	广 窄	BG-12（2 片） Op+onIF-490（2 片）	B（DM-500+O-515） G（DM-580+O-590）	O-530
绿	窄	IF545+Bb-36		R-610

(7) 紫外线易伤害人的眼睛，必须避免直视紫外光。

(8) 光源附近不可放置易燃品。

(9) 镜检完毕，应将显微镜做好清洁工作后，方可离开工作室。

九、显微摄影装置

显微摄影装置（图 14-7）包括照相机、显微镜和照明设备等三大部分。一台普通显微镜，只要其光学系统良好，附以适当的光源，再安装一个适宜的照相机即可作显微摄影用。近年来发展的全自动显微摄影装置使用非常方便。

（一）使用方法

现以日本 Olympus PM-10AD 全自动显微摄影装置为例介绍具体的操作步骤。

1. 装配

如果选择 135 相机拍摄，首先应将适配器 PM-PBS 的上部装上 135 照相机，前端装上聚焦用望远镜 PM-VTM。然后在显微镜的直筒部分加上适当倍数的 NFK 摄影目镜（如 3.3×），并将上述 PM-PBS 安装在该目镜上。最后应将 PM-PBS 与自动曝光控制器 PM-CBAD 之间的连接线装好并分别将显微镜和 PM-CBAD 的电源接通。特别注意：检查电压选择范围是否与所用电源相匹配。

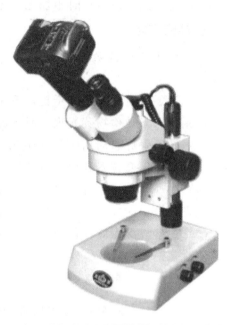

图 14-7　显微摄影装置

2. 用前检查

在开启显微镜和曝光控制器电源后，在安装胶卷前，应按以下方法先检查该装置的工作是否正常。其方法是：先将曝光装置 PM-PBS 上的光路控制拉杆向外拉出一个位置（绿色环）并把曝光控制器 PM-CBAD 上的曝光方式调至"AUTO"位，ASA 速度调至所用胶卷的感光速度 ASA 数值，这时再按以下方法检查。

（1）曝光控制器上的"SAFETY"绿色指示灯应亮。

（2）轻按快门按钮时，"WORK"灯应亮。

（3）当快门关闭时，"WORK"灯应熄灭，同时"WINDING"灯亮并能听见卷片声。

3. 安装胶卷

可直接在装置上操作。

（1）将倒片钮向外拉出，后盖即打开。将 135 胶片放入倒片钮下方的卡槽内，然后让倒片钮复位。

（2）将胶片头插入卷片轴缝隙中，注意不要让胶片尖从轴缝的另一端伸出，按动控制器上的进片按钮（TIME OFF/WINDING），把胶片拖至使两端的片孔全部嵌入卷片齿轮中为止。

(3) 将后盖重新盖好，再按动进片钮拖胶片 2~3 次，直至计数器上显示出 "1" 时为止。

(4) 将包装盒一角撕下，插入后盖外部的插片腔中，以避免忘记所用的胶片类型。

4. 退片

当胶卷拍摄完毕后，控制器上的 "FILM END" 灯亮并出现报警铃声。取下相机或直接倒片后，按 "TIME OFF" 钮可使报警声停止。

(1) 将相机上的退片钮逆时针旋转 90°。

(2) 向外拉出退片手柄，顺时针方向将胶片倒入暗盒，感到拉力突然降低、旋转无阻力时，表明胶片已经全部倒入暗盒，这时可以开盖取出胶卷。退片手柄在胶片完全退回后将自行复位。

5. 黑白显微摄影

先将拍摄标本准确聚焦，并选好待拍标本区。拍摄步骤如下：

(1) 将 "MODE/EXPOSURE TIME" 调至 "AUTO"；按下 "FORMAT" 选择键中的 "35"；把 "ASA" 调至所用胶片的感光速度 ASA 值；将 "RE-CIPROCITY" 调至胶片的相应数值（标于控制器底部的塑料说明板，除特殊要求外，一般应放在 "4" 位上）。

(2) 检查 "SAFETY" 指示灯是否为绿色，如果是红灯应继续做以下检查：如果红灯闪烁并同时有报警声，说明曝光过度，此时应该用中性滤光片降低照明亮度，一般不宜采用降低电压以减小照明亮度的方法；如果红灯连续亮则表明曝光不足，应该增加亮度。

(3) 将 "EXPOSURE ADJ" 调至适当值。一般用明视野照明而样品又均匀分布时，应调至 1 挡；若样品分布不均匀或用其他方式照明时则应按表 14-2 进行适当调整。

表 14-2 特殊情况下的曝光调整（100ASA 胶片）

标本分布状况	曝光补偿刻度	实际感光度	曝光变化
明视野中稀薄分布的暗标本（如苏木精染色的染色体之类）	0.25	25	超过 2 挡
明视野中标本分散（如大部分淡黄色物像中间小部分细颗粒物像）	0.5	50	超过 1 挡
视野中所有标本图像及分布	1	100	标准
暗视野中标本扩散（如荧光染色标本）	2	200	低 1 挡
暗视野中零散分布的标本（如染色体荧光暗视野）	4	400	低 2 挡

(4) 按下控制器上的曝光钮，"WORK" 灯将随着曝光而开启，曝光结束 "WORK" 灯灭，胶片将自动驱进一个片位。

6. 135 彩色胶卷显微摄影

进行彩色摄影的基本方法与黑白显微摄影基本相同，只有色温调节不同，现只介绍调温法。

（1）将色温检测器 PM-CTR 安装在自动曝光器 PM-PBS 的左侧。

（2）将标本片聚焦后让视野移至无样品的地方。

（3）将光路控制拉杆移至最外部（黄色带），把色温调节旋至"D"（日光型胶卷）或"T"（灯光型胶卷）。

（4）在显微镜上加 LBT（灯光型胶卷）或 LBI-2（日光型胶卷）滤光片，调节显微镜的亮度使色温调节器上的指示灯亮至▲处（黄色）。若▲处以上的绿灯亮说明色温过高；▲处以下的红灯亮时表明色温过低。

（5）将光路控制杆向内推一步至绿环处，这时即可按上述黑白胶片的方法进行显微摄影。

7. 手动显微摄影

在特殊情况下常常需要人为地改变曝光条件以求得更好的摄影效果。有经验的操作者也可以选择手动进行显微摄影，其方法如下。

（1）用"MODE/EXPOSURE TIME"钮自动选择曝光时间（可从 1s 至 40min）。

（2）按快门钮，这时的快门将按设定的时间曝光。

（3）若需要曝光时间超过 40min，可将"MODE"钮旋至"T"再按下快门钮，快门将一直开启，直至按动"TIME OFF/WINDING"钮。

（4）自动曝光锁定装置的应用：在对同一标本片的不同位置或不同成分进行摄影时，常常要采用相同的曝光时间，这时可按下"AE LOCK"键。在此后的拍摄中将维持相同的曝光时间，此时"TIME RECALL"灯将闪亮，直至"AE LOCK"键被重新按动后才被解。

（5）多次重复曝光：首先将"ASA"钮旋至 8 倍于胶片 ASA 值处（例如，将 100ASA 胶卷旋至 800 处）。然后，将"FORMAT"选择的"L"键按下，这时就能对同一底片进行多次曝光。结束后按下"35"键和"WINDING"键，胶片将自动前进一个片位。

每次摄影应做好摄影记录，包括标本、显微镜物镜、目镜、镜口率、滤光片及曝光条件等，这对于不断总结摄影经验、提高摄影效果非常重要。

（二）注意事项

（1）制作清晰的标本片，染色片不应有多余的染料等。

（2）选择质地优良干净的载玻片和盖玻片。

（3）使用高性能的物镜和聚光器。

（4）采用 Kohler 照明法。

（5）选择合适的拍摄胶片。

（6）拍摄时应准确地聚焦和选择合理的曝光时间。

十、普通离心机

离心机是利用离心力对混合溶液进行分离和沉淀的一种专用仪器。

普通离心机（图 14-8）一般转速为 6000r/min 以下，是一般实验室用得最多的一种。其基本结构为离心转头、电动机及调速装置。

1. 使用方法

（1）使用前应先检查变速旋钮是否在"0"处。外套管应完整不漏，外套管底部需放有橡皮垫。

（2）离心时先将待离心的物质转移到大小合适的离心管内，盛量不宜过多（占管的 2/3 体积），以免溢出。将此离心管放入外套管，再在离心管与外套管间加入缓冲用水。

（3）一对外套管（连同离心管）放在台秤上平衡，如不平衡，可调整离心管内容物的量或缓冲用水的量。每次离心操作，都必须严格遵守平衡的要求，否则将会损坏离心机部件，甚至造成严重事故，应该十分警惕。

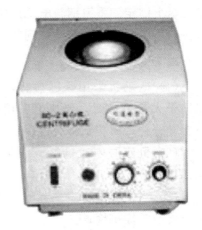

图 14-8 离心机

（4）将以上两个平衡好的套管，按对称方向放到离心机中，盖严离心机盖，并把不用的离心套管取出。

（5）开动时，先开电门，然后慢慢拨动旋钮，使速度逐渐增加。停止时，先将旋钮拨动到"0"，不继续使用时拔下插头，待离心机自动停止后，才能打开离心机盖并取出样品，绝对不能用手阻止离心机转动。

（6）用完后，将套管中的橡皮垫洗净，保管好。冲洗外套管，倒立放置使其干燥。

2. 注意事项

（1）离心机应置放在平稳、厚实的水平台上。

（2）离心管应为厚壁玻璃管，使用前应认真检查有无缺损。

（3）离心管装液面应至少低于管口 2cm 距离，无菌操作时，需旋紧螺盖或固定好棉塞，以免液体溅出或甩脱管塞。

（4）离心管应先在天平上完全平衡后，再两两相对置于离心机套管内，以免开机后发生强烈震动，甚至使转轴变形。

（5）通电前，将顶盖盖好。增减转速均须缓慢调节转速器，以免转速剧烈改变，导致离心管破裂。禁止用外力迫使转盘停转。

（6）使用中，如发现声音不正常，应立即断电，检查原因并排除故障后方可使用。

（7）通常使用的离心机，应在一定时间内检查电刷与整流子的磨损情况。当电刷磨损后长度小于 10mm 时，应更换同一规格的电刷。

十一、电动匀浆仪

电动匀浆仪（图 14-9）是药品微生物限度检验制备固体样品及非水溶性软膏等供试液的基本仪器。现以 YJ-A 电动匀浆仪为例做简要介绍。

1. 使用方法

使用时，量取供试品及稀释剂于已灭菌的匀浆杯内，盖好顶盖，将杯置于仪器底座定位盘上固定。将刀柄与电机连接轴旋紧。选定转速及匀浆时间，打开带指示灯的电源开关，电机开始加速转动，到预定速度后，自动运转直至预定时间停止。

2. 注意事项

（1）电动机采用碳刷换相，当发现碳刷与电机转子火花过大时，要换上备用碳刷，先开低速空转几分钟，火花正常后再用。

（2）机座必须通过电源插头的接地线，以确保用机安全。

（3）当发现电机发热超过 60℃ 或工作状况异常时要及时停机检查。

（4）每年对电动机轴承和传动轴活动部位加少许机油润滑，以保证仪器正常工作。

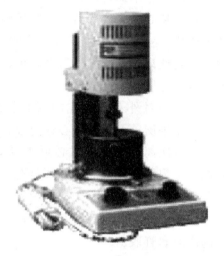

图 14-9　电动匀浆仪

十二、薄膜过滤装置

薄膜过滤装置（图 14-10）的基本组成为抽气泵、滤器及微孔滤膜。滤器为金属、玻璃及塑料等材料制成，有各种直径，常用规格为 50mm 及 25mm。滤膜为纤维素酯制成，用于除菌的滤膜一般选用 0.45μm，某些情况需用 0.22μm。

现今较好的薄膜过滤装置为全封闭自动过滤系统。现以我国浙江泰林医疗器械厂生产的 HTY 全封闭无菌检测系统为例，简介使用薄膜过滤装置进行无菌操作的过程。

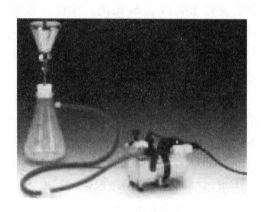

图 14-10　薄膜过滤装置

1. 使用方法

（1）先接通仪器电源，将抽滤瓶插在相应的插槽中，将所连接的管道放入蠕动泵的规定位置中,卡紧蠕动泵,备妥废液接收瓶。

(2) 将供试品瓶瓶口及周围用消毒剂处理后,将双针插入供试品瓶中,开启仪器,调节蠕动泵转速至适当值,倒置供试品瓶于托架上,待供试品全部滤过,停机。

(3) 将空气滤器上的密封帽取下,套在瓶底出液口上,卡住管道,将双针头插入培养基瓶中,开启仪器,调节转速,倒置培养基瓶,使瓶中灌注到规定体积后,正放培养基瓶。

(4) 稍待片刻,关机。封闭滤瓶,并取下置适宜温度培养。

2. 注意事项

(1) 置放仪器的无菌室禁止化学熏蒸消毒,以免损坏电子部件及金属配件。

(2) 使用过程自始至终应保持取样针上的过滤膜干燥,以保证气流畅通、过滤及进液顺利进行。

(3) 更换供试品或培养瓶及过滤完成时,应及时停机。

(4) 进液管内出现过多气泡时,应降低泵速,并检查滤膜是否浸湿或进液针管是否畅通。

(5) 仪器的 MODE 键,只限编制程序和消除故障用,切勿随意改变仪器预设程序。

(6) 运转时切勿将手伸入泵头内,待扣上定位卡后再开机。

十三、Microfil 无菌检验系统(微检过滤系统)

操作规程:

(1) 取出培养器先检查包装是否完好无损,在无菌室内打开塑料包装袋。

(2) 将培养器逐个插放在不锈钢座上。

(3) 将集菌培养器的弹性软管装入智能集菌仪泵头,要求定位准确,软管走势顺畅。

(4) 打开待检样品的瓶盖插针孔并消毒之(若检测安瓿样品,先将安瓿颈部消毒,然后打开安瓿样品瓶)。

(5) 拔去进样双芯针管之护套,插入样品瓶中,开启集菌仪,实施过滤集菌(应避免双芯针管进气,滤膜被药液浸湿,影响进气)。

(6) 完成集菌后,若样品含抑菌物质,按《中华人民共和国药典》规范要求适当用冲洗液清洗,清洗方法与集菌过程相同。

(7) 消毒培养基瓶插针孔处。

(8) 摘下顶部空气滤器开口的胶塞,套在培养器底口上,用软管夹子依次开闭软管,开启集菌仪,将培养基泵入指定的培养器内。

(9) 用夹片夹紧与培养器连接部的软管,留下 5~6cm 软管,剪除其余部分,并将开口端插在空气过滤器开口上。

(10) 分别按规定进行培养。

(11) 观察培养情况,若需取样分离培养,可先将软管消毒,再用无菌注射器取样。

十四、生物安全柜

操作规程：

（1）安全柜只有在工作正常时才能使用。

（2）安全柜的玻璃观察窗不得在安全柜使用状态时开启。

（3）柜内放置的仪器和材料必须保持最低数量。静压箱后部的空气循环不得受阻。将材料放入安全柜的工作区之前，应对其表面进行去污处理。

（4）柜内不得使用产热高的煤气灯火喷灯，因其产生的热会干扰气流并可能损坏过滤器。可以使用微型电焚烧炉，但使用一次性灭菌环则更好。

（5）柜内所有的工作要在工作面的中部或后部进行，并能从观察面板中看到。

（6）操作时不应将手臂来回进出柜子，以免干扰气流。

（7）前送风格栅不得被便签、滴管或其他材料堵住，否则会干扰气流，从而可能使材料受到污染，使人员处在暴露状态。

（8）操作时后方的活动要达到最少。

（9）每次工作完成后及一天结束时应使用合适的消毒剂清洁安全柜的表面。

（10）柜子的风扇在工作开始前和工作完成后要再各运行 5min。

十五、RXH 系列百级净化热风循环烘箱

净化热风循环烘箱见图 14-11。

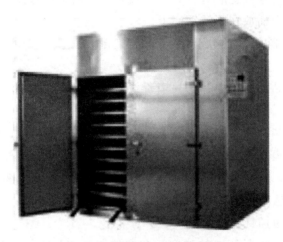

图 14-11　净化热风循环烘箱

（1）使用电压 110V/60Hz。

（2）确认电压后，将电源线插入 110V 的插座。

（3）打开【POWER】开关，此时温度表 PV 即显示箱内实际温度。

（4）首先按【SET】键，SV 会一直闪烁，此时即可开始设定温度，而 SV 的字幕

窗会呈现高亮度，在高亮度的位置可设定所需的温度，只要再按【SET】键，高亮度会随之移动，在高亮度的地方即可设定温度。

（5）按上移键▲表示温度往上递增，按下移键▼则表示温度往下递减。

（6）当完成以上设定温度之后（SV 仍闪烁不停），此时只要按一次【ENT】键 SV 即呈现刚才所设定的温度（PV 显示实际温度）。

（7）加热灯 OUT 显示灯亮时表示机器正在加热中，而到达设定点时 OUT 会一闪一烁（正常现象）。

（8）AT 灯亮时表示温度正自动演算中。

（9）ALM-1 红色灯亮时表示温度过热（温度会自动降温）。

（10）ALM-2 红色灯亮时表示温度过低（温度会自动加温）。

（11）温度范围：40～210℃。

知识拓展

显微镜发展史

光学显微镜是利用光学原理，把人眼所不能分辨的微小物体放大成像，以供人们提取微细结构信息的光学仪器。早在公元前一世纪，人们就已发现通过球形透明物体去观察微小物体时，可以使其放大成像。后来逐渐对球形玻璃表面能使物体放大成像的规律有了认识。

1590 年，荷兰和意大利的眼镜制造者已经造出类似显微镜的放大仪器。1610 年前后，意大利的伽利略和德国的开普勒在研究望远镜的同时，改变物镜和目镜之间的距离，得出合理的显微镜光路结构，当时的光学工匠遂纷纷从事显微镜的制造、推广和改进。

17 世纪中叶，英国的罗伯特·胡克和荷兰的列文虎克，都对显微镜的发展做出了卓越的贡献。1665 年前后，胡克在显微镜中加入粗动和微动调焦装置、照明系统和承载标本片的工作台。这些部件经过不断改进，成为现代显微镜的基本组成部分。

1673～1677 年间，列文虎克制成单组元放大镜式的高倍显微镜，其中九台保存至今。胡克和列文虎克利用自制的显微镜，在动、植物机体微观结构的研究方面取得了杰出的成就。19 世纪，高质量消色差浸液物镜的出现，使显微镜观察微细结构的能力大为提高。1827 年阿米奇第一个采用了浸液物镜。19 世纪 70 年代，德国人阿贝奠定了显微镜成像的古典理论基础。这些都促进了显微镜制造和显微观察技术的迅速发展，并为 19 世纪后半叶包括科赫、巴斯德等在内的生物学家和医学家发现细菌和微生物提供了有力的工具。

在显微镜本身结构发展的同时，显微观察技术也在不断创新：1850 年出现了偏光显微术；1893 年出现了干涉显微术；1935 年荷兰物理学家泽尔尼克创造了相衬显微术，他为此在 1953 年获得了诺贝尔物理学奖。

学习总结

知识点导图

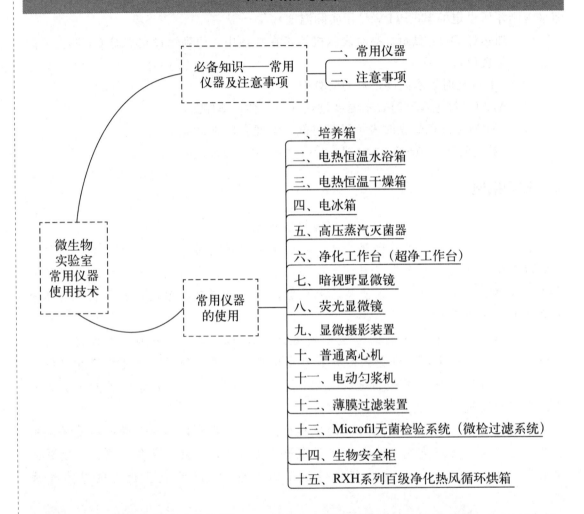

自学引导

重难点释疑	
课后巩固指导	

自学梳理

课后实践

一、复习思考题

1. 使用离心机时,为什么离心的物品要平衡?
2. 使用水浴锅要注意哪些事项?
3. 使用电冰箱要注意哪些事项?
4. 使用厌氧培养箱要注意哪些事项?

二、实践练习题

1. 将接好的大肠埃希菌菌种进行培养。
2. 将洗净的试管、三角瓶进行干热灭菌。
3. 如何使用 Olympus PM-10AD 全自动显微摄影装置?

三、实操试题及评分标准

现有一些洗净的玻璃器皿,请进行干热灭菌。

技能十六　电热恒温干燥箱操作技术(100分)

序号	操作项目	操作内容	分值	分项分值	评分要点	得分
1	准备	1. 实验着装	10	5	1. 着工作服顺序正确,仪容整洁	
		2. 整理实验台面		5	2. 各种实验器材、试剂摆放有序合理	
2	检查设备	1. 插入温度计	10	5	1. 温度计应插在放气调节器中部的小孔内	
		2. 放入需干热灭菌的物品		5	2. 物品排列要疏松、有序,在各层纵横均应留有一定空隙,灭菌物品外包的棉塞及包装纸物均不得接触箱壁	
3	开机	1. 电源插头插好,合上电闸	18	6	1. 开启电源开关	
		2. 将电热丝分组开关旋钮拨到1或2挡(视需要的温度而定)		6	2. 视灭菌温度选择加热挡	
		3. 将自动恒温控制旋钮沿顺时针方向旋转,红灯亮表示电热丝开始加热。可开鼓风机帮助箱内热空气对流		6	3. 旋钮调至所需温度,开鼓风机	

续表

序号	操作项目	操作内容	分值	分项分值	评分要点	得分
4	干燥灭菌	1. 关好箱门，打开顶部排气孔，待箱内冷空气排出后，关闭排气孔	24	6	1. 排尽冷空气，加热至灭菌温度	
		2. 恒温过程中，应注意观察温度计		6	2. 指示灯绿灯亮，开始计时	
		3. 恒温过程中，如不需要多组电热丝同时加热时，应将电热丝分组开关的旋钮拨到1挡		6	3. 灭菌过程中，注意观察温度变化。以免温度过低不能灭菌，或温度骤然升高出现意外事故	
		4. 工作一定时间后需要将潮气排出，可打开放气调节器，也可打开鼓风机		6	4. 打开放气调节器或鼓风机排潮气	
5	关机	1. 关闭鼓风机开关	28	7	1. 关闭鼓风机	
		2. 将电热丝分组开关旋钮和自动恒温控制旋钮沿逆时针方向旋回至零位		7	2. 加热开关归零	
		3. 断开电闸，将电源插头拔出插座		7	3. 关闭电源，打开排气孔	
		4. 打开箱门取物		7	4. 温度降至60℃左右，打开箱门取物	
6	文明操作	1. 有无器皿、仪器的损坏	10	5	1. 无损坏	
		2. 操作结束后整理现场		5	2. 清理操作台面	
	总分		100			

总　结
专项技能训练项目集

亲爱的同学们！至此，我们已经学完了专项技能训练项目集，本项目集是初学者在了解和掌握了药学微生物技术的相关必备理论知识和基本技能后所学习的若干项技能，专项技能的选取突出重点，与药品检验职业岗位的能力要求对接，同样每个专项技能项目的学习也是以模块为单位进行的。项目的编写努力保持基础性与系统性的统一，专项技能训练项目集由十个项目组成。这十个专项技能项目是药学微生物技术中常用的技能，掌握这些技能可为同学们将来可能从事的药品卫生学检验工作打下扎实的基础。现在就让我们一起来回顾一下我们在专项技能训练项目集中所学到的知识与技能吧！

一、必备知识

1. "驯养"微生物之项目五——接种、分离培养知识

微生物也可以像宠物一样养着！"驯养"微生物实际上就是人工培养微生物，这是项目五讲的一个重点，项目五主要讲述了微生物遗传和变异的物质基础、菌种选育、微生物人工培养、培养基配制原则、接种技术、分离培养技术和诱变技术等相关理论知识。

2. "数数"之项目六——微生物分布测定知识

有时，我们需要测定一些微生物的数目，这就是项目六的主要内容，包括微生物在自然界中的分布、在正常人体中的分布、空气中微生物的测定、从土壤中分离和纯化放线菌、水中细菌总数和大肠菌群数的检测、皮肤与口腔中微生物分布测定、微生物数目和大小的测定等相关理论知识。

3. 体外抗菌实验之项目七——药物体外抗菌知识

当我们要筛选抗菌药物或者测定抗菌谱时，这就需要掌握项目七的主要知识，项目七介绍了药物体外抗菌试验概述、影响抗菌试验的因素、体外抗菌技术、杀菌试验技术和联合抗菌试验技术等相关必备知识。

4. 药品检查之项目八——药物卫生学检查知识

为了保证我们的用药安全，所有药品出厂前都要进行药品的卫生学检查，这就是项目八的主要知识，来看看我们学到的知识吧！药物中的微生物、微生物引起的药物变质、注射剂无菌检验技术、口服液中细菌总数测定技术、口服液中霉菌及酵母菌总数测定技术、口服液中大肠埃希菌的测定技术等相关必备理论知识。

5. 霉菌检查之项目九——中药的霉变检查与防治知识

药品和食品一样会发霉的，要检查和防止霉变，这就需要我们掌握项目九的知识了，项目九主要介绍了引起中药霉变的微生物、霉菌对中药商品的危害性、入库验收和在库检验方法、分类检查方法、防止药材霉变的方法等相关理论知识。

6. "确定身份"之项目十——细菌生化检验知识

有时候在确定微生物的"身份"时即鉴别微生物尤其是细菌时，需要通过一些生化检验来检测不同的代谢产物以帮助鉴别，这就是我们在项目十学的主要知识，项目十主要介绍了细菌生化检验概述、细菌生化反应的类型、常用的生化试验方法和相关必备技术。

7. 效价测定之项目十一——抗生素效价测定知识

抗生素是我们非常熟悉和常用的药品，项目十一主要介绍了抗生素、抗生素效价和单位、发酵技术要点等必备知识。

8. 保藏微生物之项目十二——菌种保藏知识

微生物可以保藏！项目十二主要介绍了微生物的营养、微生物的生长、菌种保藏的目的和任务、菌种保藏的管理程序、斜面低温保藏技术、液体石蜡保藏技术、砂土保藏技术、冷冻真空干燥保藏技术、液氮超低温保藏技术、菌种退化与复壮理论知识。

9. 血清学试验之项目十三——常用血清学试验知识

为了在日后的药检工作中利用免疫学实验方法进行药检操作，有必要掌握项目十三的知识，其主要介绍了免疫学基本概念、超敏反应、血清学试验、凝集试验、荧光抗体检查法、酶免疫测定等相关必备知识。

10. 使用工具之项目十四——微生物实验室常用仪器使用知识

本课程是一门实用性很强的课程，所以最后在项目十四中主要介绍了培养箱、干燥箱、高压蒸汽灭菌锅、净化工作台等微生物实训室常用的仪器设备的使用原理方法及注意事项。

二、技术要点

1. 专项技能之项目五——接种、分离培养及诱变技术

学习了项目五，我们应会配制培养基、会接种、会分离培养微生物。

2. 专项技能之项目六——微生物分布测定技术

学习项目六，我们应掌握微生物分布的测定技术（空气中、土壤中、水中、皮肤及口腔中微生物测定技术）。

3. 专项技能之项目七——药物体外抗菌试验技术

学习项目七，我们应学会的技能有：体外抑菌技术、杀菌试验技术、联合抗菌试验技术等。

4. 专项技能之项目八——药物卫生学检查技术

在项目八我们学会的技能有：注射剂无菌检查技术、口服液中细菌总数的测定技术、口服液中霉菌及酵母菌总数的测定技术、口服液中大肠埃希菌的测定技术。

5. 专项技能之项目九——中药霉变检查与防治技术

在项目九我们学会的技能有：防止药材霉变的方法、分类检查的方法等。

6. 专项技能之项目十——细菌生化检验技术

在项目十我们学会的技能是常用的细菌生化检验技术。

7. 专项技能之项目十一——抗生素效价测定技术

在项目十一中我们学会的技能是抗生素效价的测定技术。

8. 专项技能之项目十二——菌种保藏技术

在项目十二中我们学会的技能是几种常见的菌种保藏技术。

9. 专项技能之项目十三——常用血清学试验技术

在项目十三中我们学会的技能是常用血清学试验技术。

10. 专项技能之项目十四——微生物实验室常用仪器使用技术

在项目十四中我们掌握的技术是非常有用的，因为这些仪器是一些常见微生物实验室操作技术的常用仪器。

以上就是我们在专项技能中学到的知识与技能。

三、考核要点

同样，在专项技能训练项目集的项目中，除了上面介绍的必备理论知识和专项技能外，在每一个项目后除了实操练习题外，也添加了专项技能考核标准，这样学习者通过技能考核标准可以检验自己技能的掌握情况，教师也可以据此来考核学生技能的掌握情况。每个技能有详细的操作要求和评分标准，教师可参照此评分标准对学生的实际操作进行考核。具体考核办法如下：采取以班为单位，每次进入考场（实验室）8~10人，抽取已印好的试卷，现场操作，若需要笔答可简写，由监考教师写出卷面评语，按照考核计分标准（见每个项目的技能考核），给出具体分数，考试时间定为每人30~40min。

四、思政教育

　　药品安全是广大人民群众最关心、最直接、最现实的问题。党的二十大会议强调，人民健康是民族昌盛和国家强盛的重要标志。强化药品安全监管；深化医药卫生体制改革，促进医保、医疗、医药协同发展和治理；促进中医药传承创新发展；推动战略性新兴产业融合集群发展，构建新一代信息技术、人工智能、生物技术、新能源、新材料、高端装备、绿色环保等一批新的增长引擎。贯彻落实党的二十大精神，药品检测工作人员要进一步增强政治意识、忧患意识、风险意识，强化辩证思维、底线思维、极限思维，科学认识并正确把握风险与安全、安全与发展的辩证关系，始终从安全与风险的对立统一关系中把握风险管理的本质和要义，坚决克服麻痹心态、松懈情绪、侥幸心理，以积极主动的精神，让药品质量检测始终贯穿于药品生产经营的全过程，让精准监管始终走在风险挑战的前面。

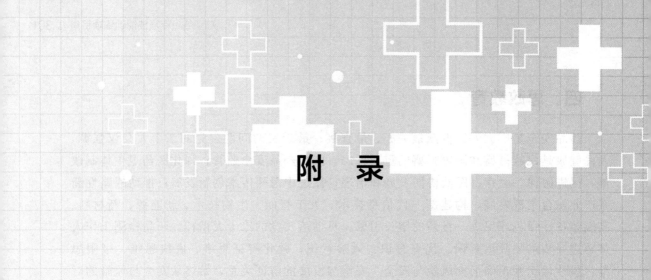

附 录

一、常用染色液的配制

1. 亚甲蓝染色液

甲液：美蓝 0.6g，95%乙醇 30ml。

乙液：氢氧化钾 0.01g，蒸馏水 100ml。

分别配制甲、乙两液，配好后混合即可。

2. 碱性复红染色液

甲液：碱性复红 0.3g，95%乙醇 10ml。

乙液：苯酚 5.0g，蒸馏水 95ml。

将碱性复红在研钵中磨碎后，逐渐加入 95%乙醇使其溶解，配成甲液。

将苯酚溶解于蒸馏水中，配成乙液。

混合甲液和乙液即成。通常可将此混合液稀释 5～10 倍使用。稀释液易变质失效，一次不宜多配。

3. 草酸铵结晶紫染液

甲液：结晶紫 2g，95%乙醇 20ml。

乙液：草酸铵 0.8g，蒸馏水 80ml。

混合甲、乙两液，静置 48h 后过滤使用。

4. 卢戈碘液

碘片 1.0g，碘化钾 2.0g，蒸馏水 300ml。

先将碘化钾溶解在少量水中，再将碘片溶解在碘化钾溶液中，待碘全溶后，加足水即成。

5. 沙黄复染液

沙黄 2.5g，95%乙醇 100ml。

取上述配好的沙黄乙醇溶液 10ml 与 80ml 蒸馏水混匀即成。

二、常用培养基制备

1. 需氧菌、厌氧菌培养基（硫乙醇酸盐流体培养基）

胰酪胨	15.0g	氯化钠	2.5g
葡萄糖	5.0g	新配制的0.1%刃天青溶液	1.0ml
L-胱氨酸	0.5g	（或新配制的0.2%亚甲蓝溶液0.5ml）	
硫乙醇酸钠（或硫乙醇酸0.3ml）	0.5g		
琼脂	0.75g		
酵母浸出粉	5.0g	水	1000ml

除葡萄糖和刃天青溶液外，取上述成分加入水中，微温溶解后，调节pH为弱碱性，煮沸，滤清，加入葡萄糖和刃天青溶液，摇匀，调节pH值使灭菌后为7.1±0.2，分装，灭菌。在供试品接种前，培养基指示剂氧化层的颜色（粉红色）不得超过培养基深度约1/5，否则，须经100℃水浴煮沸加热至粉红色消失，只限加热一次。

2. 真菌培养基（胰酪大豆胨液体培养基）

胰酪胨	17.0g	氯化钠	5.0g
大豆木瓜蛋白酶水解物	3.0g	磷酸氢二钾	2.5g
葡萄糖/无水葡萄糖	2.5g/2.3g	水	1000ml

除葡萄糖外，取上述成分，混合，微温溶解，滤过，调节pH使灭菌后在25℃的pH值为7.3±0.2，加入葡萄糖，分装，灭菌。

胰酪大豆胨液体培养基置20～25℃培养。

3. 营养肉汤培养基

胨	10.0g	牛肉浸出粉	3.0g
氯化钠	5.0g	水	1000ml

取胨和氯化钠加入肉浸液内，微温溶解后，调节pH为弱碱性，煮沸，滤清，调节pH值使灭菌后为7.2±0.2，分装，灭菌。

4. 营养肉汤琼脂培养基

照上述营养肉汤的处方及制法，加入14g琼脂，调节pH值使灭菌后为7.2±0.2，分装，灭菌。

5. 玫瑰红钠琼脂培养基

胨	5.0g	玫瑰红钠	0.0133g
葡萄糖	10.0g	琼脂	14.0g
磷酸二氢钾	1.0g	水	1000ml
硫酸镁	0.5g		

除葡萄糖、玫瑰红钠外，取上述成分，混合，微温溶解，滤过，加入葡萄糖、玫瑰红钠，分装，灭菌。

6. 胆盐乳糖培养基（BL）

胨	20.0g	磷酸二氢钾	1.3g
乳糖	5.0g	牛胆盐2.0g（或去氧胆酸钠0.5g）	
氯化钠	5.0g	水	1000ml
磷酸氢二钾	4.0g		

除乳糖、牛胆盐或去氧胆酸钠外，取上述成分，混合，微温溶解，调节pH值使灭菌后为7.4±0.2，煮沸，滤清，加入乳糖、牛胆盐或去氧胆酸钠，分装，灭菌。

7. 麦康凯液体培养基

明胶胰酶水解物	20.0g	溴甲酚紫	10mg
乳糖	10.0g	水	1000ml
牛胆盐	5.0g		

除乳糖、溴甲酚紫外，取上述成分，混合，微温溶解，调节pH使灭菌后在25℃的pH值为7.3±0.2，加入乳糖、溴甲酚紫，分装，灭菌。

8. 麦康凯琼脂培养基

胨	3.0g	结晶紫	1mg
乳糖	10.0g	琼脂	13.5g
明胶胰酶水解物	17.0g	中性红	30.0mg
脱氧胆酸钠	1.5g	水	1000ml
氯化钠	5.0g		

除乳糖、中性红、结晶紫、琼脂外，取上述成分，混合，微温溶解，调节pH使灭菌后在25℃的pH值为7.1±0.2，加入乳糖、中性红、结晶紫、琼脂，加热煮沸1min，并不断振摇，分装，灭菌。

9. 蛋白胨水培养基

胰蛋白胨	10.0g	水	1000ml
氯化钠	5.0g		

取上述成分，混合，加热溶化，调节pH值使灭菌后为7.3±0.1，分装于小试管，121.3℃高压蒸汽灭菌30min。

10. 磷酸盐葡萄糖胨水培养基

胨	7.0g	磷酸氢二钾	3.8g
葡萄糖	5.0g	水	1000ml

取上述成分，混合，加热搅拌溶解，分装，121℃高压灭菌15min备用。

11. 枸橼酸盐培养基

氯化钠	5.0g	枸橼酸钠（无水）	2g
硫酸镁	0.2g	溴麝香草酚蓝指示液	20ml
磷酸氢二钾	1.0g	琼脂	14.0g
磷酸二氢铵	1.0g	水	1000ml

除指示液和琼脂外，取上述成分，混合，微温使溶解，调节 pH 值使灭菌后为 6.9±0.1，加入琼脂，加热溶化，加入指示液，混匀，分装于小试管，115℃高压蒸汽灭菌 30min 后，制成斜面。

注：所用琼脂应不含游离糖，用前用水浸泡冲洗。

12. 沙氏葡萄糖琼脂培养基

动物组织胃蛋白酶水解物和胰酪胨等量混合物	10.0g	琼脂	15.0g
葡萄糖		40.0g	水	1000ml

取上述成分，混合，加热搅拌溶解，分装，121℃高压灭菌 15min 备用。

13. 查氏培养基

$NaNO_3$	2.0g	K_2HPO_4	1.0g
KCl	0.5g	$MgSO_4$	0.5g
$FeSO_4$	0.01g	蔗糖	30.0g
琼脂	14.0g	水	1000ml
pH	自然		

取上述成分，混合，加热搅拌溶解，分装，121℃高压灭菌 15min 备用。

14. 伊红美蓝琼脂培养基

蛋白胨	10.0g	乳糖	10.0g
K_2HPO_4	2.0g	2%伊红水溶液	20ml
0.65%美蓝水溶液	10ml	琼脂	14.0g
水	1000ml	pH	7.1

取上述成分，混合，搅拌加热煮沸至完全溶解，分装三角瓶，121℃高压灭菌 15min，冷至 50℃倾注灭菌培养皿。

15. 乳糖蛋白胨半固体培养基

蛋白胨	20.0g	乳糖	10.0g
0.04%溴甲酚紫水溶液	25ml	水	1000ml
琼脂	0.2~0.5g	pH	7.4

取上述成分，混合，搅拌加热煮沸至完全溶解，分装试管或三角瓶，115℃高压灭菌 20min，备用。

16. 明胶培养基

蛋白胨	0.5%	明胶	12%~15%
pH	7.2~7.4		

分装试管，每管 2~3ml，110℃高压灭菌 20min。

17. 血琼脂培养基

牛心浸液	30%（体积分数）	胰蛋白胨	1%
氯化钠	0.5%	琼脂	1.3%
pH	7.0		

取上述成分，混合，搅拌加热煮沸至完全溶解，121℃灭菌 15min。

参考文献

[1] 李榆梅. 微生物学 [M]. 北京：中国医药科技出版社，1999.

[2] 赵斌，何邵江. 微生物学实验 [M]. 北京：科学出版社，2002.

[3] 徐纪平. 医学微生物学 [M]. 北京：科学出版社，2003.

[4] 王志祥. 制药工程学 [M]. 北京：化学工业出版社，2003.

[5] 沈萍. 微生物学 [M]. 北京：高等教育出版社，2000.

[6] 刘宗生. 医学微生物学 [M]. 北京：科学技术出版社，2003.

[7] 王庸晋. 现代临床检验学 [M]. 北京：人民军医出版社，2001.

[8] 吴剑波. 微生物制药 [M]. 北京：化学工业出版社，2002.

[9] 倪语星. 细菌耐药性监测与抗感染治疗 [M]. 北京：人民军医出版社，2002.

[10] 沈关心. 微生物学与免疫学 [M]. 5版. 北京：人民卫生出版社，2003.

[11] 周德庆. 微生物学教程 [M]. 2版. 北京：高等教育出版社，2002.

[12] 康莲娣. 生物电子显微技术 [M]. 合肥：中国科学技术大学出版社，2003.

[13] 林钰翔，应佳婷，李建华，等. 臭氧应用于消化内镜手术机器人消毒的可行性探究 [J]. 机器人技术与应用，2022.

[14] 徐明明，吕庆文，白路花，等. 一种供液系统在线消毒方式的改进与研究 [J]. 北京生物医学工程，2022.

[15] 孙祎敏，张其霞. 药品微生物检验技术 [M]. 2版. 北京：中国医药科技出版社，2022.

[16] 刘春兰. 药学微生物 [M]. 3版. 北京：化学工业出版社，2021.